utb 2650

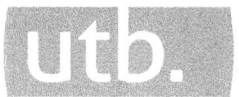

Eine Arbeitsgemeinschaft der Verlage

Böhlau Verlag · Wien · Köln · Weimar
Verlag Barbara Budrich · Opladen · Toronto
facultas · Wien
Wilhelm Fink · Paderborn
A. Francke Verlag · Tübingen
Haupt Verlag · Bern
Verlag Julius Klinkhardt · Bad Heilbrunn
Mohr Siebeck · Tübingen
Ernst Reinhardt Verlag · München · Basel
Ferdinand Schöningh · Paderborn
Eugen Ulmer Verlag · Stuttgart
UVK Verlagsgesellschaft · Konstanz, mit UVK/Lucius · München
Vandenhoeck & Ruprecht · Göttingen · Bristol
Waxmann · Münster · New York

**PsychoMed compact – Band 5**

Die Reihe wurde begründet von Prof. Dr. Hans Peter Rosemeier (†) und Prof. Dr. Nicole von Steinbüchel; sie wird herausgegeben von Prof. Dr. Nicole von Steinbüchel und Prof. em. Dr. Elmar Brähler.

Nina Knoll / Urte Scholz / Nina Rieckmann

# Einführung Gesundheitspsychologie

### 4., aktualisierte Auflage

Mit einem Vorwort von Ralf Schwarzer

Mit 26 Abbildungen, 5 Tabellen und 52 Fragen zum Lernstoff

Ernst Reinhardt Verlag München Basel

Prof. Dr. *Nina Knoll*, Dipl.-Psych., lehrt und forscht am Arbeitsbereich Gesundheitspsychologie der Freien Universität Berlin.

Prof. Dr. *Urte Scholz*, Dipl.-Psych., lehrt und forscht am Lehrstuhl für Angewandte Sozial- und Gesundheitspsychologie der Universität Zürich.

PD Dr. *Nina Rieckmann*, Dipl.-Psych., lehrt und forscht am Institut für Public Health an der Charité – Universitätsmedizin Berlin.

Bibliografische Information der Deutschen Nationalbibliothek

Die Deutsche Nationalbibliothek verzeichnet diese Publikation in der Deutschen Nationalbibliografie; detaillierte bibliografische Daten sind im Internet über <http://dnb.d-nb.de> abrufbar.

UTB-Band-Nr.: 2650
ISBN 978-3-8252-4745-4

© 2017 by Ernst Reinhardt, GmbH & Co KG, Verlag, München

Dieses Werk, einschließlich aller seiner Teile, ist urheberrechtlich geschützt. Jede Verwertung außerhalb der engen Grenzen des Urheberrechtsgesetzes ist ohne schriftliche Zustimmung der Ernst Reinhardt GmbH & Co KG, München, unzulässig und strafbar. Das gilt insbesondere für Vervielfältigungen, Übersetzungen in andere Sprachen, Mikroverfilmungen und für die Einspeicherung und Verarbeitung in elektronischen Systemen.

Einbandgestaltung: Atelier Reichert, Stuttgart
Titelfoto: © Font*Shop*
Satz: FELSBERG Satz & Layout, Göttingen
Printed in Germany

Ernst Reinhardt Verlag, Kemnatenstr. 46, D-80639 München
Net: www.reinhardt-verlag.de E-Mail: info@reinhardt-verlag.de

# Inhalt

**Hinweise zur Benutzung dieses Lehrbuches** . . . . . . . . . . . . 10
**Vorwort von Ralf Schwarzer zur ersten Auflage** . . . . . . . . . 11
**Vorwort der Autorinnen zur vierten Auflage** . . . . . . . . . . . . 13

## Teil I  Theorien der Gesundheitspsychologie

| | | |
|---|---|---|
| **1** | **Einführung** . . . . . . . . . . . . . . . . . . . . . . . . . . . . . . . . . . | 17 |
| 1.1 | Was ist Gesundheit? Das biomedizinische und das biopsychosoziale Modell . . . . . . . . . . . . . . . . . . . . . . . . | 18 |
| 1.1.1 | Das biomedizinische Modell . . . . . . . . . . . . . . . . . . . . . | 18 |
| 1.1.2 | Das biopsychosoziale Modell . . . . . . . . . . . . . . . . . . . . | 19 |
| 1.2 | Entstehung des Fachs Gesundheitspsychologie . . . . . . . | 21 |
| 1.2.1 | Gründung von Fachgesellschaften und wichtige Publikationen . . . . . . . . . . . . . . . . . . . . . . . . . . . . . . . . | 21 |
| 1.3 | Abgrenzung zu anderen Disziplinen . . . . . . . . . . . . . . . . | 22 |
| 1.4 | Zusammenfassung . . . . . . . . . . . . . . . . . . . . . . . . . . . . | 25 |
| 1.5 | Fragen zum Lernstoff . . . . . . . . . . . . . . . . . . . . . . . . . . | 25 |
| | | |
| **2** | **Gesundheitsverhalten** . . . . . . . . . . . . . . . . . . . . . . . . . | 26 |
| 2.1 | Modelle des Gesundheitsverhaltens . . . . . . . . . . . . . . . . | 26 |
| 2.1.1 | Die sozial-kognitive Theorie von Bandura . . . . . . . . . . . . | 27 |
| 2.1.2 | Das Modell gesundheitlicher Überzeugungen (Health Belief Model, HBM) . . . . . . . . . . . . . . . . . . . . . | 31 |
| 2.1.3 | Die Theorie der Handlungsveranlassung (Theory of Reasoned Action, TRA) und die Theorie des geplanten Verhaltens (Theory of Planned Behavior, TPB) . . . . . . . . . . . . . . . . | 35 |
| 2.1.4 | Die Theorie der Schutzmotivation (Protection Motivation Theory, PMT) . . . . . . . . . . . . . . | 40 |
| 2.1.5 | Die Intentions-Verhaltens-Lücke . . . . . . . . . . . . . . . . . . | 45 |
| 2.1.6 | Planung . . . . . . . . . . . . . . . . . . . . . . . . . . . . . . . . . . . | 47 |
| 2.1.7 | Das Prozessmodell gesundheitlichen Handelns (Health Action Process Approach, HAPA) . . . . . . . . . . . | 49 |

| | | |
|---|---|---|
| 2.1.8 | Das Transtheoretische Modell der Verhaltensänderung (Transtheoretical Model, TTM) | 52 |
| 2.1.9 | Das Prozessmodell präventiven Handelns (Precaution Adoption Process Model, PAPM) | 58 |
| 2.1.10 | Kurze Bilanz zu den Theorien des Gesundheitsverhaltens | 61 |
| 2.2 | Rückfall | 62 |
| 2.2.1 | Modelle des Rückfalls | 62 |
| 2.2.2 | Krankheitsmodell vs. moralisches Modell des Rückfalls | 62 |
| 2.2.3 | Modell des Rückfallprozesses nach Marlatt | 64 |
| 2.3 | Spezielle gesundheitsrelevante Verhaltensweisen | 68 |
| 2.3.1 | Rauchen | 68 |
| 2.3.2 | Ernährung | 72 |
| 2.3.3 | Körperliche Aktivität | 76 |
| 2.3.4 | Kondombenutzung | 78 |
| 2.3.5 | Sonnenschutzverhalten | 80 |
| 2.4 | Zusammenfassung | 82 |
| 2.5 | Fragen zum Lernstoff | 83 |
| | | |
| **3** | **Stress und Gesundheit** | **85** |
| 3.1 | Stresstheorien | 85 |
| 3.1.1 | Reaktionsorientierte und psychophysiologische Stresstheorien | 86 |
| 3.1.2 | Stimulusorientierte Stresstheorien | 91 |
| 3.1.3 | Die kognitiv-transaktionale Stresstheorie | 93 |
| 3.1.4 | Die Theorie der Ressourcenerhaltung | 98 |
| 3.2 | Stressbewältigung | 100 |
| 3.2.1 | Die Ursprünge: Abwehrmechanismen | 102 |
| 3.2.2 | Dispositionelle Bewältigung | 104 |
| 3.2.3 | Aktuelle Bewältigung | 109 |
| 3.2.4 | Aktuell und dispositionell verwendbare Inventare | 110 |
| 3.2.5 | Bewältigung und die Zeitperspektive | 113 |
| 3.2.6 | Kritik an der Bewältigungsforschung | 114 |
| 3.3 | Zusammenfassung | 115 |
| 3.4 | Fragen zum Lernstoff | 116 |

| 4 | **Persönlichkeit und Gesundheit** | 117 |
|---|---|---|
| 4.1 | Typenmodelle | 117 |
| 4.1.1 | Typ A: Koronarpersönlichkeit? | 118 |
| 4.1.2 | Typ C: Krebspersönlichkeit? | 125 |
| 4.2 | Die „resiliente" Persönlichkeit | 127 |
| 4.2.1 | Resilienz als Personeneigenschaft | 128 |
| 4.2.2 | Resilienz als Person-Umwelt-Konstellation | 133 |
| 4.2.3 | Welchen Beitrag leistet die Resilienzforschung zur Gesundheitspsychologie? | 137 |
| 4.3 | Zusammenfassung | 138 |
| 4.4 | Fragen zum Lernstoff | 139 |
| | | |
| 5 | **Soziale Unterstützung und Gesundheit** | 140 |
| 5.1 | Soziale Integration und soziale Unterstützung | 140 |
| 5.1.1 | Differenzierung von erhaltener und wahrgenommener Unterstützung | 142 |
| 5.1.2 | Funktionen der sozialen Unterstützung | 143 |
| 5.1.3 | Versuche der objektiven Erfassung sozialer Unterstützung | 144 |
| 5.1.4 | Was macht soziale Interaktion zur sozialen Unterstützung? | 144 |
| 5.1.5 | Erfassung der Perspektiven sozialer Unterstützung | 145 |
| 5.1.6 | Soziale Unterstützung und Geschlecht | 146 |
| 5.1.7 | Unterstützung für alle – Unterstützung von allen? | 147 |
| 5.2 | Wie trägt soziale Unterstützung zur Gesundheit bei? | 149 |
| 5.2.1 | Soziale Integration/Soziales Netzwerk und Gesundheit: So fing alles an | 150 |
| 5.2.2 | Mediatoren und Moderatoren zwischen sozialer Unterstützung und Gesundheit | 152 |
| 5.2.3 | Soziale Unterstützung und die Stressbewältigungsperspektive | 153 |
| 5.2.4 | Soziale Unterstützung und die Gesundheitsverhaltensperspektive | 158 |
| 5.3 | Die Partnerperspektive: Stress, Unterstützung und Bewältigung in der Dyade | 162 |
| 5.3.1 | Besonderheiten bei der Untersuchung von Unterstützung in der Partnerschaft | 163 |

| 5.3.2 | Andere Formen der Stressbewältigung in Partnerschaften: Modelle | 165 |
|---|---|---|
| 5.4 | Zusammenfassung | 171 |
| 5.5 | Fragen zum Lernstoff | 172 |

| 6 | **Mind-Body-Interaktionen: Wie beeinflussen psychische Faktoren die Gesundheit?** | 173 |
|---|---|---|
| 6.1 | Körperliche Stressreaktionen | 173 |
| 6.1.1 | Die neuroendokrine Stressantwort | 174 |
| 6.1.2 | Stress und das Immunsystem | 177 |
| 6.2 | Zusammenfassung | 180 |
| 6.3 | Fragen zum Lernstoff | 180 |

## Teil II Gesundheitspsychologische Forschung und Praxis

| 7 | **Herzerkrankungen** | 183 |
|---|---|---|
| 7.1 | Koronare Herzkrankheit – was ist das? | 183 |
| 7.2 | Risikofaktoren für die koronare Herzerkrankung | 184 |
| 7.3 | Prävention, Diagnostik und Behandlung | 187 |
| 7.4 | Verhaltensänderung bei KHK-Patienten | 190 |
| 7.5 | Feindseligkeit und Depression: Welche Rolle spielen sie bei der Entwicklung der KHK? | 192 |
| 7.6 | Bewältigung der KHK | 195 |
| 7.7 | Zusammenfassung | 197 |
| 7.8 | Fragen zum Lernstoff | 198 |

| 8 | **Krebserkrankungen** | 199 |
|---|---|---|
| 8.1 | Krebserkrankungen: Merkmale | 200 |
| 8.2 | Was können psychosoziale Faktoren zum besseren Verständnis von Krebserkrankungen beitragen? | 201 |
| 8.3 | Die Genese von Krebserkrankungen: Risiken und Mechanismen | 202 |
| 8.3.1 | Prävention von Krebserkrankungen | 203 |
| 8.3.2 | Stress und die Genese von Krebserkrankungen – mögliche Mechanismen | 204 |

| | | |
|---|---|---|
| 8.3.3 | Stress, Depression, Bewältigung als Prädiktoren der Krebsentstehung: Spielen sie eine Rolle? | 206 |
| 8.4 | Psychische Faktoren bei der Diagnose und Behandlung von Krebserkrankungen | 207 |
| 8.4.1 | Die Diagnose und Behandlung von Krebs: Psychische Folgen | 208 |
| 8.4.2 | Die Bewältigung von Krebserkrankungen | 209 |
| 8.4.3 | Bewältigung von Krebserkrankungen: Die vielen Gesichter der Sinnfindung | 210 |
| 8.5 | Rezidiv und Überleben: Psychosoziale Prädiktoren? | 214 |
| 8.6 | Zusammenfassung | 215 |
| 8.7 | Fragen zum Lernstoff | 216 |
| | | |
| **9** | **Von der Theorie zur Praxis: Gesundheitsprogramme** | **217** |
| 9.1 | Was ist Gesundheitsförderung? | 217 |
| 9.2 | Was ist Prävention? | 219 |
| 9.3 | Settings von Gesundheitsförderung und Prävention | 219 |
| 9.4 | Zielbereiche von Gesundheitsförderung und Prävention | 222 |
| 9.4.1 | Verhaltensänderung | 222 |
| 9.4.2 | Stressbewältigungsprogramme | 224 |
| 9.5 | Zusammenfassung | 225 |
| 9.6 | Fragen zum Lernstoff | 226 |
| | | |
| **Literatur** | | 227 |
| **Sachregister** | | 254 |

# Hinweise zur Benutzung dieses Lehrbuches

Zur schnelleren Orientierung werden in den Randspalten Piktogramme benutzt, die folgende Bedeutung haben:

 Forschungen, Studien

 Begriffserklärung, Definition

 Pro und Contra, Kritik

 Beispiel

 Fragen zur Wiederholung am Ende des Kapitels

# Vorwort von Ralf Schwarzer zur ersten Auflage

Die Gesundheitspsychologie befasst sich mit dem menschlichen Erleben und Verhalten angesichts gesundheitlicher Risiken und Beeinträchtigungen sowie mit der Optimierung von Gesundheit, im Sinne von Fitness oder Wellness. Die Forschung fragt danach, wer krank wird (und warum), wer sich von einer Krankheit wieder gut erholt (und warum) und wie man Erkrankungen von vorneherein verhütet. Im Unterschied zur Klinischen Psychologie, die sich mit seelischen Störungen und Verhaltensabweichungen befasst, richten sich die Fragestellungen innerhalb der Gesundheitspsychologie vor allem auf körperliche Erkrankungen sowie auf riskante und präventive Verhaltensweisen. Die Gesundheitspsychologie ist eine noch junge, empirisch orientierte Disziplin und wird von einer *biopsychosozialen* Modellvorstellung geleitet. Dies bedeutet, dass in Abgrenzung zum biomedizinischen Modell den psychischen und sozialen Einflussgrößen sowie deren Wechselwirkungen auf Krankheit und Gesundheit besondere Beachtung geschenkt wird.

Mehrere Lehrbücher, Editionen und Enzyklopädien zur Gesundheitspsychologie kommen zurzeit auf den Markt (z. B. Jerusalem/Weber 2003; Schwarzer 2004; 2005). Das junge Fach ist dabei, sich nun auch in Deutschland zu etablieren. Aber dennoch hinken wir im internationalen Vergleich hinterher. Nachdem in den USA schon 1978 die *APA Division 38 „Health Psychology"* gegründet wurde, folgte die europäische Entwicklung erst 1986 mit einer kleinen Tagung in Tilburg unter der Leitung des Niederländers Stan Maes. Die Tagung war von den Amerikanern Charles Spielberger und Irwin Sarason maßgeblich angeregt worden. Andere Gründungsmitglieder, die später an Einfluss gewannen, waren Marie Johnston und John Weinman (Großbritannien), Ad Kaptein (Niederlande), Jan Vinck (Belgien) sowie Lothar Schmidt, Ralf Schwarzer und Peter Schwenkmezger (Deutschland). Es kam zur Gründung der *European Health Psychology Society (EHPS)* mit jährlichen Kongressen, deren Beliebtheit und Bedeutung rasch anstieg. Aus den 60 Teilnehmern in Tilburg wurden im Jahre 1996 schon über 500, und auf diesem Teilnehmerniveau hat sich die Gesellschaft inzwischen stabilisiert. Auch viele nationale

Gesellschaften wurden in Europa gegründet, so z. B. im Jahre 1992 die *Fachgruppe Gesundheitspsychologie* innerhalb der *Deutschen Gesellschaft für Psychologie*. Viele Zeitschriften wurden ins Leben gerufen.

Aber das größte Hindernis für die schnelle Ausbreitung der Gesundheitspsychologie als universitäre Disziplin war die alte Rahmenordnung für den Diplomstudiengang, die ein solches Fach nicht vorsah. Erst im Zuge der neuen Entwicklung von Bachelor- und Masterstudiengängen ist mit einer festen Etablierung des Faches nun auch in Deutschland zu rechnen.

Der vorliegende Band von Nina Knoll, Urte Scholz und Nina Rieckmann liefert auf knappem Raum einen breiten und fundierten Überblick über das ganze Fach. Die Autorinnen haben mit großem Sachverstand alle wesentlichen Punkte berücksichtigt und die aktuelle internationale Literatur aufgearbeitet. Dabei ist es ihnen gelungen, auch die komplizierteren Sachverhalte so darzustellen, dass das Werk für Studierende verständlich geblieben ist. Damit liegt nun erstmalig ein handliches Taschenbuch für das Studium der Gesundheitspsychologie vor. Ich wünsche diesem Buch eine große Verbreitung und verbinde damit auch die Erwartung, dass unser junges Fach eine noch höhere Akzeptanz erfährt und bald – wie z. B. in England – an fast allen Universitäten maßgeblich zum Profil der Psychologie beiträgt.

Berlin, im Sommer 2004    Ralf Schwarzer
Professor für Gesundheitspsychologie,
Freie Universität Berlin

**Literatur**

Jerusalem, M., Weber, H. (Hrsg.) (2003): Psychologische Gesundheitsförderung. Hogrefe, Göttingen
Schwarzer, R. (2004): Psychologie des Gesundheitsverhaltens. Eine Einführung in die Gesundheitspsychologie. Hogrefe, Göttingen
– (Hrsg.) (2005): Gesundheitspsychologie. Enzyklopädie der Psychologie. Hogrefe, Göttingen

# Vorwort der Autorinnen zur vierten Auflage

Gesundheit ist eine komplizierte Sache. Seit mehreren Jahrzehnten wird sie nicht mehr nur über die Abwesenheit von Krankheit, sondern ebenso über soziale, verhaltensmäßige und emotionale Charakteristiken definiert. Zu den Fächern, die sich der Erforschung dieser biopsychosozialen Sicht auf Gesundheit angenommen haben, gehört die Gesundheitspsychologie. Sie hat sich vor etwa 25 bis 30 Jahren als eigenständige Disziplin innerhalb der Psychologie etabliert und ist seither rapide gewachsen (s. Kap. 1).

Auf die Frage, über welche „Pfade" Erleben und Verhalten mit körperlichen Zuständen verbunden sind, werden derzeit vor allem zwei Antworten gegeben: erstens über *gesundheitsrelevantes Verhalten* und zweitens über *Stress*. Die wichtigsten Theorien zu beiden Antworten werden im Teil I des Buchs dargestellt: Zunächst werden Determinanten gesundheitsrelevanten Verhaltens anhand unterschiedlicher Modelle erläutert. Anschließend geht es vorwiegend, wenn auch zum Teil „inoffiziell", um den zweiten großen „Mind-Body-Pfad", nämlich den Stress. Dargestellt werden Stress- und Bewältigungstheorien sowie Persönlichkeitseigenschaften und Person-Umwelt-Konstellationen, die zu besonders viel oder besonders wenig Stress disponieren. Es wird beschrieben, wie andere Menschen direkt oder indirekt auf unseren Stress und unser Risikoverhalten Einfluss nehmen, und schließlich, auf welchen Wegen der Stress unsere physiologischen Reaktionen aus dem Gleichgewicht bringt.

In Teil II werden dann empirische Befunde zu den im ersten Teil dargestellten Theorien präsentiert, und zwar im Rahmen der Forschung zu den beiden Haupttodesursachen der westlichen Industrienationen: Herz-Kreislauf-Erkrankungen und Krebs. Abschließend wird umrissen, wie sich die Erkenntnisse gesundheitspsychologischer Theorien in Programme zur Gesundheitsförderung übersetzen lassen.

Es war unser Anliegen, eine handliche Einführung in einige der zurzeit wichtigsten Ideen und Forschungsbereiche der Gesundheitspsychologie zu bieten. Um die Arbeit mit dem Text zu erleichtern, haben wir neben Orientierungshilfen, wie Stichpunkte und Piktogramme, auch Kapitelzusammenfassungen und Wiederholungsfragen in den Text aufgenommen.

Wir gedenken Herrn Prof. Dr. Hans Peter Rosemeier, der am 19. Februar 2006 nach schwerer Krankheit verstarb, und sind dankbar für sein unermüdliches Engagement bei der Initiierung und Förderung dieses Buchprojekts. Auch gilt unser Dank allen Kolleginnen und Kollegen, die wertvolle Rückmeldungen zu Inhalten und Formaten des Texts geliefert haben: Dr. Isolde Daig, Dr. Rolf Kienle, Dipl.-Psych. Ulrike Landersdorfer und Prof. Dr. Ralf Schwarzer.

Berlin und Zürich im Sommer 2016  Nina Knoll
Urte Scholz
Nina Rieckmann

# I Theorien der Gesundheitspsychologie

# 1 Einführung

Gesundheitspsychologie ist eine Subdisziplin der Psychologie, die sich in den 1980er Jahren als eigenständiges Fach in Forschung und Lehre etabliert hat und ein rapides Wachstum erlebt. Sie integriert Fragestellungen und Wissen aus allen Bereichen der Psychologie und den Gesundheitswissenschaften.

Ihr Gegenstand sind psychologische Prozesse, die bei der Förderung und Erhaltung von Gesundheit, Vermeidung von Krankheit und in der Gesundheitsversorgung und Rehabilitation eine Rolle spielen (Matarazzo 1980).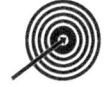

Gesundheitspsychologen untersuchen, wie Verhalten, Kognitionen, Emotionen, Motivation und Persönlichkeit einer Person ihre Gesundheit beeinflussen. Zu den zentralen Forschungsfragen der Gesundheitspsychologie gehören: „Welche Verhaltensweisen fördern den Erhalt von Gesundheit?", „Was sind wirksame Maßnahmen zur Prävention von Krankheiten?" und „Welche Faktoren fördern die Lebensqualität bei vorhandener Krankheit?"

Die Gesundheitspsychologie gehört zu den anwendungsbezogenen Fächern der Psychologie. Innerhalb der Gesundheitspsychologie kann man dennoch grundlagenbezogene Forschungsfelder von den rein angewandten Forschungsgebieten unterscheiden. Spezifische Grundlagen-Forschungsfelder sind beispielsweise gesundheitsrelevantes Verhalten (z. B. Ernährung), Stressbewältigung, Risikowahrnehmung oder subjektive Krankheitstheorien. Dabei werden sowohl *individuelle* Faktoren wie Persönlichkeit, konstitutionelle Veranlagung, Informationsverarbeitungsprozesse als auch *soziale* Faktoren wie soziale Netzwerke, konkrete Unterstützungsleistungen, Verhaltensnormen und Zugang zu medizinischen Versorgungssystemen berücksichtigt. Die angewandte Gesundheitspsychologie beschäftigt sich mit der Entwicklung und Evaluation von Gesundheitsförderungsprogrammen.

*Forschungsschwerpunkte*

Kennzeichnend für die Gesundheitspsychologie als wissenschaftliche Disziplin ist die Integration von Befunden aus verschiedenen Bereichen der Psychologie wie Sozialpsychologie, Wahrnehmungs- und kognitive Psychologie, Entwicklungspsychologie sowie die Verpflichtung gegenüber dem *biopsychosozialen Modell* (s. Abschnitt 1.1.2).

Dabei versteht sie sich

„als ein neues psychologisches Fach, das sich mit den Entstehungsbedingungen und der Prävention von gesundheitlichen Störungen und Risikofaktoren befasst. Dies geschieht unter Rückgriff auf Erkenntnisse anderer psychologischer Fächer und unter besonderer Berücksichtigung protektiver Faktoren von Gesundheit." (Schwarzer 2001)

## 1.1 Was ist Gesundheit? Das biomedizinische und das biopsychosoziale Modell

Die Erforschung des Zusammenspiels zwischen *psychischen* und *somatischen* (*körperlichen*) Phänomenen hat eine lange Tradition in der Psychologie. Die Untrennbarkeit dieser beiden Phänomene wird durch empirische Befunde verschiedener Disziplinen verdeutlicht. Sie haben gezeigt, dass z. B. das Immunsystem von emotionalen Zuständen beeinflussbar ist oder dass genetische Veranlagungen und Verhaltensweisen in der Entstehung von Krankheiten interagieren. Diese Erkenntnisse sind allerdings neueren Datums, und Bemühungen, daraus resultierende Präventionsideen in die Versorgungsstruktur somatischer Erkrankungen zu übertragen, sind andauernd.

### 1.1.1 Das biomedizinische Modell

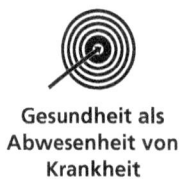

Gesundheit als Abwesenheit von Krankheit

Im 19. Jahrhundert wurde eine Vorstellung implementiert, in der Krankheit und Gesundheit vollständig als *naturwissenschaftlich objektivierbare Zustände biologischer Organismen* definiert werden. Die Definition von Krankheit stützt sich allein auf operationalisierbare und empirische Kriterien, z. B. Abweichungen biologischer Funktionen von einer *statistischen* Norm einer Referenzgruppe (wie etwa der Altersklasse) oder Störungen des Organismus, die das Überleben und die Reproduktionsfähigkeit gefährden. Ursachen für Krankheiten werden ausschließlich genetischen oder externen Ursachen zugeschrieben, wie etwa Bakterien oder Viren. Konsequenterweise sind die Behandlungskonzepte rein somatischer Natur (z. B. Operationen, Chemotherapie, medikamentöse Behandlung) und entbinden den Kranken jeglicher Verantwortung für seinen Zustand und seine Heilung.

Dies gilt gleichermaßen für Gesundheit: Nach dem biomedizinischen Modell wird Gesundheit als die Abwesenheit von Krankheit verstanden. Daher gibt es auch keine Verantwortlichkeit für die eigene Gesundheit; Körper und Geist werden als getrennte Einheiten betrachtet. Krankheiten können zwar psychisches Unwohlsein hervorrufen, aber nicht umgekehrt. Präventivmaßnahmen beinhalten Impfungen und die Reduktion schädlicher Stoffe in der Umwelt.

### 1.1.2 Das biopsychosoziale Modell

Die Denkart des biomedizinischen Modells wurde im 20. Jahrhundert abgelöst von der Vorstellung, dass Krankheiten von einem Wechselspiel biologischer, psychologischer und sozialer Faktoren verursacht werden (s. Abb. 1.1). Sowohl bei der Entstehung als auch im Verlauf von Krankheiten sind *psychische* Faktoren wie Emotionen (z. B. chronische Angst, Depression, Trauer) und Kognitionen (z. B. subjektive Theorien über Verhaltensweisen, die zur Genesung beitragen, Erwartungen an den Krankheitsverlauf) sowie *sozial-gesellschaftliche* Faktoren (z. B. Erwartungen an das Krankheitsverhalten, finanzielle Entlastung in der Versorgung) beteiligt.

Gesundheit und Krankheit werden im biopsychosozialen Modell nicht als dichotome Entitäten angesehen, sondern als Endpunkte eines Kontinuums. Dabei spielen Auftretenszeitpunkt, Chronizität und die Auswirkungen auf das Funktionieren im Alltag eine wichtige Rolle für Annahmen über die Belastung, die eine Erkrankung mit sich bringt. So ist es für einen gesunden Menschen „normal", gelegentlich an einer Erkältung zu erkranken. Aber häufiges oder verlängertes Auftreten einer solchen gilt als ungesund und behandlungsbedürftig. Ferner wird die Unterscheidung „gesund/krank" prinzipiell nicht unabhängig vom *subjektiven Befinden* einer betroffenen Person oder von sozialen und moralischen Werten oder Normen gesehen. So können zwei

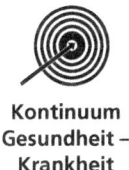

Kontinuum
Gesundheit –
Krankheit

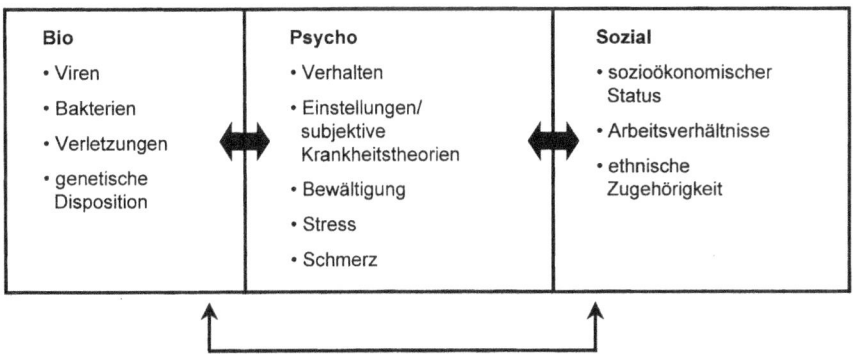

Abb. 1.1: Das biopsychosoziale Modell (nach Engel 1977; 1980)

Personen mit einer Hausstauballergie sich in unterschiedlichem Maße in ihrem Wohlbefinden oder in ihrer allgemeinen Leistungsfähigkeit beeinträchtigt fühlen oder in unterschiedlichem Maße das Versorgungssystem in Anspruch nehmen. Oft richten sich die Behandlungsentscheidungen einer Ärztin oder eines Arztes nach dem Ausmaß subjektiver Beschwerden ihrer Patientinnen und Patienten.

**aktive Rolle des Patienten**

Das biopsychosoziale Modell betont die *aktive Rolle* von Individuen bei der Erhaltung und Förderung ihrer Gesundheit sowie im Genesungs- und Rehabilitationsprozess. Diese aktive Rolle des Patienten zu unterstützen ist eines der wesentlichen Ziele der Gesundheitspsychologie. Sie greift dabei auf Erkenntnisse insbesondere der sozialpsychologischen Grundlagenforschung zurück: Beispielsweise wird erforscht, welche *spezifischen* Emotionen (z. B. Angst, Schuld oder Trauer), kognitiven Inhalte (wie Pessimismus oder beständiges Ruminieren) und Verhaltensweisen (z. B. aktive Suche nach sozialer Unterstützung vs. passiver sozialer Rückzug) Krankheitsprozesse fördern oder auch abschwächen (s. Kap. 2 und 5). Desgleichen werden diese Faktoren im Hinblick auf ihr gesundheitsförderndes und -erhaltendes Potenzial auch während der Abwesenheit von Krankheit untersucht. Über das Ausmaß der Zusammenhänge dieser Faktoren mit Gesundheit/Krankheit liegen mittlerweile zwar viele Daten vor. So ist über die genauen *Mechanismen* noch wenig bekannt, durch die positive oder negative Emotionen und Kognitionen auf so unterschiedliche Erkrankungen wie Diabetes, Krebs und Herz-Kreislauf-Krankheiten einwirken. Das Immunsystem und der Kreislauf endokriner (hormoneller) Stressreaktionen scheinen dabei eine große Rolle zu spielen (s. Kap. 6).

**Gesundheitsverhaltensänderung**

Ein weiterer Teil gesundheitspsychologischer Forschung beschäftigt sich mit dem Verständnis von Faktoren, die gesundheitsförderliches Verhalten, z. B. körperliche Aktivität, eine gesunde Ernährung oder Nichtrauchen, beeinflussen. Es existieren verschiedene Modelle und Theorien zur Gesundheitsverhaltensänderung, die in der Regel sehr ähnliche kognitive Faktoren wie Selbstwirksamkeitserwartungen als wichtig für einen Verhaltensänderungsprozess, wie etwa das Rauchen aufgeben, ansehen (s. Kap. 2). Auch diese Modelle legen das biopsychosoziale Modell zugrunde, denn hier steht klar das Individuum im Mittelpunkt der Bemühungen: Diese Modelle und Theorien würden nicht ohne die Vorstellung existieren, dass ein großer Teil der Verantwortlichkeit für die eigene Gesundheit beim Individuum liegt und dass dieser Verantwortlichkeit die Aufnahme von gesundem Verhalten und die Aufgabe von Risikoverhalten beinhaltet.

**Negative Definition – biomedizinisches Modell:**
Gesundheit ist das Fehlen von Krankheit.

**Positive Definition – biopsychosoziales Modell:**
Gesundheit ist ein positiver funktioneller Gesamtzustand im Sinne eines dynamischen biopsychologischen Gleichgewichtszustandes, der erhalten bzw. immer wieder hergestellt werden muss (WHO 1986; zit. nach Quaas 1994, 184).

Kasten 1.1: Definition von Gesundheit

## 1.2 Entstehung des Fachs Gesundheitspsychologie

Die Gesundheitspsychologie verdankt ihre Entstehung als anerkannte wissenschaftliche Disziplin einigen wesentlichen Trends im Gesundheitsbereich der westlichen Industrienationen (Schwarzer 2002):

1. der drastischen Zunahme chronisch-degenerativer Erkrankungen, die die großen Infektionskrankheiten (z. B. Tuberkulose) als Hauptursachen von Krankheit und Tod abgelöst haben,
2. der Entdeckung, dass Risikoverhaltensweisen die Entstehung und den Verlauf dieser Erkrankungen wesentlich beeinflussen und
3. der Kostenexplosion im Gesundheitswesen.

Mit diesen Trends ist die Bedeutung von Lebensgewohnheiten, Gesundheits- bzw. Risikoverhalten und Umweltbedingungen in der Gesundheitsversorgung wesentlich in den Vordergrund gerückt. So entstand der Bedarf nach psychologischer Forschung, die Erkenntnisse über diese Faktoren, ihre Zusammenhänge mit Gesundheit/Krankheit sowie die Bedingungen ihrer Modifizierbarkeit liefert.

### 1.2.1 Gründung von Fachgesellschaften und wichtige Publikationen

Innerhalb der American Psychological Association (APA) wurde 1978 eine *Division of Health Psychology* gegründet, die heute fast 3.000 Mitglieder zählt. Kurz darauf erschien erstmalig in den Vereinigten Staaten ein Lehrbuch mit dem Titel „Gesundheitspsychologie" (Stone et al. 1979). Die offizielle Fachzeitschrift der APA Division 38 ist *Health Psychology*. Weitere Zeitschriften in englischer Sprache sind

englischsprachige Gesellschaften und Zeitschriften

*Psychology and Health, Journal of Health Psychology, Journal of Occupational Health Psychology* und das *British Journal of Health Psychology.* Auch die British Psychological Society verfügt seit 1986 über eine Fachgruppe Gesundheitspsychologie. Im selben Jahr wurde die European Health Psychology Society (EHPS) gegründet.

**deutsche Gesellschaften und Zeitschriften**

In Deutschland etablierte sich das Fach Ende der 80er Jahre. Die Freie Universität Berlin war die erste Universität, die im Jahr 1988 Gesundheitspsychologie als Wahlpflichtfach anbot. Mit der *Fachgruppe Gesundheitspsychologie* in der Deutschen Gesellschaft für Psychologie (DGPs) wurde 1992 erstmals eine deutsche Organisation für das Fach gegründet. Die Fachgruppe organisiert Workshops und Konferenzen, widmet sich der Nachwuchsförderung und bietet ein breites Netzwerk für grundlagen- und anwendungsorientierte gesundheitspsychologische Forschung in Deutschland. Originalbeiträge empirischer Forschung, aber auch theoretische Beiträge werden vierteljährlich in der *Zeitschrift für Gesundheitspsychologie* veröffentlicht.

Eher an außerhalb der Wissenschaft praktizierende Psychologen gerichtet ist die *Sektion Gesundheitspsychologie – Umweltpsychologie – Schriftpsychologie (G.U.S.)* des Berufsverbands Deutscher Psychologen (BDP). In Zusammenarbeit mit der DGPs bietet der BDP über die Deutsche Psychologen Akademie (DPA) ein Fortbildungszertifikat „Psychologische Gesundheitsförderung BDP an. Neben theoretischen und methodischen Grundlagen beinhaltet diese Fortbildung anwendungsspezifische Module zur allgemeinen und spezifischen Gesundheitsförderung und Prävention bei verschiedenen Personengruppen und Settings (z. B. Familien, Schulen und Betriebe).

Das Modul „Existenzgründung in der Gesundheitspsychologie" bietet einen Überblick über die verschiedenen Berufs- und Aufgabenfelder.

## 1.3  Abgrenzung zu anderen Disziplinen

Neben dem Fach Gesundheitspsychologie existieren eine Reihe von Fächern, die sich ebenfalls dadurch auszeichnen, dass sie sich mit dem Zusammenspiel psychologischer Prozesse und Gesundheit/Krankheit auseinander setzen. Abb. 1.2 verortet diese Disziplinen entlang den Achsen Psychologie-Medizin und psychische-somatische Störungen. Selbstverständlich stellen diese Kategorisierungen eine Vereinfachung der Realität dar.

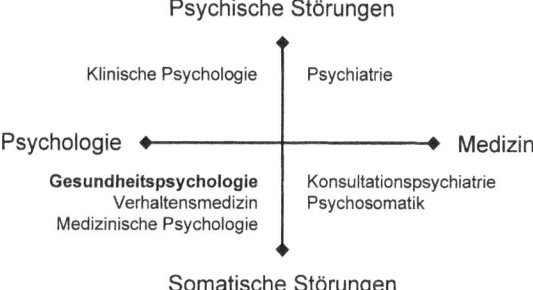

Abb. 1.2: Verwandte Disziplinen der Gesundheitspsychologie (nach Kaptein/ Weinman 2004)

Klinische Psychologie beschäftigt sich mit der Erforschung von Ursachen und effektiven Behandlungsstrategien psychischer Störungen, z. B. Phobien, Depression, Substanzmittelmissbrauch etc. Insbesondere in den kognitiven Depressions- und Angsttheorien sowie den daraus abgeleiteten verhaltenstherapeutischen Interventionen finden sich viele Schnittstellen zu gesundheitspsychologischen Verhaltensmodellen (s. Kap. 2 und 3).

**Klinische Psychologie**

Die Psychiatrie beschäftigt sich ebenfalls mit psychischen Störungen. Im Unterschied zur Klinischen Psychologie wird hier ein breiteres Behandlungskonzept angelegt. Neben der Pharmakotherapie und sozialtherapeutischen Maßnahmen wird ebenfalls Psychotherapie – wenn auch oft nur mit geringerem Gewicht – angewandt. Grundvoraussetzung für den Beruf des Psychiaters ist das Medizinstudium, die Facharztausbildung erfordert zusätzlich eine psychotherapeutische Weiterbildung.

**Psychiatrie**

Die Konsultationspsychiatrie ist eine Subdisziplin innerhalb der psychiatrischen Versorgung. Ihre Aufgabe ist die Versorgung somatisch kranker Patienten, bei denen psychische Probleme bekannt sind oder auffällig werden, die entweder in direktem Zusammenhang mit der Genese der somatischen Erkrankung vermutet werden oder als Folge davon auftreten. Konsultationspsychiater werden herangezogen, um Differenzialdiagnosen zu erstellen und spezifische Behandlungen für psychische Probleme vorzuschlagen.

**Konsultationspsychiatrie**

Die Psychosomatik, auch ein Zweig der Medizin, beschäftigt sich in Forschung und Klinik ebenfalls mit der Verbindung biologischer, psychologischer und sozialer Determinanten von Krankheit. Dieses Fach legt einen „holistischen" Ansatz bei der Therapie von Erkrankungen zugrunde. Es wird damit angenommen, dass nur eine konsequent multikausale, d. h. körperliche und psychische Faktoren betreffende, Betrachtungsweise der Erklärung der Entstehung von Krankheit gerecht

**Psychosomatik**

wird. Dabei legt die psychosomatische Forschung im Vergleich zur Gesundheitspsychologie einen größeren Schwerpunkt auf die konkreten Schnittstellenmechanismen, die Erleben und Verhalten in physiologische Reaktionen übersetzen (Heuser 2002; s. a. Kap. 4 und 6).

**Verhaltensmedizin** Die Verhaltensmedizin ist am engsten mit der Gesundheitspsychologie verknüpft und somit am schwierigsten von ihr abzugrenzen. Die Verhaltensmedizin versteht sich als interdisziplinäres Fach: Sie treibt die Integration von biomedizinischen, Verhaltens- und psychosozialen Modellen voran, insofern diese für die Prävention, Diagnose und Behandlung somatischer Störungen relevant sind. Dabei greift die Verhaltensmedizin nicht nur auf Erkenntnisse der Psychologie, sondern auch der Medizin zurück. Der Forschungsschwerpunkt der Verhaltensmedizin liegt im Vergleich zur Gesundheitspsychologie weniger auf der Prävention, sondern auf der Behandlung und Rehabilitation. Dennoch gibt es viele Überschneidungen, und fachspezifische Konferenzen werden von Vertretern beider Disziplinen besucht.

**Medizinische Psychologie** Medizinische Psychologie schließlich beschreibt ein Betätigungsfeld für Psychologen, die in medizinischen Versorgungsstrukturen (insbesondere Universitätskliniken) tätig sind. Medizinische Psychologen sind mit der Ausbildung von Studierenden der Humanmedizin beauftragt. Im Sinne einer „Krankheitspsychologie" werden die psychischen Aspekte von Erkrankungen, deren Ursachen und Folgen untersucht. Im Vordergrund stehen dabei vor allem das Erleben und Verhalten der Patientinnen und Patienten und deren Interaktion mit dem medizinischen Fachpersonal in unterschiedlichen medizinischen Kontexten.

**Gesundheitswissenschaften / Public Health** Gesundheitswissenschaften integrieren Erkenntnisse aus verschiedenen wissenschaftlichen Einzeldisziplinen (z. B. Medizin, Psychologie, Erziehungs- und Sozialwissenschaften, Umwelthygiene) zu einer bevölkerungsbezogenen Sicht auf Gesundheit. Sie befassen sich mit der Analyse von Bedingungen für Gesundheit und Krankheit, der Verbreitung von gesundheitlichen Störungen in der Bevölkerung sowie der Ableitung und Evaluation von Maßnahmen zur Gesundheitsförderung und Prävention in großen Bevölkerungsgruppen (Hurrelmann / Razum 2012). Der englische Begriff „Public Health" wird oft parallel verwendet und steht sowohl für eine wissenschaftliche Disziplin, als auch für Interventionen in der Praxis, die die Gesundheit einer Bevölkerungsgruppe betreffen (z. B. Infektionsschutz). Grundlagenwissenschaftliche Erkenntnisse der Gesundheitspsychologie werden zum Beispiel für die Entwicklung von Aufklärungskampagnen und gemeindebezogenen Interventionen herangezogen.

## 1.4 Zusammenfassung

Die Gesundheitspsychologie ist eine Teildisziplin der Psychologie, die der Grundlagen- und anwendungsorientierten Forschung zur Förderung von Gesundheit, Prävention, Behandlung und Rehabilitation von Krankheit sowie der Verbesserung gesundheitlicher Versorgung verpflichtet ist. Dabei integriert sie Erkenntnisse aus der Verhaltens-, Kognitions-, Emotions- und Sozialpsychologie, soweit sie für diese Ziele relevant sind. Es zeichnen sich zwei Schwerpunkte dieser Disziplin ab: zum einen die Modifikation gesundheitsrelevanter Verhaltensweisen, wie z. B. die Aufnahme und Aufrechterhaltung einer gesunden Ernährung. Zum anderen beschäftigt sich die Gesundheitspsychologie mit der Bewältigung von bestehenden Krankheiten und der damit in Verbindung stehenden Lebensqualität betroffener Individuen.

## 1.5 Fragen zum Lernstoff

1. Wie unterscheidet sich die Auffassung von Gesundheit des biomedizinischen Modells von der des biopsychosozialen Modells?

2. Warum konnte sich die Gesundheitspsychologie als wissenschaftliche Disziplin etablieren?

3. Womit beschäftigt sich die Gesundheitspsychologie?

4. Welche Nachbarfächer der Gesundheitspsychologie kennen Sie und wo liegen deren inhaltlichen Schwerpunkte?

# 2 Gesundheitsverhalten

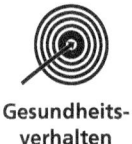

**Gesundheitsverhalten**

Unter Gesundheitsverhalten versteht man ein Verhalten, ein Verhaltensmuster, eine Handlung oder eine Gewohnheit, die mit der Erhaltung, der Wiederherstellung oder mit der Verbesserung von Gesundheit im Zusammenhang steht (Ziegelmann 2002). Dazu zählen regelmäßige körperliche Aktivität, eine gesunde Ernährung, regelmäßige Vorsorgeuntersuchungen, die Verwendung von Sonnenschutzmitteln oder Kondombenutzung bei neuen Sexualpartnern. Verhaltensweisen, die die Gesundheit potenziell gefährden oder sogar nachgewiesenermaßen schädigen, können dagegen als Risikoverhalten bezeichnet werden. Rauchen, Alkohol- und Drogenkonsum sind Beispiele für Risikoverhaltensweisen. Allerdings kann das Nichtrauchen, also das Unterlassen von Risikoverhalten, auch als Gesundheitsverhalten verstanden werden (Scholz/Schwarzer 2005). Die Veränderung von Gesundheitsverhalten ist Gegenstand zahlreicher Theorien, die alle versuchen, die wichtigsten Faktoren, die diesen Prozess beeinflussen und erklären können, zu identifizieren.

## 2.1 Modelle des Gesundheitsverhaltens

Es gibt verschiedene Möglichkeiten, die existierenden Gesundheitsverhaltensmodelle zu ordnen. Beispielsweise bietet sich eine Einordnung in kontinuierliche Prädiktionsmodelle und dynamische Stadienmodelle an (Sniehotta/Schwarzer 2003; Weinstein et al. 1998b).

**kontinuierliche Modelle**

Kontinuierliche Modelle zeichnen sich dadurch aus, dass sie einer Auswahl an kognitiven und affektiven Variablen die größte Wichtigkeit für ein Verhalten oder eine Verhaltensänderung zuschreiben. Die Grundannahme ist, dass sich Personen auf einem Kontinuum einer Verhaltenswahrscheinlichkeit befinden (deshalb auch kontinuierliche Modelle). Die Wahrscheinlichkeit zu handeln ist vor allem dann besonders hoch, wenn die Personen eine günstige Ausprägung auf den modelleigenen kognitiven und affektiven Variablen haben. Zu den kontinuierlichen Prädiktionsmodellen gehören

- die sozial-kognitive Theorie von Bandura (1986),
- das Modell gesundheitlicher Überzeugungen (Health Belief Model, HBM; Becker 1974; Rosenstock 1966),

- die Theorie der Handlungsveranlassung (Theory of Reasoned Action, TRA; Ajzen/Fishbein 1980; Fishbein/Ajzen 1975),
- die Theorie des geplanten Verhaltens (Theory of Planned Behaviour, TPB; Ajzen 1985; 1991) und
- die Theorie der Schutzmotivation (Protection Motivation Theory, PMT; Rogers 1975; 1983).

Die dynamischen Stadienmodelle sind in ihrer Struktur und ihrem Aufbau deutlich verschieden von den kontinuierlichen Modellen. Hier wird angenommen, dass eine Person während ihrer Verhaltensänderung qualitativ unterschiedliche Phasen durchläuft und eben nicht auf einem Kontinuum voranschreitet. Zu den dynamischen Stadienmodellen gehören z. B. **dynamische Stadienmodelle**

- das sozial-kognitive Prozessmodell gesundheitlichen Handelns (Health Action Process Approach, HAPA; Schwarzer 1992),
- das Transtheoretische Modell der Verhaltensänderung (Transtheoretical model, TTM; Prochaska/DiClemente 1983) und
- das Prozessmodell präventiven Handelns (Precaution Adoption Process Model, PAPM; Weinstein/Sandman 1992).

Die unterschiedlichen Annahmen beider Modellklassen haben Auswirkungen auf mögliche Interventionsmaßnahmen: Vertreter der kontinuierlichen Modelle lassen alle Personen an den gleichen Interventionen teilnehmen, um sie auf dem angenommenen Kontinuum der Verhaltenswahrscheinlichkeit weiter in Richtung Verhalten zu führen. Die Vertreter der Stadienmodelle dagegen entwickeln maßgeschneiderte Interventionen („tailored interventions") für jedes Stadium. Denn sie nehmen an, dass eine Intervention nur dann hilfreich ist, wenn sie ganz genau zu den stadienspezifischen Bedürfnissen der Personen passt. **Modellklassen und Interventionen**

In den nächsten Abschnitten stellen wir die wichtigsten Vertreter beider Modellarten vor. Anschließend gehen wir etwas genauer auf die Unterschiede zwischen beiden Modellarten ein. Im Anschluss daran, lernen wir Modellvorstellungen und Forschung zum Rückfall kennen. Den Abschluss dieses Kapitels bildet die Darstellung von Forschung zu speziellen Gesundheitsverhaltensweisen.

## 2.1.1 Die sozial-kognitive Theorie von Bandura

Im Jahr 1977 stellte Bandura seine sozial-kognitive Theorie erstmals vor. Seither gehören diese Theorie und ihre zwei Hauptkonstrukte, die Selbstwirksamkeitserwartungen und die Handlungsergebniserwartungen, in den unterschiedlichsten Bereichen der Psychologie zum Standardrepertoire. Auch in der gesundheitspsychologischen Forschung spielt diese Theorie eine bedeutende Rolle. In diesem Abschnitt sollen vor allem die beiden Konstrukte Selbstwirksamkeit und Handlungsergebniserwartungen vorgestellt werden. Eine ausführliche Beschreibung der umfassenden Theorie von Bandura kann an anderer Stelle nachgelesen werden (z. B. Bandura 2001; Schwarzer 2004).

**Selbstwirksamkeit und Handlungsergebniserwartungen**

Bandura nimmt an, dass kognitive, motivationale, emotionale und aktionale Prozesse durch subjektive Erwartungen gesteuert werden, und zwar vor allem durch Handlungsergebniserwartungen und Selbstwirksamkeitserwartungen. Gehen wir davon aus, dass ein Herzpatient darüber nachdenkt, seine Ernährung umzustellen, um sein koronares Risiko zu senken. Er wird vermutlich die Vor- und Nachteile der Ernährungsumstellung gegeneinander abwägen. Das geschieht in Form von Handlungsergebniserwartungen bzw. Konsequenzerwartungen, also den erwarteten Konsequenzen des eigenen Handelns. Der Patient könnte z. B. folgende positive Handlungsergebniserwartung für seine Ernährungsumstellung haben: „Wenn ich mich fettarm ernähre, dann senke ich mein Risiko für einen Herzinfarkt." Gleichzeitig könnte er aber negative Handlungsergebniserwartungen formulieren. Zum Beispiel: „Wenn ich mich fettarm ernähre, dann schmeckt mir das Essen nicht mehr." Welches Ziel sich eine Person setzt, hängt davon ab, ob die positiven oder die negativen Handlungsergebniserwartungen überwiegen.

Allerdings haben diese erwarteten Vor- und Nachteile eines Verhaltens noch nichts damit zu tun, ob sich eine Person auch selbst in der Lage sieht, das Verhalten in die Tat umzusetzen. Das ist vielmehr Gegenstand der Selbstwirksamkeitserwartung bzw. Kompetenzerwartung (diese Begriffe werden im Folgenden synonym verwendet). Selbstwirksamkeit ist die Einschätzung der eigenen Kompetenz einer

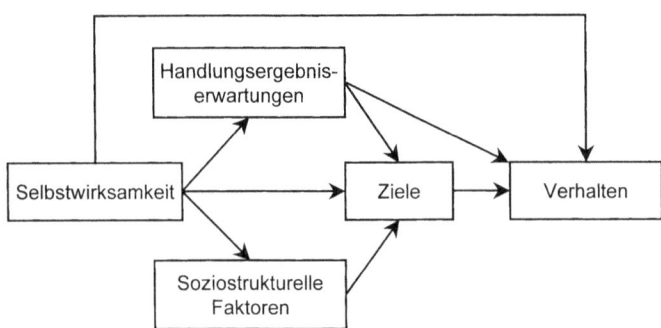

Abb. 2.1: Vereinfachte Darstellung der sozialkognitiven Theorie (nach Bandura 1977)

Person, ein Verhalten auch in schwierigen Situationen ausführen zu können. Auch wenn unser Herzpatient also nur Vorteile einer fettarmen Ernährung sehen würde, so kann es dennoch sein, dass er sich selbst überhaupt nicht zutraut, sich tatsächlich langfristig so zu ernähren. Er könnte z. B. die Aussage „Ich bin mir sicher, dass ich mich fettarm ernähren kann, auch wenn ich viel auswärts esse" verneinen und somit nicht über eine notwendige Selbstwirksamkeitserwartung verfügen. Sowohl Handlungsergebniserwartungen als auch die Selbstwirksamkeit sind nach Bandura wichtige Prädiktoren für Ziele und Verhalten (s. Abb. 2.1).

Personen, die selbstwirksam sind, setzen sich höhere Ziele und initiieren Handlungen schneller. Sie strengen sich mehr an und geben auch angesichts von Schwierigkeiten und Barrieren nicht so schnell auf wie wenig selbstwirksame Personen (Bandura 1997). Außerdem erholen sich selbstwirksamere Personen auch schneller von Rückschlägen und Misserfolgen. Insgesamt ist die Selbstwirksamkeit einer Person ein wichtiges Element kompetenter Selbstregulation.

**Korrelate der Selbstwirksamkeit**

Wie kann nun die Selbstwirksamkeit (SWE) gefördert werden? Bandura gibt vier verschiedene Quellen an, aus denen sich die Selbstwirksamkeit einer Person entwickeln kann (Bandura 1986).

**Quellen der Selbstwirksamkeit**

- Die erste und stärkste Quelle ist die **erfolgreiche Ausführung einer Handlung** (engl.: *mastery experience*), sofern sich dieser Erfolg wiederholt und von der Person internal attribuiert wird. Wenn z. B. eine ältere Frau es schafft, eine Stunde ohne Pausen zu joggen, und sie dies nicht allein ihrer Tagesform oder dem Ansporn durch ihre Mitläuferin zuschreibt, sondern ihrem guten Trainingszustand, wird das ihre Selbstwirksamkeit für den nächsten Lauf erhöhen.
- Die zweite mögliche Quelle für Selbstwirksamkeitserwartungen ist die **stellvertretende Erfahrung** (engl.: *vicarious experience*). Durch die Beobachtung eines der Person ähnlichen „Modells", welches mit Erfolg eine schwierige Situation meistert, werden durch soziale Vergleichsprozesse Schlussfolgerungen auf die eigene Person gezogen. Dies kann wiederum die Selbstwirksamkeit der beobachtenden Person beeinflussen. Wenn also die ältere Läuferin von einer gleich alten Freundin mit ähnlichem Trainingszustand gehört hat, dass diese eine Stunde ohne Pause gejoggt ist, könnte sie daraus geschlossen haben, dass sie dazu auch in der Lage sei.
- Die dritte Quelle für die Selbstwirksamkeit ist die **symbolische Erfahrung** (engl.: *symbolic experience*), z. B. durch verbale Überzeugung von anderen. Auch hier können wir das Beispiel

der älteren Läuferin anwenden. Es könnte sein, dass ihre Freunde oder ihr Lauftrainer ihr gesagt haben, sie seien überzeugt davon, dass sie es schaffen wird, 60 Minuten lang zu joggen. Das Vertrauen der anderen Personen in ihre Kompetenz könnte die Läuferin letztlich davon überzeugen, dass sie wirklich dazu fähig ist.

- Die vierte und letzte Quelle der Selbstwirksamkeit ist die **emotionale Erregung** (engl.: *emotional arousal*). Nach Bandura schließen Personen aus ihrer emotionalen Erregung auf ihre Kompetenz. Aufregung vor dem Lauf könnte bei unserer Läuferin zu dem Schluss führen, dass sie zu einer solchen Leistung noch nicht fähig ist. Diese Schlussfolgerung hätte dann negative Auswirkungen auf ihre Selbstwirksamkeit.

Die vier Quellen unterscheiden sich in der Stärke ihres Einflusses auf die Selbstwirksamkeit: Die erste Quelle (die persönliche Erfahrung) ist die stärkste und die letzte Quelle (die emotionale Erregung) die schwächste. Die Wichtigkeit persönlicher Erfahrung belegen Studien aus dem Bereich der Rauchentwöhnung. Die Selbstwirksamkeit vor der Rauchentwöhnung hatte meist nur einen geringen oder gar keinen Effekt auf das nachfolgende Rauchverhalten. Die Selbstwirksamkeit am Ende eines Entwöhnungsprogramms, also nachdem die Personen schon Erfahrung mit dem neuen Verhalten gemacht haben, erwies sich hingegen als bedeutender Prädiktor für den Abstinenzerfolg (z. B. Mudde et al. 1995).

*SWE: bereichsspezifisch und generalisiert*

Bandura begreift Selbstwirksamkeitserwartungen (SWE) als bereichsspezifisch, z. B. Selbstwirksamkeit bezüglich einer Sportart. Es gibt aber auch Ansätze, die eine generalisierte Selbstwirksamkeit postulieren. Das Konstrukt der generalisierten Selbstwirksamkeitserwartung basiert auf der Idee, dass sich die verschiedenen spezifischen Selbstwirksamkeitserwartungen einer Person in einer generalisierten Form als zeitstabiles Konstrukt widerspiegeln. Diese allgemeine Selbstwirksamkeit drückt sich in einem globalen Vertrauen in die eigenen Fähigkeiten aus, mit neuen und schwierigen Situationen umgehen zu können. Eine gut validierte und reliable Skala zur Erfassung der generellen Selbstwirksamkeit stammt von Schwarzer und Jerusalem (1999).

*SWE und Optimismus*

Nicht zu verwechseln ist die Selbstwirksamkeit übrigens mit dem Konstrukt des Optimismus. Der theoretische Unterschied liegt in der Attribuierung von Ursachen. Ein optimistischer Mensch würde z. B. sagen, dass alles schon irgendwie gut wird – auch aufgrund von externalen unkontrollierbaren Ursachen wie etwa Glück oder Schicksal. Ein selbstwirksamer Mensch sagt hingegen: „Alles wird gut, weil ich das kann." Bei der Selbstwirksamkeit geht es also nur um die Einschätzung der eigenen Kompetenz und nicht um die generelle positive Einschätzung der Zukunft.

Allerdings reicht eine hohe Selbstwirksamkeit alleine nicht aus, um eine Verhaltensänderung zu bewirken. Sie wirkt vor allem in Verbindung mit anderen wichtigen Konstrukten der Verhaltensänderung wie Intentionen, Planung und weiteren selbstregulativen Fähigkeiten. Im Folgenden sollen weitere Theorien der Gesundheitsverhaltensänderung vorgestellt werden.

### 2.1.2 Das Modell gesundheitlicher Überzeugungen (Health Belief Model, HBM)

Das Modell gesundheitlicher Überzeugungen (Health Belief Model, HBM; Rosenstock 1966; Becker 1974; Janz/Becker 1984) wurde in den 50er Jahren entwickelt. Das Ziel war, Faktoren zu identifizieren, die im Rahmen von Gesundheitsprogrammen beeinflusst werden können, um das Gesundheitsverhalten in der Bevölkerung zu verändern. Damals war vor allem bekannt, dass das Gesundheitsverhalten mit Variablen zusammenhängt, die nicht veränderbar sind, wie etwa der sozioökonomische Status, das Geschlecht und das Alter. Folglich war es wichtig, andere veränderliche Faktoren miteinzubeziehen, an denen Interventionen ansetzen konnten (Abraham/Sheeran 2015).

Die Grundannahme des HBM lautet, dass die Wahrscheinlichkeit einer Verhaltensänderung mit dem Grad der wahrgenommenen Gesundheitsbedrohung und mit dem Ausmaß der wahrgenommenen Wirksamkeit der Verhaltensänderung als Mittel der Bedrohungsreduktion ansteigt. Die wahrgenommene Gesundheitsbedrohung setzt sich aus zwei Faktoren zusammen: der subjektiven Vulnerabilität (Verwundbarkeit) für eine Krankheit und dem wahrgenommenen Schweregrad einer Krankheit (Abraham/Sheeran 2015). *HBM: Grundannahme*

- Die **subjektive Vulnerabilität** betrifft Überzeugungen über die Anfälligkeit für eine Erkrankung. Ein Raucher, der sich als gefährdet erlebt, Lungenkrebs zu bekommen, hat demnach eine hohe eingeschätzte Vulnerabilität.
- Der **Schweregrad einer Krankheit** betrifft die Einschätzung über die Schwere der Konsequenzen einer Erkrankung. Krebs wird beispielsweise häufig als eine sehr schwerwiegende, eine Erkältung aber eher als eine weniger schwerwiegende Krankheit eingeschätzt.

**Wirksamkeit der Gegenmaßnahme**

Der wahrgenommenen Gesundheitsbedrohung durch eine Krankheit steht die *Wirksamkeit einer Gegenmaßnahme* gegenüber, z. B. mit dem Rauchen aufhören als wirksames Mittel gegen diese Bedrohung. Die Wirksamkeit der Gegenmaßnahme setzt sich auch wieder aus zwei Komponenten zusammen: dem subjektiven Nutzen und den Kosten einer Maßnahme. Ein Nutzen könnte sein, dass die Aufgabe des Rauchens tatsächlich die Gefahr für Lungenkrebs verringert. Mögliche Kosten oder auch Barrieren wären eine Gewichtszunahme oder zeitweise Verdauungsstörungen. Diese Kosten und Nutzen eines Gesundheitsverhaltens sind also nichts anderes als negative und positive Handlungsergebniserwartungen, die wir schon aus der sozial-kognitiven Theorie von Bandura (1997) kennen. Zusammen mit der wahrgenommenen Gesundheitsbedrohung führt die Wirksamkeitseinschätzung nach Annahmen des ursprünglichen Modells zur Aufnahme des Gesundheitsverhaltens.

**Gesundheitsmotivation und Hinweisreize**

In einer revidierten Version des HBM wurde zusätzlich die *Gesundheitsmotivation* mitaufgenommen (z. B. Becker et al. 1977). Die Gesundheitsmotivation ist die Bereitschaft, sich um gesundheitliche Fragen zu kümmern. Außerdem wurden noch situative Faktoren in das Modell integriert: die *Hinweisreize* (engl.: cues to action). Das könnten z. B. Gesundheitskampagnen oder die Wahrnehmung von Sympto-

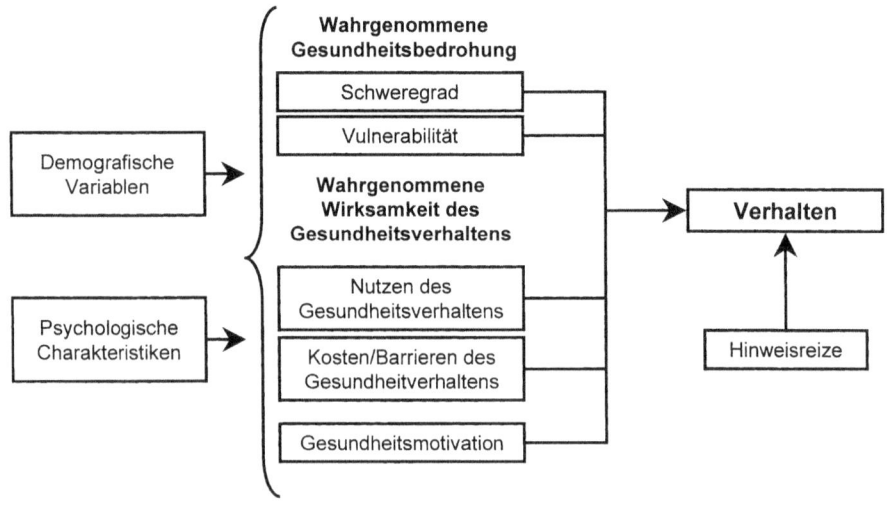

Abb. 2.2: Das Modell gesundheitlicher Überzeugungen (Health Belief Model, HBM) angelehnt an Abraham und Sheeran (2015)

men sein. Darüber hinaus beinhaltet das HBM noch soziodemografische Variablen wie Alter und Geschlecht und psychologische Charakteristiken, wie etwa Persönlichkeitvariablen. Das gesamte Modell ist in Abb. 2.2 dargestellt.

Kritisch sollte angemerkt werden, dass die Autoren des HBM keinerlei Annahmen darüber treffen, wie die einzelnen Faktoren der Gesundheitsbedrohung und der Wirksamkeit der Gegenmaßnahme für die Vorhersage von Verhalten kombiniert werden könnten (Abraham/Sheeran 2015).

Insgesamt finden sich bei näherer Betrachtung weitere sowohl theoretische als auch empirische Schwächen des Health Belief Model. Angefangen bei der Grundannahme, dass die wahrgenommene Gesundheitsbedrohung und die wahrgenommene Wirksamkeit eines Gesundheitsverhaltens ausreichen, um eine Verhaltensänderung zu bewirken (s. Kasten 2.1). Diese Variablen weisen keine große Vorhersageleistung für eine Gesundheitsverhaltensänderung auf, wie z.B. eine Metaanalyse von Harrison und Kollegen (1992) belegt, die insgesamt 147 Studien zum HBM integriert. Die Beforschung der persönlichen Risikowahrnehmung ist übrigens ein eigenes Forschungsfeld in der Gesundheitspsychologie. Siehe dazu Kasten 2.1.

„Rauchen kann tödlich sein" oder „Rauchen verursacht tödlichen Lungenkrebs" – das sind Beispiele für Warnhinweise, die seit dem 01. Oktober 2003 auf allen Zigarettenschachteln in der EU und der Schweiz zu finden sind. Alle Raucher sollten also mittlerweile um das gesundheitliche Risiko durch das Rauchen wissen. Doch heißt das auch, dass eine Raucherin sich selbst als gefährdet ansieht? Häufig unterschätzen wir unser eigenes Risiko. Die Frage, warum das so ist, hat sehr viel Forschung angeregt (Schwarzer/Renner 1997).

Es gibt verschiedene Erklärungsmöglichkeiten. Zum einen kann es sein, dass das eigene Risiko aufgrund von falschen oder fehlerhaften Informationen unterschätzt wird (z.B. wenn eine Person nicht weiß, dass das Risiko für eine ungewollte Schwangerschaft bei Verwendung von Verhütungsmitteln mit der Zeit ansteigt). Zum anderen – und das ist für Gesundheitspsychologen besonders interessant – unterliegen wir offenbar leicht einem „optimistischen Fehlschluss" oder „unrealistischem Optimismus", was unsere eigene Anfälligkeit für Krankheiten (Vulnerabilität) angeht (Weinstein 1980; 1987). Auch im Vergleich zu einer anderen Person gleichen Alters und Geschlechts (komparative Vulnerabilitätseinschätzung) unterschätzen wir unser eigenes Risiko, z.B. an einem Herzinfarkt zu sterben.

**Kasten 2.1:**
Optimistischer Fehlschluss bei der Risikoeinschätzung

In einem Experiment hat Neil Weinstein diese optimistische Verzerrung (optimistic bias) entdeckt. Er bat seine Studierenden, ihr Risiko für verschiedene Krankheiten im Vergleich zu ihren Peers einzuschätzen. Da aber alle Studierenden ihr Risiko als unterdurchschnittlich einschätzten, mussten sie alle einem optimistischen Fehlschluss unterliegen. So lag nämlich die mittlere Risikoeinschätzung, die eigentlich dem Skalenmittel entsprechen müsste, unter diesem Skalenmittel (Weinstein 2003). Das eigene Risiko wird vor allem dann unterschätzt, wenn es sich um eine abstrakte Vergleichsperson, z. B. „der durchschnittliche Student", handelt. Dagegen ist die optimistische Verzerrung etwas geringer ausgeprägt, wenn die Vergleichsperson konkreter vorgegeben wird (z. B. eine 20-jährige Frau, die eine Schachtel am Tag raucht) und wenn die einschätzende Person sich dieser Vergleichsperson als ähnlich empfindet (s. a. Renner/Hahn 1996).

Trotz dieser positiven Verzerrungen sind die Einschätzungen aber nicht völlig realitätsfern. So schätzten z. B. Raucher ihr Risiko für einen Herzinfarkt, einen Schlaganfall und Krebs richtigerweise höher ein als die befragten Nichtraucher (Strecher et al. 1995). Was die Raucher aber immer noch unterschätzten, war ihr *tatsächliches* Risiko für diese Krankheiten.

Die Gründe für einen optimistischen Fehlschluss liegen u. a. in Angstabwehrtendenzen und im Bedürfnis nach Selbstschutz (Schwarzer/Renner 1997). Diese Unterschätzung des eigenen Risikos kann gravierende Folgen haben, z. B. wenn die Auswirkungen des Rauchens auf die eigene Gesundheit unterschätzt werden.

Wie kann man also der Unterschätzung des eigenen Risikos begegnen? Am besten wäre es, Personen mit individuellen Rückmeldungen über ihr Risiko zu versorgen, da diese nur schwer verzerrt werden können. Das ist innerhalb von Gesundheitskampagnen natürlich nicht zu leisten. Deshalb sollte hier zumindest darauf geachtet werden, dass mit konkreten Beispielpersonen gearbeitet wird, die in etwa der Bezugsgruppe entsprechen. Eine ausführlichere Darstellung der Forschung zur Risikowahrnehmung kann bei Renner (2003) sowie bei Weinstein (2003) nachgelesen werden.

Ein weiterer Kritikpunkt am HBM betrifft die Tatsache, dass die Intention, die in den meisten anderen Modellen des Gesundheitsverhaltens als wichtigster Prädiktor des Verhaltens enthalten ist, im HBM gar nicht auftaucht. Insgesamt kann man sagen, dass das Health Belief

Model zwar viel Forschung angeregt hat, seine Vorhersageleistung in Bezug auf Verhaltensänderung aber hinter neueren Modellen weit zurück bleibt.

### 2.1.3 Die Theorie der Handlungsveranlassung (Theory of Reasoned Action, TRA) und die Theorie des geplanten Verhaltens (Theory of Planned Behavior, TPB)

Die Theorie des geplanten Verhaltens (Theory of Planned Behaviour, TPB; Ajzen 1985; 2002) ist ursprüngliche keine gesundheitspsychologische Theorie, sondern stammt aus der Sozialpsychologie. Dennoch ist sie einer der am häufigsten verwendeten Ansätze zur Vorhersage und Erklärung von Gesundheitsverhalten. Sie ist eine Erweiterung der Theorie der Handlungsveranlassung (Theory of Reasoned Action, TRA; Fishbein/Ajzen 1975), die ursprünglich entwickelt wurde, um den Zusammenhang zwischen Einstellung und Verhalten zu erklären. Die Einstellung hatte sich nämlich – entgegen der damaligen Annahmen – als kein guter Prädiktor für das Verhalten erwiesen. Die Autoren nahmen an, dass es noch etwas zwischen Einstellung und Verhalten geben muss, das den Zusammenhang und das Verhalten als Kriterium besser erklären kann: die Intention.

Eine Intention ist eine bewusste Entscheidung einer Person, ein bestimmtes Verhalten auszuführen oder ein bestimmtes Ergebnis zu erreichen. Die Intention gilt in der Theorie der Handlungsveranlassung wie auch in der Theorie des geplanten Verhaltens als der wichtigste Prädiktor des Verhaltens. Beide Theorien nehmen an, dass die Intention selbst durch die Einstellung sowie die soziale Norm beeinflusst wird.

Die Einstellung ist nach Fishbein und Ajzen (1975) eine affektive **Einstellung**
Bewertung des Verhaltens. In der Regel werden Personen gefragt, ob sie ein Verhalten z. B. gut oder schlecht, angenehm oder unangenehm, dumm oder weise finden (s. Kasten 2.2). Ursprünglich hatten sich Fishbein und Ajzen die Erfassung der Einstellung etwas anders vorgestellt. Statt direkt Items zur Erfassung der Einstellung vorzugeben, sollten noch weitere Überzeugungen erfragt werden, die dann wiederum die Einstellung prädizieren sollten. Diese umfassten *Überzeugungen über Verhaltenskonsequenzen*, z. B.: „Wenn ich regelmäßig joggen gehe, dann fühle ich mich wohler", und die jeweiligen *Bewertungen dieser Konsequenzen*, z. B.: „Mich wohler zu fühlen ist … 1 schlecht bis 7 gut.

**subjektive Norm**  Die subjektive Norm ist der zweite Prädiktor der Intention. Im Zusammenhang mit der subjektiven Norm interpretiert eine Person, was andere für sie wichtige Menschen von ihr erwarten. Es wird also angenommen, dass die wahrgenommenen Erwartungen anderer Menschen einen Einfluss auf die Intentionsbildung einer Person haben. Auch die subjektive Norm wird in den meisten Studien direkt erfasst (s. Kasten 2.2). Auch im Fall der subjektiven Norm hatten Fishbein und Ajzen eigentlich noch andere Überzeugungen als Prädiktoren spezifiziert. Zu ihnen gehören *normative Überzeugungen*, z. B.: „Mein bester Freund findet, dass ich mehr Sport treiben sollte", die dann mit der jeweiligen *Einwilligungsbereitschaft*: „Ich will gerne tun, was mein bester Freund von mir erwartet" multipliziert werden.

Es sind Besonderheiten der Theorie der Handlungsveranlassung und der Theorie des geplanten Verhaltens, dass soziale Einflüsse so explizit berücksichtigt werden (Weinstein 1993). Empirisch zeigt die subjektive Norm verglichen mit den anderen Prädiktoren der Intention allerdings häufig den schwächsten Effekt (z. B. Conner/Sparks 2015). Das mag auch daran liegen, dass die subjektive Norm häufig nur mit einem einzelnen Item und nicht mit einer Skala erhoben wird. Dadurch ist die Reliabilität gering und der Vorhersagewert wird geschwächt (Armitage/Conner 2001).

Die Theorie der Handlungsveranlassung beschränkt sich auf Einstellungen und subjektive Norm als Prädiktoren der Intention. Das bedeutet, dass sich die Theorie nur auf Situationen anwenden lässt, die vollständig der volitionalen Kontrolle von Personen unterliegen. Sobald es um die Vorhersage von Verhalten geht, bei dem bestimmte Schwierigkeiten auftreten, die außerhalb der Kontrolle der Personen liegen (z. B. wenn trotz hoher Intentionen Ski zu laufen, kein Schnee liegt), kann das Verhalten durch die Theorie der Handlungsveranlassung nicht mehr gut vorhergesagt werden (Fishbein 1993). Dieses Problem löst die Theorie des geplanten Verhaltens durch die Berücksichtigung eines weiteren Prädiktors der Intention und des Verhaltens, nämlich der wahrgenommenen Verhaltenskontrolle.

**wahrgenommene Verhaltenskontrolle**  Die wahrgenommene Verhaltenskontrolle ist definiert als die subjektiv wahrgenommene Schwierigkeit, ein Verhalten auszuführen. Wenn eine Person es beispielsweise schwierig findet, fünf Portionen Obst und Gemüse am Tag zu essen, weil in der Betriebskantine und Cafeteria kein entsprechendes Angebot besteht, wird das ihre Intention, die entsprechende Menge Obst und Gemüse zu essen, vermutlich beeinflussen. Auch die wahrgenommene Verhaltenskontrolle wird in den meisten Studien direkt erfragt (s. Kasten 2.2).

Allerdings gehen auch hier den theoretischen Annahmen zufolge weitere spezifische Überzeugungen der Verhaltenskontrolle voraus: die *Kontrollüberzeugungen*. Diese können sowohl internaler, z. B. wahrgenommene Ressourcen, Fähigkeiten oder Emotionen, als auch externaler Natur sein, z. B. günstige Gelegenheiten oder Hindernisse, und die Ausführung des Verhaltens erleichtern oder erschweren (s. Kasten 2.2, Ajzen 1991). Um die wahrgenommene Verhaltenskontrolle zu erfassen, werden die Kontrollüberzeugungen noch mit der jeweiligen subjektiven Stärke, mit der so ein Kontrollfaktor das Verhalten erleichtert oder erschwert, multipliziert und dann aufsummiert.

Obwohl diese verschiedenen Überzeugungen als Vorläufer der Einstellung, subjektiven Norm und wahrgenommenen Verhaltenskontrolle in der Theorie vorgesehen sind, werden die Konstrukte in den meisten Studien – sicherlich auch aus ökonomischen Gründen – direkt erfasst. Beispiele für die unterschiedlichen Möglichkeiten, die Konstrukte der Theorie des geplanten Verhaltens zu erfassen, finden sich im Kasten 2.2 (siehe auch http://people.umass.edu/aizen/pdf/tpb.measurement.pdf, 08.06.2016).

**1a. *Direkte* Erfassung der Einstellung**
Fünf Portionen Obst oder Gemüse am Tag zu essen ist für mich

schädlich ❏❏❏❏❏❏ förderlich
angenehm ❏❏❏❏❏❏ unangenehm
gut ❏❏❏❏❏❏ schlecht
wertlos ❏❏❏❏❏❏ wertvoll
erfreulich ❏❏❏❏❏❏ unerfreulich

**1b. *Indirekte* Erfassung der Einstellung**
*Überzeugung von Verhaltenskonsequenzen*
Wenn ich fünf Portionen Obst oder Gemüse am Tag esse, schütze ich mich vor Krankheiten.

sehr unwahrscheinlich ❏❏❏❏❏❏ sehr wahrscheinlich

*Bewertung der Verhaltenskonsequenzen*
Mich vor Krankheiten zu schützen ist

extrem schlecht ❏❏❏❏❏❏ extrem gut.

**2a. *Direkte* Erfassung der subjektiven Norm**
Die meisten Personen, die mir wichtig sind, finden,

dass ich ❑ ❑ ❑ ❑ ❑ ❑ dass ich nicht

fünf Portionen Obst oder Gemüse am Tag essen sollte.

**2b. *Indirekte* Erfassung der subjektiven Norm**
*Normative Überzeugungsstärke*
Meine Familie findet,

dass ich ❑ ❑ ❑ ❑ ❑ ❑ dass ich nicht

fünf Portionen Obst oder Gemüse am Tag essen sollte.

*Einwilligungsbereitschaft*
Wie sehr sind Sie bereit, das zu tun, was Ihre Familie von Ihnen erwartet?

überhaupt nicht ❑ ❑ ❑ ❑ ❑ ❑ ganz extrem

**3a. *Direkte* Erfassung der wahrgenommenen Verhaltenskontrolle**
Fünf Portionen Obst oder Gemüse am Tag zu essen ist für

mich völlig unmöglich ❑ ❑ ❑ ❑ ❑ ❑ sehr gut möglich.

**3b. *Indirekte* Erfassung der wahrgenommenen Verhaltenskontrolle**
*Kontrollüberzeugung*
Ich habe viele Möglichkeiten, fünf Portionen Obst und Gemüse zu essen.

stimmt gar nicht ❑ ❑ ❑ ❑ ❑ ❑ stimmt genau

*Stärke der Erschwerung / Erleichterung durch die Kontrollfaktoren*
Viele Möglichkeiten zu haben, fünf Portionen Obst und Gemüse am Tag zu essen, macht es

unwahrscheinlicher ❑ ❑ ❑ ❑ ❑ wahrscheinlicher,

dies tatsächlich zu tun.

**4. Intention**
Ich nehme mir vor, fünf Portionen Obst oder Gemüse am Tag zu essen.

stimmt gar nicht ❏❏❏❏❏❏ stimmt genau

Kasten 2.2:
Itembeispiele der Theorie des geplanten Verhaltens

Die wahrgenommene Verhaltenskontrolle soll als einziger der drei Prädiktoren der Intention nicht nur diese, sondern auch das Verhalten direkt beeinflussen (s. Abb. 2.3). Dem liegt die Annahme zugrunde, dass eine Person auch mit den besten Intentionen nur dann ein Verhalten ausführen kann, wenn sie auch die Gelegenheit oder die Fähigkeit dazu hat. Genau genommen müsste ebenso die *tatsächliche* Verhaltenskontrolle erfasst und in das Modell aufgenommen werden. Da diese schwer zu operationalisieren ist, begnügt man sich mit der Berücksichtigung der wahrgenommenen Kontrolle (Conner/Sparks 2015).

Die Definition der wahrgenommenen Verhaltenskontrolle, also die eingeschätzte Schwierigkeit, ein Verhalten auszuführen, erinnert an die Definition der Selbstwirksamkeit (SWE) von Bandura (1997). Bei der

Verhaltenskontrolle und SWE

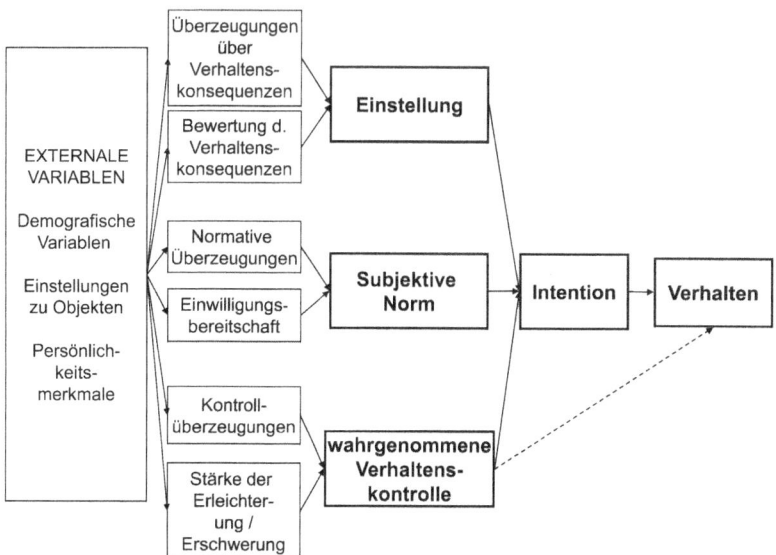

Abb. 2.3: Theorie des geplanten Verhaltens (Theory of Planned Behavior, TPB; nach Ajzen 1985; 2002; Kernkomponenten sind fett gedruckt)

Selbstwirksamkeit geht es um die Einschätzung der eigenen Fähigkeiten, ein bestimmtes Verhalten ausführen zu können. Tatsächlich beschreibt Ajzen die wahrgenommene Verhaltenskontrolle in einem 2002 erschienenen Artikel auch als übergeordnetes Konstrukt, das sich aus wahrgenommener Kontrollierbarkeit und Selbstwirksamkeitserwartungen zusammensetzt (Ajzen 2002). Er empfiehlt, je nach Anwendungsgebiet entweder die Kontrollierbarkeit oder die Selbstwirksamkeit oder auch beide Konstrukte zu erfassen. Möglicherweise reagiert Ajzen damit auf die wiederkehrende Kritik, die Selbstwirksamkeit nicht in die Theorie des geplanten Verhaltens integriert zu haben, sondern auf dem neuen und weniger gut bewährten Konstrukt der Verhaltenskontrolle zu beharren.

**distale Prädiktoren**  Über die bisher vorgestellten Bestandteile hinaus, beziehen sowohl die Theorie der Handlungsveranlassung als auch die Theorie des geplanten Verhaltens noch distale („weiter entfernte") Faktoren ein: z.B. soziodemografische Variablen, Einstellungen zu Objekten und Persönlichkeitsmerkmale, die den spezifischen Überzeugungen vorangestellt sind. Allerdings nehmen beide Theorien an, dass diese distalen Faktoren über die Kernkonstrukte Einstellung, subjektive Norm und wahrgenommene Verhaltenskontrolle auf Intention und Verhalten wirken.

Die Theorie des geplanten Verhaltens ist zur Vorhersage und Erklärung zahlreicher Gesundheitsverhaltensweisen eingesetzt worden (Conner / Sparks 2015): körperliche Aktivität (z.B. Rivis / Sheeran 2003), Alkohol- und Tabakkonsum (z.B. Johnston / White 2003), Ernährung (z.B. Conner et al. 2002), Krebsvorsorge (z.B. Drossaert et al. 2003), HIV-Prävention (z.B. Albarracin et al. 2005) und Sonnenschutzverhalten (F. Jones et al. 2001).

Bestehende Überblicksarbeiten und Metaanalysen zu diesem Modell zeigen, dass die Intention durch die Variablen der Theorie des geplanten Verhaltens recht gut, das Verhalten hingegen weniger zufrieden stellend vorhergesagt werden (z.B. Sheeran 2002). Das liegt daran, dass Intention und wahrgenommene Verhaltenskontrolle hier die einzigen Prädiktoren für das Verhalten sind. Warum diese beiden Prädiktoren für die Vorhersage von Verhalten unzureichend sind, wird in späteren Abschnitten erläutert.

### 2.1.4 Die Theorie der Schutzmotivation (Protection Motivation Theory, PMT)

Die Theorie der Schutzmotivation (Protection Motivation Theory, PMT; Rogers 1975, 1983) wurde ursprünglich im Rahmen der Risikokommunikationsforschung entwickelt, um die Wirkung von Furchtappellen auf die Bildung einer Schutzmotivation sowie auf nachfolgendes Verhalten zu untersuchen. In der revidierten Version der Theorie (Maddux/Rogers 1983; Rogers 1983) werden neben den Furchtappellen noch weitere umweltbezogene (z. B. Beobachtungslernen) und intrapersonale Prädiktoren bzw. Informationsquellen (z. B. Persönlichkeitsmerkmale) berücksichtigt. Es wird angenommen, dass bei der Wahrnehmung von gesundheitsrelevanter Information (umweltbezogene und intrapersonale Faktoren) zwei Bewertungsprozesse angestoßen werden, die dann die Bildung einer Schutzmotivation, d. h. Intention, beeinflussen. Diese Bewertungsprozesse sind die *Bedrohungseinschätzung* und die *Einschätzung der Bewältigungsmöglichkeiten* einer Person.

Die Bedrohungseinschätzung ist eine Kosten-Nutzen-Abwägung darüber, ob ein bestimmtes Verhalten (z. B. Rauchen) aufrechterhalten werden sollte. Die *Kosten* werden in der Theorie als eingeschätzter Schweregrad einer Gesundheitsbedrohung und als wahrgenommene eigene Vulnerabilität spezifiziert. Diese Konstrukte kennen wir schon aus dem Health Belief Model. Der *Nutzen* eines Verhaltens wird definiert durch wahrgenommene intrinsische (z. B. Entspannung beim Rauchen) und extrinsische Belohnungen (z. B. Anerkennung durch rauchende Peers/Freunde). Kosten und Nutzen sollen laut Modell gegeneinander abgewogen werden. Man kann sich z. B. eine Raucherin vorstellen, die durch Warnhinweise auf den Zigarettenschachteln (Informationsquelle) erfährt, dass Rauchen Krebs verursacht. Anschließend fängt die Raucherin an, sich Gedanken über diese Bedrohung und über die von ihr wahrgenommenen Belohnungen durch das Rauchen zu machen. Kommt sie nun zu dem Fazit, dass Rauchen mehr Kosten als Nutzen verursacht, wird sie sich vermutlich überlegen, ob sie die Möglichkeit hat, diese Gesundheitsbedrohung zu bewältigen.

*Bedrohungseinschätzung*

Diesen Vorgang bezeichnet man als Bewältigungseinschätzung (s. Abb. 2.4). In der Bewältigungseinschätzung sind die uns schon bekannten Selbstwirksamkeitserwartungen einer Person sowie die Handlungswirksamkeit und die Handlungskosten enthalten. Bei Letzteren handelt es sich um positive und negative Handlungsergebniserwartungen, die eigentlich aus der sozial-kognitiven Theorie Banduras (1997) stammen. Unsere Raucherin fragt sich also zum einen, wie sicher sie sich ist, mit dem Rauchen aufhören zu können (Selbstwirksamkeitserwartung). Zum anderen überlegt sie auch, wie viel Anstrengung es kosten würde, aufzuhören (Handlungskosten). Weiterhin versucht sie einzuschätzen, inwiefern die Aufgabe des Rauchens sie wirklich vor einer Krebserkrankung bewahren würde (Handlungs-

*Bewältigungseinschätzung*

wirksamkeit). Die Einschätzung der Bewältigung ergibt sich nach der Theorie aus Handlungswirksamkeit und Selbstwirksamkeit abzüglich der Handlungskosten. Wenn die Raucherin also erkennt, dass die Nutzen der Rauchentwöhnung überwiegen und sie die notwendigen Bewältigungsmöglichkeiten hat (also ihre Selbstwirksamkeit und die Handlungswirksamkeit die Handlungskosten überwiegen), ist es sehr wahrscheinlich, dass sie eine Schutzmotivation ausbildet, mit dem Rauchen aufzuhören.

**Schutzmotivation**    Schutzmotivation ist der theoriespezifische Name für die Intention. Rogers trifft allerdings keine klare Aussage bezüglich der Kombinationsregel der Bedrohungs- und Bewältigungseinschätzung zur Vorhersage der Schutzmotivation (Weinstein 1993). Empirisch hat sich die Bewältigungseinschätzung und hier insbesondere die Selbstwirksamkeit als besserer Prädiktor für die Schutzmotivation erwiesen (Floyd et al. 2000; Milne et al. 2000). Die Schutzmotivation wird immer in Form von Zielintentionen erfasst und stellt die typische abhängige Variable in Studien zur PMT dar. Das ist ein Mangel, denn es soll ja nicht nur um die Erklärung der Intentionsbildung gehen, sondern auch um die Erklärung der erfolgreichen bzw. nicht erfolgreichen Umsetzung dieser Intention in Verhalten. Das wird in den Studien zur PMT leider häufig vernachlässigt.

**Bewältigungs-**    Ursprünglich ist die Schutzmotivation in der Theorie aber als ver-
**reaktion**    mittelnde Variable zwischen der Bedrohungseinschätzung und der Bewältigungseinschätzung auf der einen und dem Verhalten auf der anderen Seite vorgesehen (s. Abb. 2.4). Das Verhalten wird in der

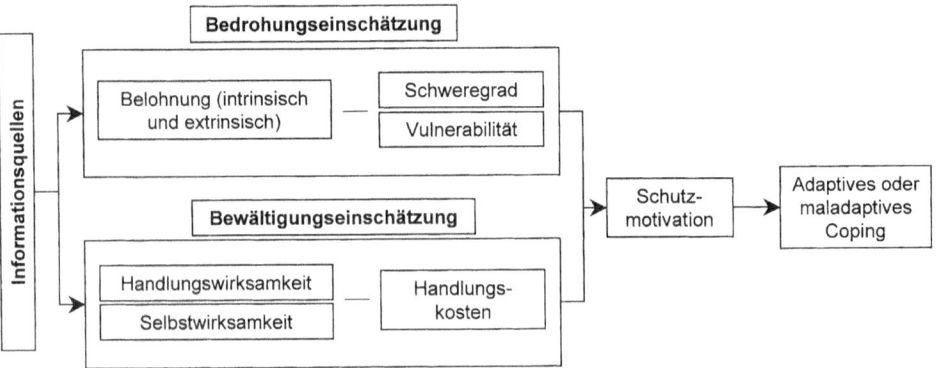

Abb. 2.4: Vollständige Darstellung der Theorie der Schutzmotivation (Protection Motivation Theory, PMT; nach Rogers 1983)

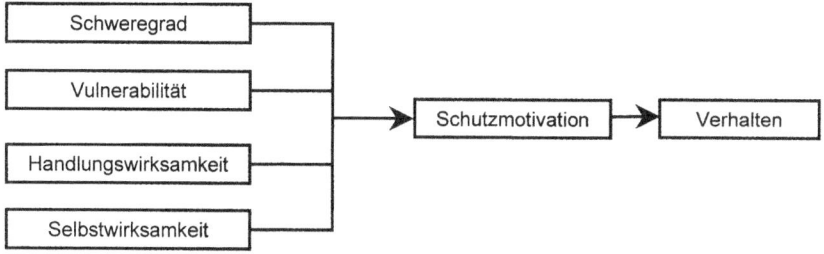

Abb. 2.5: Arbeitsmodell der Theorie der Schutzmotivation (Protection Motivation Theory, PMT; nach Rogers 1983)

PMT als adaptive oder maladaptive *Bewältigungsreaktion* verstanden und so benannt. Adaptives Verhalten wäre entweder die Aufgabe von Risikoverhalten oder die Aufnahme von Gesundheitsverhalten, z. B. regelmäßige körperliche Aktivität. Unter maladaptiver Bewältigung kann man sich beispielsweise die Fortsetzung des Risikoverhaltens oder kognitive Vermeidungsreaktionen vorstellen. Ob es zu einer adaptiven oder einer maladaptiven Bewältigung kommt, hängt nach Annahmen der Theorie von der Ausprägung der Schutzmotivation ab. Eine hohe Schutzmotivation begünstigt eine adaptive, eine niedrige Schutzmotivation dagegen eine maladaptive Bewältigungsreaktion. Das vollständige Modell ist in Abb. 2.4 dargestellt.

Die Protection Motivation Theory ist sehr komplex. Forscher, die mit diesem Modell gearbeitet haben, haben meistens nur eine gewisse Auswahl an Standardvariablen in ihren Studien verwendet. Streng genommen kann man also nicht sagen, dass die Theorie in ihrer Gesamtheit schon empirisch überprüft wurde. Kernvariablen, die in den Studien zur PMT in der Regel verwendet werden, sind der Schweregrad, die Vulnerabilität, die Handlungswirksamkeit, die Selbstwirksamkeit und die Schutzmotivation (in Form von Zielintentionen) sowie das Verhalten selbst. Abb. 2.5 zeigt das Arbeitsmodell der PMT. **Kernkomponenten der PMT**

Die häufigsten Anwendungen der PMT finden sich in den Bereichen körperliche Aktivität, Ernährung, Rauchen, Alkohol, Safer Sex, Krebsprävention und Medikamentenadhärenz (Norman et al. 2015).

Die Theorie der Schutzmotivation wird ebenso wie die meisten anderen kontinuierlichen Prädiktionsmodelle häufig in korrelativen Forschungsdesigns als theoretisches Rahmenmodell verwendet. Allerdings hat die PMT auch immer wieder experimentelle Forschung **experimentelle Überprüfung der PMT** angeregt (Milne et al. 2000). Im Folgenden soll exemplarisch eine experimentelle Studie von Yzer und Kollegen (1998) dargestellt werden.

In dieser Studie wurden die Effekte von Vulnerabilität und Selbstwirksamkeit auf aidspräventives Verhalten (Benutzung von Kondomen) an 88 weiblichen Psychologie-Studentinnen (mittleres Alter 19 Jahre) erforscht. Die Studie verwendete ein 2 x 2-Design (erhöhte vs. normale Vulnerabilität x erhöhte vs. normale Selbstwirksamkeit). Die Teilnehmerinnen wurden randomisiert einer der vier experimentellen Bedingungen zugeordnet. Die Gruppe der Bedingung normale Vulnerabilität und normale Selbstwirksamkeit diente als Kontrollgruppe. Das Treatment bestand aus dem Lesen von Texten, die in den experimentellen Gruppen darauf abzielten, die jeweiligen Überzeugungen zu erhöhen. In der Kontrollbedingung wurden neutrale Texte gelesen. Von allen Teilnehmerinnen wurden die Schutzmotivation (in Form von Intentionen) zum aidspräventiven Verhalten sowie die Vulnerabilität und Selbstwirksamkeit vor und nach dem Treatment erfasst. In den Experimentalgruppen (erhöhte Vulnerabilität und erhöhte Selbstwirksamkeit) konnte die Vulnerabilität nur leicht, die Selbstwirksamkeit hingegen stark erhöht werden.

Das wichtigste Ergebnis der Studie war eine Wechselwirkung zwischen Vulnerabilität und Selbstwirksamkeit auf die Schutzmotivation. Demnach hatte eine hohe Vulnerabilität nur dann einen positiven Effekt auf die Schutzmotivation, wenn die Personen auch gleichzeitig über eine hohe Selbstwirksamkeitserwartung verfügten, sich also in der Lage fühlten, den Anforderungen, die das Gesundheitsverhalten an sie stellen würde, nachkommen zu können. Bei gering ausgeprägter Selbstwirksamkeitserwartung hatte eine hohe Vulnerabilität keinen Einfluss auf die Schutzmotivation.

Diese Studie ist ein gutes Beispiel für experimentelle Manipulationen verschiedener PMT-Variablen. Das Vorgehen, die Variablen mit Hilfe von Broschüren oder Ähnlichem zu beeinflussen, ist unter den experimentellen PMT-Studien weit verbreitet. Es handelt sich dabei nämlich um eine besonders ökonomische Art der Intervention, die auch für größere Teile der Bevölkerung in Rahmen von Gesundheitsförderungsmaßnahmen eingesetzt werden kann. Ein Schwachpunkt der Studie ist, dass das nachfolgende Verhalten nicht untersucht wurde, was häufig ein Problem in der Forschung zur PMT ist. Wie sich immer wieder zeigt, ist die Intention zwar ein wichtiger Prädiktor für Verhalten, garantiert dieses aber noch lange nicht (s. nächsten Abschnitt).

Insgesamt ist die Theorie in ihrem Nutzen zur Vorhersage und Erklärung von Gesundheitsverhalten vergleichbar mit der Theorie des geplanten Verhaltens. Ein großer Pluspunkt der Theorie der Schutzmotivation ist vor allem der Einbezug von Selbstwirksamkeit, denn die Selbstwirksamkeit ist ein ausgesprochen wichtiger Faktor bei der Gesundheitsverhaltensänderung (Luszczynska/Schwarzer 2015). Dennoch tröstet das nicht über die insgesamt geringe Aufklärung der Varianz im Verhalten hinweg. Damit kommen wir zu einem Phänomen, das genau das Problem der bisher dargestellten Theorien beschreibt: die Intentions-Verhaltens-Lücke.

### 2.1.5 Die Intentions-Verhaltens-Lücke

Wie wir jetzt wissen, wird die Intention in vielen Theorien (z. B. in der Theorie der Handlungsveranlassung, der Theorie des geplanten Verhaltens und der Theorie der Schutzmotivation) als der wichtigste Prädiktor für eine Verhaltensänderung angesehen. Intentionen reichen allerdings nicht aus, um Verhalten dauerhaft zu ändern. Dies zeigt sich in Metaanalysen, die den Intentions-Verhaltens-Zusammenhang untersuchen: Die Intention kann meist nur 20 bis 30 % der Varianz im Verhalten erklären (z. B. Sheeran 2002). Bis zu 80 % der Varianz im Verhalten bleibt ungeklärt. Dafür, dass die Intention zum wichtigsten Prädiktor erklärt wird, ist das ein bisschen wenig. Es lohnt also, nach Möglichkeiten zu suchen, diese bestehende Diskrepanz zu überbrücken.

*Intention – (?) – Verhalten*

Orbell und Sheeran (1998) haben in diesem Zusammenhang vorgeschlagen, genauer zu überprüfen, was für diese Diskrepanz zwischen Intention und Verhalten verantwortlich ist. Sie gehen von einer Vierfeldertafel aus, die aus *hohen vs. niedrigen Intentionen* x *Verhalten vs. kein Verhalten* besteht (s. Abb. 2.6). Entsprechend kann man vier Gruppen von Personen unterscheiden: Eine erste Gruppe besteht aus denjenigen Personen, die keine Intention haben und auch nicht handeln. Eine zweite Gruppe besteht aus den Personen, die eine Intention haben und auch dementsprechend handeln. Diese beiden Gruppen handeln also genau gemäß ihrer Intentionen und können somit nicht die Intentions-Verhaltens-Lücke verursachen. Dann gibt es noch diejenigen Personen, die keine Intention haben, aber trotzdem handeln, und es gibt Personen, die zwar eine Intention haben, aber nicht handeln. Diese beiden letzten Gruppen könnten theoretisch für die gefundene Diskrepanz zwischen Intention und Verhalten verantwortlich sein.

*Vierfeldertafel*

Abb. 2.6:
Vierfeldertafel nach
Orbell und Sheeran
(1998)

|  | | Intention | |
|---|---|---|---|
|  | | positiv | negativ |
| **Nachfolgendes Verhalten** | gehandelt | Intention und gehandelt | Keine Intention, aber trotzdem gehandelt |
|  | nicht gehandelt | Intention, aber nicht gehandelt | Keine Intention und nicht gehandelt |

Orbell und Sheeran (1998) konnten zeigen, dass die Diskrepanz zwischen Intention und Verhalten vor allem auf die Personen zurückzuführen ist, die zwar positive Intentionen haben, aber trotzdem nicht handeln. Die Anzahl dieser Personen übersteigt nämlich – genau wie man vermuten würde – deutlich die Anzahl derer, die trotz negativer Intention handeln (s. a. Sheeran 2002).

Man könnte nun annehmen, dass Personen, die sich zwar ein Verhalten vornehmen, aber nicht danach handeln, weniger motiviert sind als die, die im Sinne ihrer Intention die Handlung ausführen. Orbell und Sheeran (1998) konnten allerdings keine Unterschiede in der Motivation beider Gruppen nachweisen. Dieser Befund legt nahe, dass die Intentions-Verhaltens-Lücke nicht auf motivationalen Schwierigkeiten, also Schwierigkeiten bei der Bildung einer Intention, basiert. Sie gründet eher auf volitionalen Problemen, also Problemen bei der Umsetzung einer Intention in ein Verhalten.

**Motivation und Volition** Die Unterscheidung zwischen Motivation und Volition wurde durch Heinz Heckhausen und sein Modell der Handlungsphasen oder auch Rubikonmodell bekannt (Heckhausen 1989). Heckhausen definiert alles, was bis zur Bildung einer Intention geschieht, als motivational. Mit der Intentionsbildung überschreitet die Person dann den imaginären Rubikon[1] und befindet sich in der Volitionsphase. Die Volitionsphase ist die Phase, in der die Intention in die Tat umgesetzt werden sollte.

Zusammenfassend scheint es nicht auszureichen, Personen vor allem bei der Intentionsbildung zu fördern, um die Wahrscheinlichkeit für eine Verhaltensänderung zu erhöhen – auch wenn das von den bisher kennen gelernten Theorien so angenommen wird. Stattdessen müssen auch volitionale Variablen beachtet werden, um Personen Hil-

---

[1] Der Rubikon ist ein kleiner Fluss in Italien. Als Julius Cäsar sich 49 v. Chr. nach langer Überlegung entschloss, diesen Fluss zu überqueren, war damit die Entscheidung zum Bürgerkrieg gefallen und es gab kein Zurück mehr.

festellungen bei der Verhaltensänderung zu geben. Es gibt eine ganze Reihe volitionaler Variablen, die hier eine Rolle spielen könnten, z. B. Handlungskontrolle (Kuhl 1986) oder spezifische Selbstregulationsstrategien wie Selbstbeobachtung (Baumeister et al. 1994) und Planung (Gollwitzer 1999; Leventhal et al. 1965). Auf Letztere wollen wir im nächsten Abschnitt näher eingehen.

## 2.1.6 Planung

Schon in den 60er Jahren wurde der Gedanke, dass Planung die Handlungsumsetzung erleichtert, von Leventhal und Kollegen (1965) empirisch untersucht und bestätigt. Erst durch Gollwitzers Arbeiten (1999) wurde das Konzept der Handlungsplanung jedoch bekannt. Gollwitzer nennt die Handlungsplanung Implementierungs- oder auch Ausführungsintention, was ein etwas irreführender Begriff ist. Denn es handelt sich bei der Handlungsplanung ja um ein *post*intentionales Konstrukt, also um etwas, das erst passiert, wenn eine Person schon über eine hinreichende Intention verfügt. Aus diesem Grund sind *Ausführungs- oder Handlungsplanung* (Originalbegriffe von Leventhal et al. 1965) eigentlich die besseren Bezeichnungen, die wir im Folgenden verwenden wollen.

**Intention – (Planung) – Verhalten**

Unter Ausführungsplanung versteht man einfache Wann-Wo-Wie-Pläne, also Pläne, in denen eine Person genau festlegt, wann, wo und wie sie ein Verhalten ausführen möchte. Ein Beispiel für einen Ausführungsplan könnte lauten: „Wenn ich heute Abend nach Hause komme, dann ziehe ich mir sofort meine Jogging-Sachen an und gehe los." Ausführungspläne sind den Zielintentionen nachgeschaltet und unterscheiden sich strukturell von ihnen. Bei den Zielintentionen wird nur spezifiziert, welchen Zustand (z. B. körperlich fit sein) oder welches Verhalten (z. B. regelmäßig joggen gehen) eine Person erreichen möchte. Bei der Ausführungsplanung dagegen wird eine bestimmte Situations-Verhaltens-Verknüpfung in Form einer Wenn-Dann-Formulierung erstellt. Zum Beispiel könnte die Situation (die Wenn-Komponente, in der beispielsweise Ort und Zeit enthalten sind) „Wenn ich heute Abend nach Hause komme" mit dem Verhalten (die Dann-Komponente, in der das Verhalten spezifiziert wird) „dann ziehe ich mir sofort meine Jogging-Sachen an und gehe los" verknüpft werden. Dadurch entsteht bei den planenden Personen eine mentale Repräsentation der Verknüpfung von Situation und Verhalten.

**Ausführungsplanung**

Das Verhalten wird also an situationsspezifische Hinweisreize geknüpft und bei Auftreten dieser Hinweisreize fast automatisiert ausgelöst, ohne dass eine Person etwa lange darüber nachdenken muss, was sie in der Situation nun tun könnte. Vermittelt ist dieser Effekt der Planung durch aufmerksamkeits-, wahrnehmungs- und gedächtnisspezifische Prozesse (für einen Überblick s. Gollwitzer 1999). Das Ergebnis ist, dass Personen, die planen, nicht nur deutlich häufiger (Gollwitzer/Brandstätter 1997), sondern auch schneller (Orbell/Sheeran 2000) im Sinne ihrer Zielintention handeln als Personen, die nur eine Zielintention bilden.

**Ausführungsplanung: Befunde** Diese Befunde konnten mittlerweile anhand unterschiedlichster Verhaltensweisen, wie z. B. Tetanusimpfung (Leventhal et al. 1965), Brustselbstuntersuchung (Luszczynska/Schwarzer 2003), körperliche Aktivität (Milne et al. 2002) und gesunde Ernährung (Verplanken/Faes 1999) auch im gesundheitspsychologischen Bereich bestätigt werden (Gollwitzer/Oettingen 1998). Eine Meta-Analyse über 94 Studien zum Effekt der Ausführungsplanung über verschiedene Verhaltensweisen bestätigt einen mittleren bis starken Effekt der Ausführungsplanung auf die Zielerreichung (Gollwitzer/Sheeran 2006; für einen aktuellen Überblick zur Planungsliteratur siehe auch Hagger/Luszczynska 2014).

Die Ausführungsplanung wird auch im Rahmen von Studien zur Theorie der Schutzmotivation und der Theorie des geplanten Verhaltens eingesetzt (z. B. Milne et al. 2002). Dadurch wird zum einen die Annahme aufgegeben, dass die Intention der stärkste Prädiktor des Verhaltens ist. Zum anderen wird in diesen Studien automatisch, wenn auch teilweise implizit, eine Trennung zwischen motivationaler und volitionaler Phase vorgenommen.

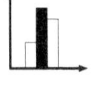

Eine Studie mit einem typischen Design für die Untersuchung des Effekts der Ausführungsintentionen auf nachfolgendes Verhalten stammt von Verplanken und Faes (1999). In dieser Studie wurde Ernährungsverhalten untersucht und die Theorie des geplanten Verhaltens als theoretisches Rahmenmodell zugrunde gelegt. Einhundertundzwei Studierende füllten Fragebogen zu den Maßen der Theorie des geplanten Verhaltens aus (Einstellung, subjektive Norm, wahrgenommene Verhaltenskontrolle, Intention, sich gesund zu ernähren, und bisherige ungesunde Ernährungsgewohnheiten). Die Hälfte der Teilnehmenden wurde anschließend gebeten, ihr Ernährungsverhalten der kommenden Woche genau zu planen, z. B.: Was wird gegessen? Wann wird gegessen? Die Ergebnisse zeigten klare Effekte für die Planungsgruppe: Diese Teilnehmer ernährten sich in der untersuchten Woche gesünder als die Kontrollgruppenteilnehmer. Wichtig ist, dass sich dieser Effekt nicht auf Motivationsunterschiede zwischen den Gruppen zurückführen lässt und somit wirklich der Planungsintervention zugeschrieben werden kann.

In einer Weiterentwicklung des Planungskonzepts haben Sniehotta und Kollegen (2005, 2006) der Ausführungsplanung das Konzept der *Bewältigungsplanung* an die Seite gestellt. Bei dieser zweiten Art der Planung geht es darum, dass Personen ihre ganz persönlichen Schwierigkeiten antizipieren und genau planen, wie mit diesen Schwierigkeiten verfahren werden kann. Beispielsweise könnte eine Person, die anfangen möchte, regelmäßig Sport zu treiben, aber Antriebsprobleme antizipiert, folgenden Bewältigungsplan aufstellen: „Wenn ich keine Lust habe, schwimmen zu gehen, dann bitte ich meine Frau, mich an meine guten Vorsätze zu erinnern."  **Bewältigungsplanung**

Die Bewältigungsplanung unterscheidet sich von der Ausführungsplanung darin, dass Personen individuelle Risikosituationen voraussehen und sich Bewältigungsstrategien zurechtlegen, um in diesen Risikosituationen trotzdem im Sinne ihrer Intention zu handeln. In einer systematischen Überblicksarbeit berichten Kwasnicka und Kollegen (2013), dass vor allem die Kombination aus Ausführungs- und Bewältigungsplanung hilfreich für die Verhaltensänderung ist. Beide Planungsarten sind im Prozessmodell gesundheitlichen Handelns von Schwarzer enthalten, das im Folgenden vorgestellt wird.

### 2.1.7 Das Prozessmodell gesundheitlichen Handelns (Health Action Process Approach, HAPA)

Das sozial-kognitive Prozessmodell gesundheitlichen Handelns (Health Action Process Approach, HAPA; Schwarzer 1992; 2008) ist angelehnt an das Handlungsphasen- oder auch Rubikonmodell von Heckhausen (1989). Schwarzer (2008) bezeichnet das Modell als Hybridmodell, d. h. es kann im Gegensatz zu den bisher besprochenen Theorien, die alle zu den kontinuierlichen Prädiktionsmodellen gehören, sowohl diesen als auch den dynamischen Stadienmodellen zugeordnet werden. Die Zuordnung zu den Modellklassen hängt von der Forschungsfrage ab. Steht zum Beispiel die Untersuchung der vermittelnden Prozesse zwischen Intention und Verhalten im Vordergrund, ist die Forschungsstrategie die der kontinuierlichen Prädiktionsmodelle (z. B. Sniehotta et al. 2005).

In der Konzeption des HAPA als Stadienmodell werden mehrere Phasen und Unterphasen unterschieden. Die *motivationale oder auch präintentionale Phase* geht der *volitionalen Phase* voraus. Die volitionale Phase lässt sich aufgliedern in die postintentional-präaktionale (d. h. nach der Intentionsbildung, aber noch vor der Handlung) Phase, in der geplant wird, und die postintentional-aktionale Phase, in der die  **Phasen des HAPA**

Handlung ausgeführt und aufrechterhalten wird. Die letzte volitionale Phase ist die postintentionale-postaktionale Phase, in der es nach möglichen Rückfällen zur Wiederherstellung des Verhaltens kommt oder sogar zur Zielentbindung (Disengagement). Wie ersichtlich, legt das HAPA einen Schwerpunkt auf die volitionale Phase, die in anderen Theorien meist vernachlässigt wird (Schwarzer 2008).

*motivationale Phase*    Zur Prädiktion der Intention werden im HAPA folgende Konstrukte herangezogen: Selbstwirksamkeitserwartungen, Handlungsergebniserwartungen und die Risikowahrnehmung. Letztere ist im HAPA als die subjektive Einschätzung der eigenen Verwundbarkeit sowie die Einschätzung des Schweregrads von Erkrankungen definiert. Die Risikowahrnehmung gibt zwar theoretisch den Anstoß für den Prozess der Intentionsbildung, zeigt empirisch aber nur geringe Zusammenhänge mit der Intention (Scholz et al. 2009).

Nimmt eine Person ein Risiko wahr, wird sie nach dem HAPA zum einen die positiven und negativen Konsequenzen einer Verhaltensänderung gegeneinander abwägen (Handlungsergebniserwartungen). Zum anderen wird sie überprüfen, ob sie über ausreichende Selbstwirksamkeit verfügt, um eine Intention zu bilden, ihr Verhalten zu ändern. Hat die Person nun eine Intention gebildet, z. B. weniger Alkohol zu trinken, tritt sie in die volitionale Phase ein. Die Phasen sind, wie bei allen Stadienmodellen, als distinkt und qualitativ unterschiedlich zu verstehen: Erst nach Abschluss der motivationalen Phase kann die volitionale Phase erreicht werden.

*volitionale Phase*    In der volitionalen Phase geht es um die Umsetzung der vorhandenen Intention in das Verhalten. Das HAPA sieht im Gegensatz zu vielen anderen Theorien explizit die Planung, z. B. Ausführungspläne, als Zwischenschritt zwischen Intention und Verhalten vor (s. Abb. 2.7). Planung wird, wie oben dargestellt, in der postintentional-präaktionalen Phase verortet.

Mit der Initiierung der Handlung beginnt die *aktionale* Phase. Bei überschaubaren Einzelhandlungen, z. B. einer Impfung, ist die Handlungsinitiierung fast identisch mit der erfolgreichen Umsetzung des Verhaltens. In der Gesundheitspsychologie werden allerdings oft Verhaltensweisen untersucht, die langfristig aufrechterhalten werden sollen, z. B. regelmäßige körperliche Aktivität. Personen müssen das Verhalten also nicht nur initiieren, sondern auch aufrechterhalten oder sich von eventuellen Rückschlägen erholen.

*Konstrukte der volitionalen Phase*    Das HAPA-Modell trägt dem durch die Berücksichtigung weiterer volitionaler Variablen Rechnung. Besonders förderlich für die Verhaltensänderung ist die Kombination aus Ausführungs- und Bewältigungs-

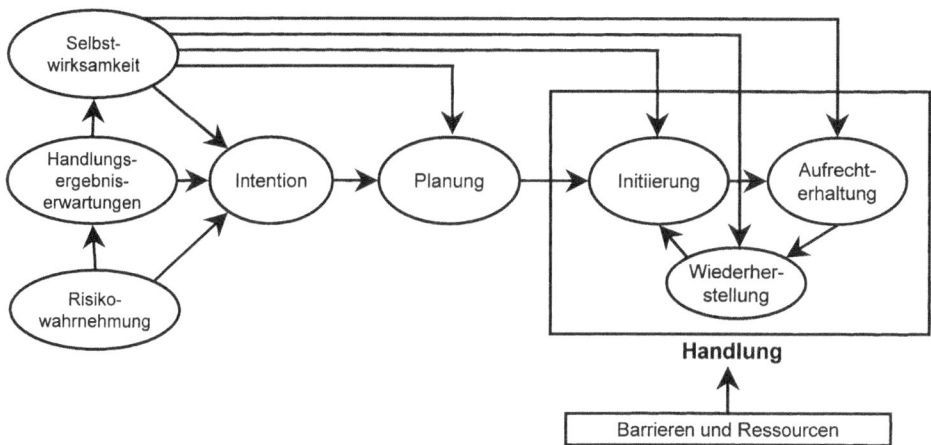

Abb. 2.7: Das Prozessmodell gesundheitlichen Handelns (Health Action Process Approach, HAPA; nach Schwarzer 1992)

planung (Kwasnicka et al. 2013; Sniehotta et al. 2006). Weiterhin hat sich die Berücksichtigung der Fähigkeit zur *Handlungskontrolle* als nützlich erwiesen. Unter Handlungskontrolle werden z. B. die Bewusstheit der eigenen Intentionen oder die Selbstbeobachtung verstanden (Sniehotta et al. 2005). Auch die *Selbstwirksamkeit* (SWE) spielt nicht nur in der motivationalen Phase, sondern in der gesamten Volitionsphase eine große Rolle. Schwarzer und Renner (2000) unterscheiden zwischen der präaktionalen Selbstwirksamkeit (motivationale Phase) und der Aufrechterhaltungs- und Wiederherstellungs-Selbstwirksamkeit (volitionale Phase).

In einer Studie zur Brustselbstuntersuchung von Luszczynska und Schwarzer (2003) wurde der Einfluss unterschiedlicher phasenspezifischer Selbstwirksamkeitserwartungen untersucht. Die Autoren erhoben zum einen die präaktionale Selbstwirksamkeit, die die Einschätzung der eigenen Fähigkeiten, ein Verhalten initiieren zu können, erfasst. Zum anderen wurde in dieser Studie zwischen der volitionalen Aufrechterhaltungs- und der Wiederherstellungs-Selbstwirksamkeit unterschieden. Die Aufrechterhaltungsselbstwirksamkeit bezieht sich auf die Einschätzung der eigenen Fähigkeiten, ein Verhalten auch angesichts von Schwierigkeiten aufrechtzuerhalten. Die Wiederherstellungs-Selbstwirksamkeit hingegen ist die Einschätzung der eigenen Kompetenz, ein Verhalten auch nach längerer Pause oder nach einem Rückfall wiederaufzunehmen.

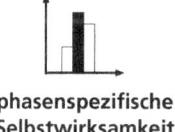

**phasenspezifische Selbstwirksamkeit**

Tatsächlich erwiesen sich die drei Selbstwirksamkeitserwartungen als unterschiedlich prädiktiv. Die präaktionale Selbstwirksamkeit konnte sowohl die Intention als auch die Planung in der präaktionalen Phase vorhersagen. Die Aufrechterhaltungs- und die Wiederherstellungs-Selbstwirksamkeit sagten dagegen direkt das Verhalten vorher: Je höher die volitionalen Selbstwirksamkeiten ausgeprägt waren, desto eher führten die Teilnehmerinnen eine Brustselbstuntersuchung durch.

HAPA ist erfolgreich zur Untersuchung zahlreicher Gesundheitsverhaltensweisen eingesetzt worden, wie etwa körperlicher Aktivität (z. B. Scholz et al. 2009; Sniehotta et al. 2005), Ernährung (z. B. Scholz et al. 2013), Zahnhygiene (Schüz et al. 2007) und Vorsorgeuntersuchungen (Barling / Lehmann 1999; Luszczynska / Schwarzer 2003). Wie dargestellt, werden im HAPA nur zwei oder maximal vier Stadien unterschieden. Andere Ansätze, die in den nächsten Abschnitten vorgestellt werden, weisen hingegen eine differenziertere Aufteilung des Verhaltensänderungsprozesses auf.

### 2.1.8 Das Transtheoretische Modell der Verhaltensänderung (Transtheoretical Model, TTM)

Das Transtheoretische Modell der Verhaltensänderung (Transtheoretical Model, TTM; Prochaska / DiClemente 1983) ist das am häufigsten angewandte *Stadienmodell*. Ursprünglich wurde es für den Bereich der Rauchentwöhnung entwickelt, aber mittlerweile wird es in vielen Bereichen des Gesundheitsverhaltens eingesetzt. Beim TTM werden nicht nur zwei (wie z. B. im HAPA), sondern gleich sechs verschiedene Stadien der Verhaltensänderung angenommen. Diese *Stadien der Verhaltensänderung* sind auch das zentrale Konstrukt des Modells. Weitere Konstrukte, die in diesem Modell eine wichtige Rolle spielen, sind die Prozesse der Verhaltensänderung, die Selbstwirksamkeitserwartung, die Entscheidungsbalance sowie die Versuchung. Das Modell integriert also verschiedene Konstrukte aus unterschiedlichen Theorien und verdient sich somit seinen Namen „transtheoretisch". Im Folgenden werden wir diese Konstrukte näher kennen lernen.

**Stadien der Verhaltensänderung**   Die Stadien der Verhaltensänderung (engl.: stages of change) sind das Kernkonstrukt der Theorie. Wie bei allen Stadienmodellen wird angenommen, dass die sechs Stadien des TTM sich qualitativ voneinander unterscheiden und dass eine Person immer erst ein vorangegangenes Stadium abgeschlossen haben muss, um in das nächste eintreten zu können. Folgende Stadien werden unterschieden:

1. Präkontemplation (engl.: precontemplation),
2. Kontemplation (engl.: contemplation),
3. Vorbereitung (engl.: preparation),
4. Handlung (engl.: action),
5. Aufrechterhaltung (engl.: maintenance) und
6. Termination (engl.: termination).

Die Zuordnung zu den Stadien erfolgt aufgrund der motivationalen Ausgangslage, der Absicht, zukünftiges Verhalten auszuführen, und aufgrund des vergangenen Verhaltens einer Person.

Im Stadium der Präkontemplation befinden sich solche Personen, die gar nicht darüber nachdenken, ihr Verhalten in den nächsten sechs Monaten zu ändern. Diese Personen sind sich in vielen Fällen auch nicht über die Problematik ihres Verhaltens bewusst und sehen somit gar keine Veranlassung, ihr Verhalten zu ändern. **Präkontemplation**

Personen, die dagegen über eine Verhaltensänderung innerhalb der nächsten sechs Monate, aber nicht innerhalb des nächsten Monats nachdenken, befinden sich im Kontemplationsstadium des Modells. Ein Raucher, der sich in dieser Stufe befindet, wägt z. B. schon die Vor- und Nachteile des Aufhörens gegeneinander ab. Er hat aber noch keine Intention gebildet, tatsächlich innerhalb des nächsten Monats mit dem Rauchen aufzuhören. **Kontemplation**

Sobald dies jedoch der Fall ist und wenn die Person schon innerhalb des vergangenen Jahres einen Versuch unternommen hat, das Verhalten zu ändern, wird die Person der Stufe der Vorbereitung zugeordnet. Etwas unklar bleibt dabei, wie die Personen zum ersten Mal in dieses Stadium eintreten können, wenn sie dafür schon einen Versuch hinter sich gebracht haben müssen (Weinstein et al. 1998b). In vielen Studien wird deshalb nicht nach dem vorangegangenen Versuch der Verhaltensänderung gefragt, was das Problem der Definition des Stadiums aber nicht löst. Im Stadium der Vorbereitung haben die Personen ein bestimmtes Kriterium, z. B. gar keine Zigaretten mehr rauchen, noch nicht erreicht. Sie unternehmen höchstens schon Versuche, sich dem Verhalten anzunähern, beispielsweise durch Reduzierung der Anzahl der täglich gerauchten Zigaretten. **Vorbereitung**

Im nachfolgenden Stadium der Handlung dagegen verhalten sich die Personen ihrer Intention gemäß (z. B. gar nicht mehr rauchen) und strengen sich auch an, dieses Verhalten aufrechtzuerhalten. Auch hier legen Prochaska und DiClemente (1983) Zeitkriterien an: Während der ersten sechs Monate einer erfolgreichen Verhaltensänderung werden die Personen dem Stadium der Handlung zugeordnet. **Handlung**

**Aufrechterhaltung** Nach sechs Monaten treten sie dann in das nächste Stadium der Aufrechterhaltung ein. Hier wird versucht, die Verhaltensänderung zu stabilisieren und Rückfälle aktiv zu vermeiden. Es wird angenommen, dass sich Personen in diesem Stadium weniger anstrengen müssen, das Verhalten aufrechtzuerhalten als im Stadium der Handlung. Nach den Autoren bleibt eine Person ungefähr fünf Jahre in diesem Aufrechterhaltungsstadium, sofern sie die ganze Zeit erfolgreich das neue Verhalten ausführt, z. B. nicht raucht.

**Termination** Hat eine Person ihr neues Verhalten (z. B. nicht rauchen) fünf Jahre lang erfolgreich aufrechterhalten, verfügt sie über eine hohe Selbstwirksamkeit bezüglich des neuen Verhaltens und verspürt keinerlei Versuchung mehr, in ihr altes Risikoverhalten zurückzufallen, so kann sie nach den fünf Jahren dem Stadium der Termination zugerechnet werden. Die Aufrechterhaltung des Gesundheitsverhaltens erfordert in diesem Stadium keinerlei selbstregulative Anstrengungen mehr, sondern ist zur Gewohnheit geworden (Prochaska et al. 1998).

Ursprünglich wurde angenommen, dass sich der Verhaltensänderungsprozess linear vollzieht, eine Person also vom Stadium der Präkontemplation in das der Kontemplation, in das der Vorbereitung und so fort übergeht. Da es aber wie bei jedem Lernprozess ganz normal ist, Fehler zu machen, erleidet die Mehrzahl aller Personen, die ihr Verhalten ändern wollen, Rückschläge, d. h. die Personen fallen in vorhergehende Stadien zurück. Aus diesem Grund sieht die Theorie nun explizit einen spiralförmigen Veränderungsprozess vor. In diesem durchlaufen die Personen zwar die Stadien in der vorgesehenen Sequenz, können aber auch immer wieder in vorangegangene Stadien zurückfallen (Prochaska et al. 1992).

Das TTM legt strenge Zeitkriterien für die Zuordnung von Personen zu den einzelnen Stadien fest. Allerdings muss es nicht sein, dass eine Person innerhalb eines bestimmten Zeitraums zwangsläufig von einem Stadium in das nächste wechselt. Es kann durchaus sein, dass ein Raucher jahrelang im Stadium der Kontemplation verweilt, in dem er zwar „demnächst" mal mit dem Rauchen aufhören möchte, sich aber nie festlegt, innerhalb des nächsten Monats aufzuhören.

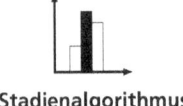
**Stadienalgorithmus** Die Zuordnung der Personen in die Stadien erfolgt in den meisten Fällen mit Hilfe eines Stadienalgorithmus. Eine Studie von Keller und Kollegen (2001) verdeutlicht das Vorgehen. Das Zielverhalten in dieser querschnittlichen Studie mit 282 Teilnehmenden war der tägliche Verzehr von fünf Portionen Obst und / oder Gemüse (entsprechend der Empfehlungen der Weltgesundheitsorganisation, www.5amtag.de). Zur Einteilung der Personen in die Stadien wurde den Teilnehmern

zunächst erklärt, was sie unter fünf Portionen Obst und/oder Gemüse am Tag verstehen sollten. Anschließend wurde das aktuelle Verhalten der Teilnehmerinnen und Teilnehmer mit folgender Frage erhoben: „Wie viele Portionen Obst und/oder Gemüse essen Sie normalerweise am Tag?" (Keller et al. 2001, 90). Die Antwortmöglichkeiten waren 0, 1, 2, 3, 4 und 5 oder mehr Portionen. Personen, die angaben, dass sie weniger als fünf Portionen täglich zu sich nahmen, wurden gefragt, ob sie vorhaben, mit diesem Verhalten zu beginnen. Die Antwortmöglichkeiten beinhalteten

1. „Nein, und ich habe mir bis jetzt auch noch keine Gedanken gemacht",
2. „Nein, ich habe nicht vor, damit zu beginnen" (beides Präkontemplation),
3. „Ja, ich habe vor, auf lange Sicht (ca. in den nächsten 6 Monaten) damit zu beginnen" (Kontemplation) und
4. „Ja, ich habe vor, in der nächsten Zeit (ca. in den nächsten 30 Tagen) damit zu beginnen" (Vorbereitung; Keller et al. 2001, 90)

Anhand der gegebenen Antworten konnten die Personen anschließend in die ersten drei Stadien des TTM eingeteilt werden. Diejenigen Personen, die bei der ersten Frage angegeben hatten, schon nach dem Zielverhalten zu handeln (also „5 oder mehr" angegeben hatten), wurden gebeten, folgende Frage zu beantworten, um zwischen Handlungs- und Aufrechterhaltungsstadium unterscheiden zu können: „Seit wann essen Sie 5 oder mehr Portionen Obst und/oder Gemüse am Tag?" (Keller et al. 2001, 90). Hier waren die Antwortmöglichkeiten: Seit weniger als sechs Monaten (Handlung) oder seit mehr als sechs Monaten (Aufrechterhaltung). In der beschriebenen Studie konnten knapp 62% der Befragten in das Stadium der Präkontemplation, 20% in das Stadium der Kontemplation, 9% in das Stadium der Vorbereitung, 1% in das Stadium der Handlung und 8% in das Stadium der Aufrechterhaltung eingeteilt werden. Das Stadium der Termination wurde in dieser Studie nicht erhoben (Keller et al. 2001).

Der Hauptkritikpunkt an der Einteilung der Stadien im TTM ist die Willkür der Setzung der zeitlichen Kriterien (Sutton 2001). Warum sollte das Handlungsstadium beispielsweise ausgerechnet sechs Monate dauern? Prochaska und Kollegen (1994) argumentieren, dass die meisten Personen nicht über ein halbes Jahr hinausplanen, was diesen Kritikpunkt leider nicht entkräften kann. Günstiger wäre es gewesen, hier psychologische Kriterien anzusetzen, wie es z.B. im HAPA (Schwarzer 1992) oder im Prozessmodell präventiven Handelns von Weinstein der Fall ist (Weinstein/Sandman 1992; s. nächsten Abschnitt).

Weitere wichtige Variablen im TTM sind die Selbstwirksamkeitserwartung, die Entscheidungsbalance, die Versuchung und die Prozesse der Verhaltensänderung.

**SWE im TTM**   Die *Selbstwirksamkeitserwartung* (SWE) bezieht sich im TTM auf die wahrgenommene Kompetenz, Risikosituationen, die das gewohnte Verhalten (wie Rauchen) entgegen der Intention auslösen könnten, erfolgreich zu umgehen. Die Selbstwirksamkeit zeigt in den meisten Studien einen linearen Anstieg über die Stadien hinweg (Rosen 2000). Die Personen, die sich in der Präkontemplation befinden, verfügen also über die geringste und die Personen in der Aufrechterhaltungsstufe über die höchste Selbstwirksamkeit. Dieser lineare Anstieg widerspricht eigentlich der Annahme der Modelle, es handle sich bei den Stadien um diskrete, qualitativ unterschiedliche Phasen der Verhaltensänderung, für die jeweils unterschiedliche Variablen von Bedeutung sind (Weinstein et al. 1998b; Sutton 2001).

**Entscheidungsbalance**   Bei der Entscheidungsbalance finden wir wieder die gegeneinander abzuwägenden positiven und negativen Handlungsergebniserwartungen aus der sozial-kognitiven Theorie Banduras (1997). Es konnte gezeigt werden, dass in den präintentionalen Phasen des TTM die negativen Konsequenzerwartungen einer Verhaltensänderung überwiegen. Weiterhin scheint sich dieses Bild kurz vor dem Übergang in die Handlungsphase umzukehren, so dass zu diesem Zeitpunkt die positiven Handlungsergebniserwartungen eine größere Rolle spielen. Dieses Muster konnten Prochaska und Kollegen (1994) in einer querschnittlichen Studie anhand zwölf unterschiedlicher Verhaltensweisen demonstrieren.

**Versuchung**   Das Konstrukt der *Versuchung* wurde bisher nur in wenigen Studien erfasst. Definiert ist die Versuchung als die wahrgenommene Dringlichkeit, mit der eine Person in einer schwierigen Situation ihrer Gewohnheit, wie z. B. eine Zigarette rauchen, nachgeben möchte.

Neben den bereits vorgestellten Konstrukten spezifiziert das Transtheoretische Modell auch noch zehn *Prozesse der Verhaltensänderung*. Dabei handelt es sich um kognitiv-affektive oder verhaltensorientierte Prozesse, die Personen anwenden, wenn sie versuchen, ihr Problemverhalten zu verändern (s. Tab. 2.1).

Der Einsatz kognitiv-affektiver Prozesse soll vor allem in den präaktionalen Stadien hilfreich sein. Die verhaltensorientierten Prozesse sollen hingegen besonders in den aktionalen Stadien, also der Handlung und der Aufrechterhaltung, von Nutzen sein. Empirische Unter-

Tab. 2.1: Die Prozesse der Verhaltensänderung im TTM (nach Prochaska et al. 2001)

| Kognitiv-affektive Prozesse | Verhaltensorientierte Prozesse |
|---|---|
| *Bewusstseinserhöhung* (consciousness raising)  Die Wahrnehmung von Ursachen, Konsequenzen und möglichen Lösungswegen für das Problemverhalten wird erhöht. | *Kontingenzmanagement* (reinforcement management)  Sich selbst für erfolgreiche Veränderung belohnen oder für Rückfälle bestrafen. |
| *Neubewertung der eigenen Person* (self-reevaluation)  Affektive und kognitive Bewertung des Selbstbilds und des Problemverhaltens wird verändert. | *Hilfreiche Beziehungen* (helping relationships)  Offene und vertrauensvolle Beziehungen zur Unterstützung bei der Verhaltensänderung nutzen. |
| *Neubewertung der Umwelt* (environmental reevaluation)  Wahrnehmung des Einflusses des Problemverhaltens auf die Umwelt wird verändert. | *Gegenkonditionierung* (counterconditioning)  Problemverhalten durch alternative Verhaltensweisen ersetzen. |
| *Emotionale Relevanz* (dramatic relief)  Negative Gefühle bezüglich des Problemverhaltens werden intensiviert, um eine emotionale Erleichterung im Falle einer Verhaltensänderung zu erzeugen | *Selbstbefreiung* (self liberation)  Verpflichtung zu handeln und die Schaffung neuer Alternativen für das Selbst wird erhöht. |
| *Soziale Befreiung* (social liberation)  Alternativen für Nicht-Problemverhalten aus der sozialen Umwelt werden verstärkt wahrgenommen. | *Stimuluskontrolle* (stimulus control)  Reize, die das Problemverhalten auslösen, werden vermieden und Reize für alternative Verhaltensweisen werden geschaffen. |

stützung findet diese Hypothese z. B. in einer Studie von Perz und Kollegen (1996) zum Rauchverhalten. Allerdings konnte Rosen (2000) in einer Metaanalyse feststellen, dass diese Abfolge vor allem auf den Bereich der Rauchentwöhnung zutrifft. Bei der körperlichen Aktivität und der Ernährung ergeben sich dagegen andere Muster, nämlich die gleich häufige Anwendung aller Strategien über alle Stadien hinweg (Rosen 2000). Das deutet darauf hin, dass die Annahmen des Modells für manche Gesundheitsverhaltensweisen besser geeignet sind als für andere. Ein weiteres Stadienmodell ist das Prozessmodell präventiven Handelns, das im Folgenden dargestellt wird.

### 2.1.9 Das Prozessmodell präventiven Handelns (Precaution Adoption Process Model, PAPM)

Das Prozessmodell präventiven Handelns (Precaution Adoption Process Model, PAPM; Weinstein 1988; Weinstein/Sandman 1992) ist ein weiteres Modell aus der Reihe der Stadienmodelle. Mit der Entwicklung des PAPM wollte Weinstein (1988) der in seinen Augen unzureichenden theoretischen Auseinandersetzung mit der Bedeutung einer gesundheitlichen Gefahr für die Verhaltensänderung begegnen. Das Modell wurde im Laufe der Jahre vielfach revidiert (Weinstein/Sandman 1992; Weinstein et al. 1998a).

**Stadien des PAPM** Ähnlich wie das Transtheoretische Modell nimmt das PAPM eine Sequenz verschiedener Stadien an, die eine Person während des Verhaltensänderungsprozesses durchlaufen muss (s. Abb. 2.8 zum Vergleich der beiden Theorien). Allerdings verzichtet das PAPM auf die Festlegung zeitlicher Kriterien und beschränkt sich auf die Festlegung psychologisch definierter Stufen.

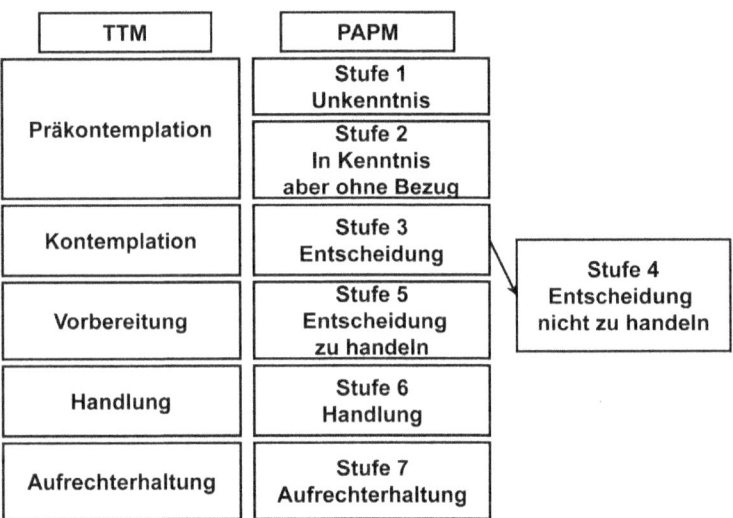

Abb. 2.8: Vergleich der Stufen von TTM und PAPM

Die erste (und im Vergleich zum TTM neue) Stufe des PAPM bezeichnet die Unkenntnis eines Gesundheitsverhaltens (engl.: unaware of the issue). Auf dieser Stufe befinden sich Personen, die noch nie von einer Gesundheitsbedrohung und dem dazugehörigen Verhalten gehört haben, z. B. Personen, die noch nie gehört haben, dass Radongas Lungenkrebs verursacht und man sein Haus auf das radioaktive Gas Radon testen kann. **Unkenntnis eines Gesundheitsverhaltens**

Die zweite Stufe, Kenntnis des Gesundheitsverhaltens, aber ohne persönlichen Bezug (engl.: unengaged), korrespondiert mit der Stufe der Präkontemplation aus dem Transtheoretischen Modell. Entsprechend befinden sich hier Personen, die zwar um die gesundheitliche Gefahr von Radongas wissen, aber nicht weiter darüber nachdenken. **Kenntnis eines Gesundheitsverhaltens**

Die dritte Stufe ist die der Entscheidung (engl.: deciding). Hier versuchen die Personen zu einer Entscheidung zu kommen, ob sie handeln sollen oder nicht. Dieser Stufe können zwei mögliche Stufen folgen: zum einen die vierte Stufe der Entscheidung, nicht zu handeln, (engl.: decided not to act) oder die fünfte Stufe der Entscheidung zu handeln (engl.: decided to act). **Entscheidung**

Auch hier findet sich ein wichtiger Unterschied zum TTM, nämlich die explizite Annahme einer Stufe, in der sich Personen bewusst gegen das Handeln entscheiden. Im TTM würden Personen bei der Entscheidung *gegen* ein Verhalten wieder in die Präkontemplationsphase zurückfallen. Weinstein und Kollegen sehen es dagegen als wichtig an, die Personen, die sich bewusst gegen ein Verhalten entschieden haben, von denen, die noch im Entscheidungsprozess sind, zu unterscheiden. Diese Unterscheidung erscheint sinnvoll, wenn man daran denkt, dass die Personen mit einer *Intention gegen ein Verhalten* eigentlich „postintentional" sind, Personen in der Präkontemplation aber präintentional. Die Stadienmodell-Annahme, dass sich Personen in unterschiedlichen Stadien qualitativ voneinander unterscheiden, wird durch Weinsteins vierte Stufe demnach konsequenter repräsentiert. Entscheiden sich Personen im PAPM gegen ein Verhalten, endet die handlungsorientierte Sequenz.

Personen, die dagegen nach der dritten in die fünfte Stufe, der Entscheidung zu handeln, eintreten, müssen nun das Verhalten initiieren. Mit der Initiierung eines Verhaltens treten sie in die sechste Stufe des PAPM ein, die Stufe der Handlung (engl.: acting). Diese korrespondiert wieder direkt mit der Handlungsstufe des TTM. **Handlung**

Ferner sieht auch das PAPM eine Stufe der Aufrechterhaltung vor, dies ist die siebte Stufe des Modells. Für eine erfolgreiche Verhaltens- **Aufrechterhaltung** änderung muss also die Sequenz der Stufen 1-2-3-5-6-7 durchlaufen werden.

Wie schon in anderen Stadienmodellen, wird auch im PAPM angenommen, dass Personen wieder in frühere Stufen zurückfallen können. Allerdings ist ein Rückfall auf die erste Stufe (Unkenntnis des Gesundheitsverhaltens) ausgeschlossen, da die Kenntnis der Gesundheitsbedrohung auch weiterhin bestehen bleibt.

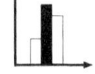

Genau wie beim Transtheoretischen Modell (TTM) sind die meisten Studien zum PAPM querschnittlicher Natur (z. B. Blalock et al. 1996). Dies macht die Prüfung der eigentlichen Stadienannahmen genau genommen unmöglich (Weinstein et al. 1998b). Demgegenüber haben Weinstein und Kollegen (1998a) eine Studie durchgeführt, die sich durch ihr experimentelles und längsschnittliches Design positiv abhebt.

Einer Annahme aller Stadienmodelle zufolge sollten Interventionen nur dann effektiv wirken, wenn sie auf die Bedürfnisse von Personen in den jeweiligen Stufen zugeschnitten sind („tailored interventions"). Um die Annahme der qualitativ unterschiedlichen Stadien zu bestätigen, dürften nur die Personen, die eine „passende" Intervention bekommen, von dieser auch profitieren, also in den Stufen fortschreiten. So sollte eine Person, die sich in der Stufe der Unwissenheit des PAPM befindet, z. B. von den Warnhinweisen auf Zigarettenschachteln profitieren, indem sie in die 2. Stufe vorrückt. Eine Person, die sich dagegen schon für die Rauchentwöhnung entschieden hat, muss nichts mehr über das Risiko von Zigarettenrauch erfahren. Sie benötigt eher Hilfestellung bei der Initiierung der Rauchentwöhnung und bei der Aufrechterhaltung des Nichtrauchens. Ebenso nutzt es einer noch unentschiedenen Person nicht viel, zu erfahren, wie man am besten die Rauchentwöhnung initiiert.

**Radongas-Studie** Weinstein und Kollegen haben diese Art der Untersuchung in einer Studie zum Testen von Radongas im eigenen Haus durchgeführt (Weinstein et al. 1998a). Radongas ist ein radioaktives Gas, das durch den Zerfall von natürlich vorkommenden kleineren Mengen Uran im Boden entsteht und in manchen Gegenden vermehrt vorkommt. Eine erhöhte Radongaskonzentration zu Hause ist der zweithäufigste Grund für Lungenkrebs nach dem Rauchen. Mit Hilfe von Tests kann die Radonkonzentration recht unproblematisch gemessen werden. Die Studie hatte zum Ziel, anhand zweier Interventionen zu überprüfen, ob die Annahmen des PAPM bestätigt werden können. Zu diesem Zweck wurden 1.897 Teilnehmende aus Columbus, Ohio (eine Gegend mit erhöhter Radonkonzentration) randomisiert vier Gruppen zugeteilt:

1. einer Kontrollgruppe, die keine Intervention bekam,
2. einer Gruppe, die über die hohe Wahrscheinlichkeit einer erhöhten Radonkonzentration im Haus informiert wurde,
3. einer Gruppe von Teilnehmern, denen gleich ein Bestellformular für einen Test zugeschickt wurde, um den Aufwand des Bestellens zu verringern und
4. einer Gruppe, die beide Interventionen erhielt (hohe Wahrscheinlichkeit und geringer Aufwand).

Die Zugehörigkeit zu den Stadien ergab, dass sich die Mehrzahl der Personen (71,2 %) in der fünften Stufe des PAPM befand (entschlossen zu handeln). Der Rest der Personen (28,8 %) dagegen befand sich auf der dritten Stufe (unentschlossen). Die Ergebnisse zeigen deutlich, dass die „hohe-Wahrscheinlichkeit"-Intervention mehr Personen von der dritten Stufe (unentschlossen) in die fünfte Stufe (entschlossen zu handeln) vorrücken ließ als Personen von der fünften Stufe in die Stufe der Handlung (Stufe 6). Ebenso konnten durch die „geringer-Aufwand"-Intervention mehr Personen von Stufe 5 nach Stufe 6 bewegt werden als Personen aus der 3. Stufe in die Stufen 5 oder 6. Zusammengefasst sprechen die Ergebnisse der Studie dafür, dass es sich lohnt, präintentionale (Stufe 3) von postintentionalen (Stufe 5) Personen zu unterscheiden. Ein umfassender Test für die sieben Stufen des Modells steht dagegen bislang noch aus.

### 2.1.10 Kurze Bilanz zu den Theorien des Gesundheitsverhaltens

Bislang wurden sowohl die Hauptvertreter der kontinuierlichen Prädiktionsmodelle als auch die der dynamischen Stadienmodelle vorgestellt. Um ihre Verhaltensprädiktion zu verbessern und somit der Hauptkritik an ihren Modellen zu begegnen, berücksichtigen die Befürworter der kontinuierlichen Prädiktionsmodelle immer häufiger auch volitionale Konstrukte. Allerdings unterscheiden sie dadurch implizit zwischen einer motivationalen und einer volitionalen Phase, was dem Prinzip der Kontinuität widerspricht.

Vertreter der Stadienmodelle hingegen müssen sich der Kritik stellen, dass noch nicht hinreichend geklärt ist, ob die Unterscheidung verschiedener Stadien auch empirisch bestätigt werden kann. Angenommen den Stadienmodellen läge in Wirklichkeit eine kontinuierliche Merkmalsausprägung zugrunde, dann wären z. B. aufwändig maßgeschneiderte Interventionen unnötig. Die Frage ist, ob die angenommenen Stadien tatsächlich qualitativ unterschiedlich sind oder ob es sich um „Pseudo-Stadien" (Sutton 2001) handelt, d. h. künstlich in Stadien eingeteilte, ursprünglich kontinuierliche Merkmale, wie z. B. die Einteilung der Körpergröße in klein, mittel und groß. Dies kann nur empirisch anhand experimenteller Studien wie der von Weinstein und Mitarbeitern (1998a) überprüft werden.

Ein sehr wichtiges Thema, das auch in vielen Gesundheitsverhaltensmodellen berücksichtigt wird, betrifft die Situation, in der Individuen ihr neu erworbenes Gesundheitsverhalten unterbrechen oder zugunsten des gewohnten (Risiko-)Verhaltens aufgeben: den Rückfall.

## 2.2 Rückfall

Unter einem Rückfall versteht man in der Gesundheitsverhaltensforschung allgemein die Rückkehr zum ungesunden Risikoverhalten. Das neue Gesundheitsverhalten, z. B. nicht rauchen oder keinen Alkohol trinken, kann also nicht dauerhaft aufrechterhalten werden (Keller 2002).

### 2.2.1 Modelle des Rückfalls

Insbesondere beim Suchtverhalten ist die Rückfalldefinition abhängig vom zugrunde liegenden Störungsmodell. Im *Krankheitsmodell* werden nur zwei Zustände angenommen: abstinent oder rückfällig. Dagegen verstehen Marlatt und Gordon (1985), die Suchtverhalten und Rückfall aus einer *sozial-kognitiven Perspektive* betrachten, den Prozess der Verhaltensänderung bei Suchtverhalten differenzierter. So können z. B. „Ausrutscher" (engl.: *lapses*) auftreten, die als ganz normale Fehler im Lernprozess der Verhaltensänderung zu betrachten sind und noch keinen Rückfall im eigentlichen Sinne darstellen. Der Begriff „Rückfall" im engeren Sinne bezeichnet in dieser Theorie eine *dauerhafte* Rückkehr zum Risikoverhalten. In den Definitionsunterschieden von Rückfälligkeit deuten sich grundlegende Unterschiede dieser beiden und anderer Modellvorstellungen an. Es lohnt sich somit, diese unterschiedlichen Ansätze etwas genauer zu betrachten.

### 2.2.2 Krankheitsmodell vs. moralisches Modell des Rückfalls

Das medizinische *Krankheitsmodell* des Alkoholismus hat sich gegen das damals vorherrschende *moralische Modell* Anfang des 20. Jahrhunderts durchgesetzt. Nach dem moralischen Modell waren Personen, die zu viel tranken, willens- und charakterschwach. Das Krankheitsmodell, das von Jellinek (1960) forciert wurde, betrachtet süchtiges Verhalten dagegen als eine Krankheit. Sie unterliegt nicht der Kontrolle der Person, sondern ist auf genetische Faktoren zurückzuführen. Dieser Paradigmenwechsel brachte zu dieser Zeit für die betroffenen Personen zunächst eine große Erleichterung mit sich, da sie dadurch vom Stigma der Willens- und Charakterschwäche erlöst waren. Heutzutage wird das Krankheitsmodell wiederum von Vertretern der sozial-kognitiven Perspektive kritisiert. Denn die Vorstellung, dass Alkoholismus eine Krankheit ist, spricht den Betroffenen nicht nur die Verantwortung, sondern auch die Kontrolle über ihr Verhalten ab.

Die Vertreter des Krankheitsmodells, zu denen z. B. die Anonymen Alkoholiker (AA) gehören (http://www.anonyme-alkoholiker.de), sind der Ansicht, dass man lebenslang Alkoholiker ist und nur durch völlige Abstinenz mit der Krankheit umgehen kann. Geheilt werden kann man nie – ein Rückfall (im Sinne des Krankheitsmodells ist das schon ein einziger Schluck eines alkoholhaltigen Getränks) wird nach diesem Modell als sehr schwerwiegend bewertet und bedeutet, dass die Krankheit wieder zum Ausbruch gekommen ist. Trotz der Popularität der Anonymen Alkoholiker ist nicht erwiesen, dass sie bessere Erfolge erzielen als andere Behandlungen für Alkoholsucht (Ferri et al. 2006). **strikte Abstinenz**

Die Sichtweise, die sich aus dem Krankheitsmodell ergibt, ist sehr dogmatisch. Sie spricht einer alkoholsüchtigen Person die Kontrolle über ihr Trinkverhalten ab, sofern keine strikte Abstinenz eingehalten wird. Folglich hat eine alkoholsüchtige Person, die davon überzeugt ist, ihr Alkoholismus sei eine Krankheit, schon mit dem ersten Glas Alkohol das Gefühl, die Kontrolle über ihr Verhalten verloren zu haben. Dies kann in der Folge leicht dazu führen, dass die betroffene Person unkontrolliert weitertrinkt und rückfällig (im Sinne beider Modelle) wird.

Dieses Phänomen wurde von Marlatt und Gordon (1985) als Abstinenz-Verletzungs-Effekt bezeichnet. Dieser zeichnet sich dadurch aus, dass sich eine eigentlich abstinente Person nach einem initialen Ausrutscher schlecht und schuldig fühlt und die Gründe für diesen internal, stabil und global attribuiert werden, z. B.: „Ich bin zu willensschwach." oder „Ich bin alkoholkrank." Beides erhöht die Wahrscheinlichkeit für einen völligen Rückfall. Zum einen versucht die Person möglicherweise, den negativen Gefühlen durch erneuten Alkoholkonsum zu entgehen, was zu einem Teufelskreis führt. Zum ande- **Abstinenz-Verletzungs-Effekt** ren führt die ungünstige Attribuierung zu einem Kontrollverlust. Denn Personen versuchen in der Regel nicht, etwas zu kontrollieren, was sie von vorneherein für unkontrollierbar halten: „Jetzt kann ich es sowieso nicht mehr ändern." Der Abstinenz-Verletzungs-Effekt spielt eine große Rolle im Modell des Rückfallprozesses von Marlatt (1996), auf das wir im nächsten Abschnitt näher eingehen.

### 2.2.3 Modell des Rückfallprozesses nach Marlatt

Marlatt und Gordon (1985) haben dem Krankheitsmodell ein Modell gegenübergestellt, das Sucht- und Risikoverhalten aus der sozial-kognitiven Perspektive zu erklären versucht: das *Modell des Rückfallprozesses* (RP-Modell). Demnach ist eine Alkoholsucht eine erlernte, gewohnte Verhaltensweise, die in einem ebensolchen Lernprozess wieder verändert werden kann. Wichtig ist, dass die Person lernt, die Bedingungen für ihr Trinkverhalten zu identifizieren und damit umzugehen. Im Modell des Rückfallprozesses (RP), das übrigens auf alle Suchtverhalten anwendbar ist, identifiziert Marlatt (1996) verschiedene Bedingungen, die einen Rückfall herbeiführen, sowie kognitive und verhaltensbezogene Strategien, die diesen verhindern können (s. Abb 2.9).

**Hochrisikosituationen** Zu den unmittelbaren Bedingungen des Rückfalls gehören primär die Hochrisikosituationen. Damit sind Situationen gemeint, die die Kontrolle einer Person über ihr Verhalten (in der Regel Abstinenz von der Suchtsubstanz) gefährden könnten. Marlatt (1996) konnte vier Situationsklassen identifizieren, die häufig zu einem Rückfall führen. Diese sind:

1. Negative emotionale Zustände, z. B. Angst, Aufregung, Ärger, Depressivität, Frustration, Langeweile.
2. Negative soziale Situationen, z. B. Konflikte in der Familie.
3. Sozialer Druck, z. B. wenn alle Freunde rauchen.
4. Positive emotionale Zustände; Begegnung mit alkoholbezogenen Stimuli; das Austesten der eigenen Willensstärke und unspezifisches Verlangen.

Teilweise werden diese Situationen in der Rückfallliteratur auch in intrapersonale (Punkte 1 und 4 außer „Begegnung mit alkoholbezogenen Stimuli") und interpersonale (Punkte 2 und 3) Hochrisikosituationen eingeteilt (z. B. Marlatt 1996). Die höchsten Rückfallraten finden sich übrigens bei den negativen emotionalen Zuständen, die das Haupt-

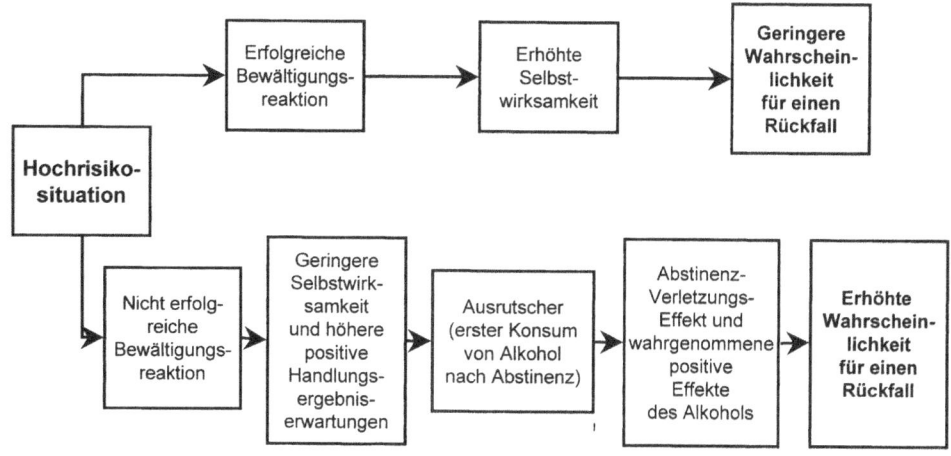

Abb. 2.9: Modell des Rückfallprozesses (RP-Modell; nach Marlatt 1996)

motiv für Substanzgebrauch darstellen (Marlatt/Gordon 1985). Wird eine Person nun mit einer solchen Hochrisikosituation konfrontiert, ist ihre Bewältigungskompetenz gefordert.

Denken wir als Beispiel an eine Studentin, die vor kurzem aufgehört hat zu rauchen und jetzt sehr aufgeregt ist, weil sie gleich eine wichtige Prüfung ablegen muss (= Hochrisikosituation: negativer emotionaler Zustand). Es gibt mehrere Möglichkeiten, mit dieser Situation umzugehen. Entweder die Studentin gibt der Aufregung nach und bittet jemanden um eine Zigarette, um sich zu beruhigen, oder sie geht z. B. im Kopf noch einmal den Prüfungsstoff durch. Die erstgenannte Möglichkeit wäre natürlich im Sinne des Nichtrauchens eine nicht erfolgreiche Bewältigung (in Abb. 2.9 unterer Pfad). Während dagegen die zweite Strategie diesbezüglich eine erfolgreiche Bewältigungsstrategie darstellen würde (in Abb. 2.9 oberer Pfad). Durch das Meistern der Hochrisikosituation kann gleichzeitig die Selbstwirksamkeit unserer Studentin gestärkt werden. Dies führt zu einem geringeren Risiko für einen Rückfall. Wenn die Studentin hingegen das Gefühl hat, dass sie nur durch das Rauchen beruhigt werden kann (nicht-adaptive Bewältigung), sinkt ihre Selbstwirksamkeit, dem Rauchen auch in schwierigen Situationen widerstehen zu können. Ebenso werden ihre positiven Handlungsergebniserwartungen für das Rauchen gestärkt. („Rauchen beruhigt mich"). Weitere Ausrutscher werden dadurch wahrscheinlicher.

Rückfallprozess

Nach einem Ausrutscher muss es dem Rückfallprozessmodell zufolge nicht notgedrungen zu einem kompletten Rückfall kommen. Dies

Ausrutscher

ist eine der wichtigsten Unterschiede zum Krankheitsmodell, in dem ein Ausrutscher im Marlatt'schen Sinne schon als Rückfall angesehen wird. Nach dem Rückfallprozessmodell hängt es nämlich von der Ursachenzuschreibung (Attribution) der besagten Studentin ab, ob der Abstinenz-Verletzungs-Effekt eintritt. Attribuiert die gestresste Studentin ihren Ausrutscher z. B. external, stabil und spezifisch, also auf diese Prüfungssituation, die sehr aufregend und schwer zu meistern war, kann es bei dem einmaligen Ausrutscher bleiben. Zusätzlich könnte die Studentin in diesem Fall noch lernen, dass sie sich auf solche (Hochrisiko-)Situationen besser vorbereiten muss, um der Zigarette widerstehen zu können. Attribuiert sie ihren Ausrutscher aber auf internale, stabile und globale Faktoren („Ich bin einfach generell nicht in der Lage, mit dem Rauchen aufzuhören"), könnte der Abstinenz-Verletzungs-Effekt zum Tragen kommen und aus dem Ausrutscher ein vollständiger Rückfall werden.

Über diese unmittelbaren Einflüsse hinaus, spezifiziert Marlatt auch noch verdeckte Vorbedingungen von Hochrisikosituationen (Larimer et al. 1999). Dazu gehören z. B. die „offenbar irrelevanten Entscheidungen" (engl.: apparently irrelevant decisions). Damit sind Entscheidungen und die damit verbundenen Handlungen gemeint, die erst auf den zweiten Blick mit dem Suchtverhalten zu tun haben. Beispielsweise könnte eine abstinente Person nur für den Fall, dass Freunde vorbeikommen, Alkohol kaufen. Dadurch ist der Alkohol verfügbar und Ausrutscher werden wahrscheinlicher (Marlatt 1996; Larimer et al. 1999).

**Interventionen**  Das Rückfallmodell von Marlatt bietet direkte Ansatzpunkte für Interventionen. So würde z. B. ein Therapeut mit einem Klienten zunächst einmal versuchen, ganz persönliche Hochrisikosituationen zu identifizieren und geeignete Bewältigungsmöglichkeiten für solche Situationen aufzuzeigen und einzuüben. Ebenso wird für Interventionen empfohlen, die Selbstwirksamkeit zu erhöhen und mit Mythen, die die Suchtsubstanz betreffen (z. B. Rauchen entspannt) aufzuräumen. Damit können die positiven Handlungsergebniserwartungen für den Substanzgebrauch gegen negative ausgetauscht werden. Angelehnt an die kognitive Verhaltenstherapie wird auch eine kognitive Umstrukturierung empfohlen: Die betroffenen Personen sollen lernen, ihre Ausrutscher als ganz normale Fehler im Lernprozess anzusehen, die eine gute Möglichkeit bieten, daraus für die Zukunft zu lernen, anstatt ihnen die Bedeutung des völligen Versagens beizumessen.

In einer Metaanalyse von Irvin und Kollegen (1999) wurde die Effektivität der Interventionen, die aus dem Rückfallprozessmodell resultieren, auch empirisch unterstützt. In diese Metaanalyse gingen 22 publizierte und 4 nicht publizierte Studien aus den Jahren 1978 bis 1995 ein, die explizit Interventionen, die auf das Rückfallprozessmodell von Marlatt und Gordon (1985) zurückgehen, mit anderen Interventionsansätzen oder einer Kontrollgruppe (die keine Intervention erhielt), verglichen. Es zeigte sich, dass die Interventionen des RP-Modells insgesamt gut funktionierten und vor allem bei Alkohol und multiplem Substanzgebrauch sehr wirksam waren. Weniger effektiv schienen die auf dem RP-Modell basierenden Interventionen bei der Raucherentwöhnung und der Aufgabe des Kokainkonsums zu sein. Darüber hinaus berichteten Patienten, die an einer RP-Intervention teilgenommen hatten, ein deutlich höheres Wohlbefinden als solche, die nach anderen oder gar keinem Rückfallmodell behandelt worden waren.

Das Anwendungsgebiet des RP-Modells beschränkt sich nicht auf Suchtverhalten, sondern wurde auch bei anderen Verhaltensweisen erfolgreich eingesetzt: z. B. Depression (Katon et al. 2001), Schizophrenie (Herz et al. 2000), Übergewicht (Perry et al. 2001) und Panikstörungen (Bruce et al. 1999).

Trotz der nachgewiesenen Wirksamkeit gibt es auch kritische Stimmen zu Marlatts Rückfallprozessmodell. Beispielsweise wird angemerkt, dass Marlatt eine zu starre hierarchische Ordnung der Faktoren, die zu einem Rückfall führen, annimmt (Longabaugh et al. 1996). Um diese Kritik zu entschärfen, stellen Witkiewitz und Marlatt (2004) eine Revision ihres Modells vor. Zwar bleiben die Faktoren des Modells dabei inhaltlich unberührt, das überarbeitete Modell bezieht sich jedoch im Gegensatz zum früheren statischen Rückfallprozessmodell mehr auf situationale Dynamiken. So wurde die Annahme einer hierarchischen Ordnung rückfallfördernder Faktoren im neuen Modell aufgegeben. Stattdessen kann nach dem neuen Modell die Bewältigung einer Hochrisikosituation sowohl das Verhalten beeinflussen als auch im Gegenzug das Verhalten (z. B. Alkoholkonsum) die nachfolgende Bewältigungsreaktion.

Insgesamt erscheint dieses neue Modell sehr komplex und wird damit vermutlich dem Prozess des Rückfalls eher gerecht als das frühere statische Modell. Dennoch muss die empirische Unterstützung des neuen Modells erst noch erbracht werden. Die Umsetzung dieses neuen Modells in Studien dürfte sich aufgrund der komplexeren Zusammenhänge erheblich schwieriger gestalten als die empirische Überprüfung des alten RP-Modells, so dass man auf die zukünftige Forschung gespannt sein darf.

Im letzten Abschnitt dieses Kapitels gehen wir auf verschiedene spezielle Gesundheitsverhaltensweisen genauer ein.

## 2.3 Spezielle gesundheitsrelevante Verhaltensweisen

### 2.3.1 Rauchen

„Eine Zigarette ist das einzige legal erwerbbare Konsumprodukt, das durch ganz normalen Gebrauch tötet." (übers. aus http://www.who.int/features/2003/08/en/)

**Rauchstatistiken** Zigarettenrauchen ist in Deutschland immer noch weit verbreitet. Gemäß der repräsentativen Studie „Gesundheit in Deutschland aktuell" (GEDA), die 2012 durch das Robert Koch-Institut (RKI) durchgeführt wurde, rauchen 27,6% der erwachsenen Bevölkerung in Deutschland ab 18 Jahren (Robert Koch-Institut 2014a). Von den Männern rauchen 31,4% täglich oder gelegentlich, bei den Frauen sind es 23,9% tägliche oder gelegentliche Raucherinnen. Sowohl bei Frauen als auch bei Männern ist der Anteil Rauchender mit Bildung verbunden: Über alle Altersklassen hinweg rauchen mehr Frauen und Männer in der unteren Bildungsgruppe als in der mittleren oder oberen Bildungsgruppe. Ebenfalls gleich für Frauen und Männer ist, dass der Anteil Rauchender bei den 18- bis 44-Jährigen höher ist als bei den über 45-Jährigen. Insgesamt ist aber der Anteil der Raucherinnen und Raucher in der Bevölkerung seit 2003 rückläufig. Das zeigt sich erfreulicherweise auch darin, dass sich der Anteil Jugendlicher, die neu mit dem Rauchen beginnen, ebenfalls stark zu reduzieren scheint (Robert Koch-Institut 2014a).

**Rauchen und Morbidität** Schon in den 30er Jahren wurde der Zusammenhang zwischen Krebsentstehung und Zigarettenrauchen sowie die kürzere Lebenserwartung von Rauchern gegenüber Nichtrauchern statistisch belegt (Elbert/Rockstroh 1993). Seither sind international zahlreiche Studien durchgeführt worden, die den Zusammenhang zwischen Zigarettenrauchen und erhöhtem Morbiditäts- und Mortalitätsrisiko bestätigen (z. B. Jacobs et al. 1999; Prescott et al. 1998). Es kann als erwiesen gelten, dass Rauchen zur Entstehung zahlreicher Krebsarten (z. B. Lungen-, Kehlkopf-, Speiseröhren-, Gebährmutterhals-, Magen-, Bauchspeicheldrüsen-, Harnblasen- und Nierenkrebs) signifikant beiträgt. Beispielsweise können 90 % der Lungenkrebsfälle auf das Rauchen zurückgeführt werden (Deutsches Krebsforschungszentrum 2002). Auch das Risiko für kardiovaskuläre Krankheiten wie koronare Herzkrankheit und Schlaganfall ist bei Rauchern entscheidend erhöht.

**Passivrauchen und Morbidität** Selbst Passivrauchen erhöht das Gesundheitsrisiko. Wie eine Metaanalyse über 19 Studien ergab, ist für Nichtraucher das Risiko, an einer koronaren Herzkrankheit zu erkranken, um 23% erhöht, wenn sie mit einem rauchenden Ehepartner zusammenleben (Law et al. 1997). Ebenso fatal ist das Rauchen von Müttern während und nach der Schwangerschaft. Der Zigarettenkonsum der Mutter kann u. a. zu Spontanaborten, Komplikationen in der Schwangerschaft, geringerem Wachstum beim Ungeborenen, geringerem Geburtsgewicht, zu Frühgeburten und plötzlichem Kindstod führen (z. B. Anderson/Cook 1997).

Eine der bisher längsten Studien zum Gesundheitsrisiko bei Rauchern verlief über einen Zeitraum von 40 Jahren, zwischen 1951 und 1991. Sie wurde mit 34.439 männlichen britischen Ärzten durchgeführt (Doll et al. 1994). Durch die lange Zeitspanne ergaben sich interessante Einsichten in die Langzeiteffekte des Rauchens: Die Anzahl der Todesfälle in den ersten 20 Jahren der Studie unterschied sich zwar nicht von der während der dritten und vierten Dekade der Studie (jeweils ungefähr 10.000), aber in diesen letzten beiden Dekaden waren deutlich mehr Todesfälle auf das Rauchverhalten zurückzuführen. Vor allem in der Gruppe der mittelalten Personen, mit 45 bis 64 Jahren, stieg das Mortalitätsrisiko von Rauchern verglichen mit lebenslangen Nichtrauchern von einem zweifachen auf ein dreifaches Risiko an. Die gesundheitsschädigenden Effekte des Zigarettenrauchens zeigen sich offenbar erst mit einer deutlichen Zeitverzögerung.

**Langzeitfolgen**

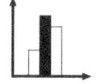

Die Studie betont übrigens auch, dass es sich sogar noch im mittleren Erwachsenenalter lohnt, mit dem Rauchen aufzuhören. Auch dann kann die Lebenserwartung immer noch deutlich gegenüber den Personen, die weiterhin rauchen, gesteigert werden. Allerdings ist der Gewinn umso größer, je früher das Rauchen aufgegeben wird. Die Vorteile, mit dem Rauchen aufzuhören, sind also in der Tat zahlreich. So kann nicht nur das Mortalitätsrisiko, sondern auch das Morbiditätsrisiko mit der Aufgabe des Rauchens deutlich gesenkt und die Lebensqualität erhöht werden. Dies verdeutlicht Kasten 2.3.

Der Rauch von Zigaretten enthält über tausend verschiedene Inhaltsstoffe. Diese lassen sich grob einteilen in Nikotin, Kohlenmonoxid und Kondensate, umgangssprachlich Teer. Dabei ist das Nikotin für die körperliche Abhängigkeit verantwortlich. Es kann davon ausgegangen werden, dass über 80% der Raucherinnen und Raucher die Kriterien der internationalen Klassifikationssysteme (ICD-10, DSM-5) für Abhängigkeit erfüllen (Jarvis/Sutherland 2001). Die Zeit bis zur ersten Zigarette nach dem Aufstehen ist übrigens ein sehr valider Indikator für den Grad der Abhängigkeit eines Rauchers (Jarvis/Sutherland 2001).

**Rauchen: eine Sucht**

Kasten 2.3:
Veränderungen nach der Aufgabe des Rauchens (aus http://www.cancer.org/acs/groups/cid/documents/webcontent/002971-pdf.pdf), 09.06.2016

**Nach der letzten Zigarette eines Rauchers**

**20 Minuten:**
Herzrate und Blutdruck sinken.

**Zwölf Stunden:**
Kein giftiges Kohlenmonoxid mehr im Blut.

**Zwei Wochen bis drei Monate:**
Kreislauf und Lungenfunktion verbessern sich.

**Ein bis neun Monate:**
Raucherhusten und Kurzatmigkeit nehmen ab.

**Ein Jahr:**
Das vormals erhöhte Risiko einer koronaren Herzerkrankung ist halb so groß wie bei Rauchenden.

**Fünf Jahre:**
Risiko für Mund-, Hals-, Speiseröhren- und Blasenkrebs sinken um die Hälfte. Risiko für Gebärmutterhalskrebs und Schlaganfall ist das von Nichtrauchenden.

**Zehn Jahre:**
Risiko, an Lungenkrebs zu sterben, ist nur noch halb so groß wie bei Rauchenden. Risiko für Kehlkopf- und Bauchspeicheldrüsenkrebs sinkt.

**15 Jahre:**
Risiko für koronare Herzkrankheit wie bei Nichtrauchenden.

Es gibt eine ganze Reihe Theorien darüber, warum Menschen rauchen. Zum einen gibt es rein physiologische Erklärungsmodelle, wie etwa die Nikotinregulationstheorie (McMorrow/Foxx 1983). Hier wird angenommen, dass Raucher vor allem deshalb rauchen, um Entzugserscheinungen vorzubeugen. Das würde aber z.B. nicht erklären, warum Nikotinersatzpräparate (Nikotinpflaster, Nikotinkaugummis, etc.) dann nicht allen Aufhörwilligen erfolgreich beim Aufhören helfen können. Zur Abhängigkeit beim Rauchen gehört also ganz sicher auch eine psychische Komponente. Alle Interventionen, die dies unberücksichtigt lassen, müssen notwendigerweise fehlschlagen. Es gibt zahlreiche Theorien, die speziell für das Rauchverhalten entwickelt wurden und somit über die üblichen Gesundheitsverhaltensmodelle hinausgehen.

Einen guten Überblick über diese Theorien geben Fuchs und Schwarzer (1997). Die psychologischen Theorien zum Rauchen haben eines gemeinsam: Sie betrachten das Rauchen, so wie die meisten anderen Risikoverhaltensweisen, als gelerntes Gewohnheitsmuster, das bestimmte regulative Funktionen erfüllt, wie z. B. Entspannung. Durch diese regulativen Effekte wird das Rauchen positiv verstärkt und so längerfristig aufrechterhalten.

Aber auch die Theorien des Gesundheitsverhaltens, die wir in diesem Kapitel kennen gelernt haben, regen Studien zum Rauchen an. Beispielsweise wurden in einer Studie zur Rauchentwöhnung von Segan und Kollegen (2002), in der das Transtheoretische Modell (TTM; Prochaska/DiClemente 1983) als Rahmenmodell diente, 193 Personen zwischen 17 und 77 Jahren per Telefoninterview befragt. Sie hatten sich bei einer Telefonhotline für Rauchentwöhnung gemeldet. Die Selbstwirksamkeit erwies sich als wichtiger Prädiktor für den Versuch aufzuhören sowie für die erfolgreiche Abstinenz vom Rauchen für sieben Tage oder länger. Allerdings zeigte sich keine Evidenz für Effekte der Prozesse der Verhaltensänderung, wie sie im TTM angenommen werden.

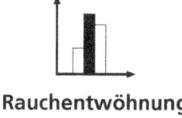
Rauchentwöhnung

In einer weiteren Studie von Higgins und Conner (2003) wurde die Theorie des geplanten Verhaltens (Ajzen 1991) auf das Rauchverhalten von 162 Jugendlichen zwischen 11 und 12 Jahren angewendet. Zusätzlich wurde eine Ausführungsplanungs-Intervention durchgeführt. Alle Jugendlichen erhielten Informationen über das Rauchen. Weiterhin wurde etwa die Hälfte der Jugendlichen gebeten, Ausführungspläne darüber aufzustellen, wie, wo und wann sie dem Rauchen widerstehen könnten. Die anderen Jugendlichen wurden der Kontrollgruppe zugeteilt und stellten Ausführungspläne auf, wann, wo und wie sie ihre Schularbeiten machen wollten. Acht Wochen nach der ersten Befragung und der Intervention wurden die Jugendlichen nach ihren Intentionen, nicht zu rauchen, und ihrem Rauchverhalten befragt. Die Variablen der Theorie des geplanten Verhaltens konnten die Intention und das Rauchverhalten gut vorhersagen. Entgegen der üblichen klaren Effekte der Ausführungsplanung auf das Verhalten war dies in dieser Studie etwas weniger deutlich ausgeprägt. Zwar rauchten die Jugendlichen, die die rauchbezogenen Ausführungspläne aufgestellt hatten, weniger als die Kontrollgruppe. Jedoch waren diese Ergebnisse nicht signifikant. Dies liegt möglicherweise daran, dass die Unterlassung von Verhaltensweisen nicht so gut mit Ausführungsplänen gefördert werden kann. Hier ist in jedem Fall noch weitere Forschung erforderlich.

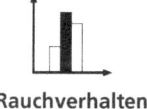
Rauchverhalten

## 2.3.2 Ernährung

Eine ungesunde Ernährung ist mitverantwortlich für eine ganze Reihe von Krankheiten, z. B. Diabetes Typ 2, Krebs oder koronare Herzkrankheit. Diese negativen Effekte ungesunder Ernährung sind zu einem Großteil durch das oft damit zusammenhängende Übergewicht vermittelt. Allerdings kann auch bei normalgewichtigen Personen eine ungesunde Ernährung bestimmte Mangelerscheinungen hervorrufen. Eine ausgewogene Ernährung kann dagegen vor Erkrankungen schützen sowie für die Reduzierung oder gar Heilung ernährungsbedingter Krankheiten sorgen.

**gesunde Ernährung: Quantitäten**

Was heißt also gesunde Ernährung? Die Deutsche Gesellschaft für Ernährung (DGE) empfiehlt für gesunde Erwachsene mit Hilfe des Ernährungskreises, die tägliche Ernährung so zusammenzustellen, dass sie aus einem großen Anteil Getreide, Getreideprodukte und Kartoffeln (z.B. 200–300g Brot und 200–250g Kartoffeln oder Nudeln), mindestens 400g Gemüse, mindestens 250g Obst, ca. 200–250g fettarme Milch/Milchprodukte und 50–60g Käse, bis zu 15g Öl und bis zu 30g Margarine oder Butter sowie rund 1,5 Liter Flüssigkeit besteht. Wöchentlich sollen nicht mehr als 600g Fleisch und Wurst, ca. 80–150g fettarmer und 70g fettreicher Seefisch sowie Eier in Maßen verzehrt werden. Süßigkeiten und Knabberartikel sind nicht verboten, aber gemäß des Auftrags der DGE, Empfehlungen für eine gesunde Ernährung abzugeben, natürlich auch nicht explizit im Ernährungskreis enthalten (www.dge-ernaehrungskreis.de)

**gesunde Ernährung: Qualitäten**

Neben dieser quantitativen Empfehlung für die relativen Anteile verschiedener Lebensmittelgruppen gibt die DGE auch noch *Empfehlungen für die Art der verzehrten Lebensmittel* aus. Es wird dazu geraten, sich möglichst vollwertig zu ernähren. Das heißt z. B. viele Ballaststoffe (bis zu 30 Gramm am Tag) und mindestens fünf Portionen Obst und Gemüse am Tag in den Speiseplan aufzunehmen. Genauer ist die Empfehlung der Deutschen Gesellschaft für Ernährung, dass man täglich mindestens 3 Portionen Gemüse und 2 Portionen Obst verzehren sollte. Aktuelle Daten aus der repräsentativen Studie „Gesundheit in Deutschland aktuell" (GEDA), die 2012 durch das Robert Koch-Institut (RKI) durchgeführt wurde, zeigen, dass immerhin 69,5% der Frauen und 48% der Männer mindestens einmal täglich Obst essen (Robert Koch-Institut 2014b). Allerdings bedeutet das umgekehrt auch, dass sicher knapp ein Drittel der Frauen bzw. fast die Hälfte der Männer im Sinne der DGE zu wenig Obst konsumieren. Noch etwas ungünstiger sieht es hinsichtlich des Gemüsekonsums aus: 52,5% der

Frauen und 35,8% der Männer geben an, jeden Tag Gemüse zu essen. Gesamthaft essen also nur 44,4% der Deutschen Erwachsenen täglich Gemüse (Robert Koch-Institut 2014c).

Um eine vollwertige Ernährung zu gewährleisten, hat die DGE zehn Regeln aufgestellt (s. Kasten 2.4). Dabei wird ausdrücklich erwähnt, dass diese Regeln sich an gesunde Menschen wenden. Für bestimmte Personengruppen, wie etwa Diabetiker, ergeben sich nämlich andere Empfehlungen.

### 1. Vielseitig essen
Es gibt keine verbotenen Lebensmittel. Stattdessen sollte der Speiseplan vielseitig sein, um so eine ausreichende Versorgung mit Nährstoffen zu gewährleisten.

### 2. Reichlich Getreideprodukte und Kartoffeln
Empfohlen werden vor allem Vollkornprodukte, also Vollkornbrot oder Getreideflocken und Kartoffeln. Diese decken teilweise den Vitamin-, Mineralstoff- und Ballaststoffbedarf und sind dabei relativ fettarm.

### 3. Gemüse und Obst – Nimm „5" am Tag
Gemüse und Obst enthalten wichtige Inhaltsstoffe. Die 5-am-Tag-Regel bedeutet einfach, täglich fünf Hände voll Obst und Gemüse zu essen.

### 4. Täglich Milch und Milchprodukte, ein- bis zweimal in der Woche Fisch; Fleisch, Wurstwaren sowie Eier in Maßen
Fleisch und Fleischprodukte enthalten wertvolle Nährstoffe, aber auch relativ viel Fett, Purine und Cholesterin. Sie sollten deshalb nicht übermäßig verzehrt werden (nicht mehr als 300–600 g pro Woche). Seefisch enthält gesundes Jod und Omega-3-Fettsäuren. Bei Milch und Milchprodukten werden ebenfalls fettarme Varianten empfohlen, um den Fettkonsum zu reduzieren.

### 5. Wenig Fett und fettreiche Lebensmittel
Fett ist ein lebenswichtiger Bestandteil der Nahrung. Allerdings konsumieren wir meist zu viel und auch eher die ungesunden gesättigten Fettsäuren, wie sie z. B. in Schokolade enthalten sind. Man sollte nicht mehr als 60 bis 80 Gramm Fett täglich zu sich nehmen und dieses möglichst in Form von pflanzlichen Fetten, denn diese enthalten viele ungesättigte Fettsäuren und kein Cholesterin.

### 6. Zucker und Salz in Maßen
Zucker gehört zwar auch zu den Kohlenhydraten, aber der Nährstoffgehalt von Industriezucker ist gleich Null. Deshalb empfiehlt die DGE, nur gelegentlich Zucker zu sich zu nehmen. Salz sollte vornehmlich als Jodsalz aufgenommen werden, aber auch dieses sparsam.

### 7. Reichlich Flüssigkeit
Auch das Trinken gehört zu einer ausgewogenen Ernährung. Mindestens 1,5 Liter kalorienarme Flüssigkeit sollten täglich getrunken werden. Alkohol sollte dagegen nur selten und in kleinen Mengen konsumiert werden.

### 8. Schmackhaft und schonend zubereiten
Die Zubereitung der Speisen ist wichtig für die Bewahrung der Nährstoffe und die Vermeidung schädlicher Verbindungen. Obst oder Gemüse sollte z. B. nicht durchgekocht, sondern nur kurz gegart werden. Dadurch bleiben die Inhaltsstoffe erhalten.

### 9. Nehmen Sie sich Zeit, genießen Sie Ihr Essen
Essen in Hektik und Eile ist zwar manchmal unvermeidbar, aber es lohnt sich, sich dafür Zeit zu nehmen. Wer bewusst isst, bemerkt z. B. eher sein Sättigungsgefühl und kaut sorgfältiger, so dass das Essen besser verdaut werden kann.

### 10. Achten Sie auf Ihr Wunschgewicht und bleiben Sie in Bewegung
Nur wer gemäß seinem Energiebedarf isst, kommt zu seinem Idealgewicht. Körperliche Bewegung und Sport (30–60 Minuten täglich) ist neben einer gesunden Ernährung ein unerlässlicher Bestandteil eines gesunden Lebens.

Kasten 2.4: Zehn Regeln der Deutschen Gesellschaft für Ernährung zur vollwertigen Ernährung (http://www.dge.de/pdf/10-Regeln-der-DGE.pdf)

**ernährungsbedingtes Übergewicht**
Das größte gesundheitliche Problem ungesunder Ernährung bleibt das ernährungsbedingte Übergewicht. Ob eine Person übergewichtig ist, kann man anhand ihres Body Mass Index (BMI) feststellen. Der Body Mass Index errechnet sich aus Körpergewicht und Körpergröße nach folgender Formel:

$$BMI = \frac{\text{Körpergewicht (kg)}}{\text{Körpergröße (m)} \times \text{Körpergröße (m)}}$$

Eine 1,70 Meter große Person, die 60 Kilogramm wiegt, hat also nach dieser Formel einen BMI von 21 und liegt damit im Bereich des Normalgewichts. Die Weltgesundheitsorganisation (WHO) hat folgende Richtlinien zur Klassifikation von Körpergewicht herausgegeben: Ein BMI unter 18,5 bedeutet Untergewicht, ein BMI von 18,5 bis 24,9 Normalgewicht, der Bereich 25 bis 29,9 Übergewicht, 30 bis 34,9 zählt als Adipositas Grad I (mäßig), 35 bis 39,9 als Adipositas Grad II (deutlich) und ein BMI über 40 als Adipositas Grad III (extrem) (http://www.who.int/features/factfiles/obesity/facts/en/). Übergewicht wird nicht, Adipositas dagegen schon als Krankheit eingestuft. Zusätzlich wird die Einteilung nach dem BMI noch für Alter und Geschlecht adjustiert.

Die Anzahl übergewichtiger und adipöser Personen nimmt weltweit zu. Insbesondere in den Ländern, in denen ein Nahrungsmittelüberfluss mit hochkalorischer Nahrung und Inaktivität einhergeht, steigt die Zahl der Übergewichtigen. Beunruhigend ist insbesondere, dass immer mehr Kinder und Jugendliche dazugezählt werden müssen (Benecke/Vogel 2003). Im Jahr 2012 waren 36,2 % der erwachsenen bundesdeutschen Bevölkerung übergewichtig und 16,5 % fettleibig (adipös). D. h. dass mehr als die Hälfte der Erwachsenen in Deutschland mindestens übergewichtig sind (Robert Koch-Institut 2014d). Neben einer genetischen Komponente ist Übergewicht stark durch das Verhalten der Personen beeinflusst. Sowohl ungesunde Ernährung als auch Bewegungsmangel und Alkoholkonsum tragen zur Entstehung von Übergewicht und Adipositas maßgeblich bei.

Das Essverhalten ist durch viele Faktoren bestimmt. So haben etwa auch kulturelle Normen, wie z. B.: „Man muss immer seinen Teller leer essen", einen Einfluss auf die Essgewohnheiten. Uns interessieren hier natürlich besonders die psychologischen Einflussgrößen auf das Essverhalten. Im Bereich Ernährung beforschen Gesundheitspsychologen in der Regel bestimmte Aspekte des Essverhaltens, wie den Snackkonsum oder die Häufigkeit des Obst- und Gemüseverzehrs.

**Prädikatoren des Essverhaltens**

Beispielsweise untersuchten Povey und Kollegen (2000) zwei Ernährungsverhaltensweisen mit Hilfe der Theorie des geplanten Verhaltens (TPB; Ajzen 1991): 1. das Essen von fünf Portionen Obst und Gemüse täglich und 2. eine fettarme Ernährung. Weiterhin wurde hier die Rolle der Selbstwirksamkeit untersucht, die eigentlich nicht in der TPB enthalten ist. Insgesamt wurden 287 Personen befragt, von diesen füllten 144 Personen einen Fragebogen zum Obst- und Gemüse-Konsum und 143 Personen einen Fragebogen zur fettarmen Ernährung aus. In diesen Fragebögen wurden die Variablen der Theorie des geplanten Verhaltens (Einstellung, subjektive Norm, wahrgenommene

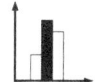

Verhaltenskontrolle, Intention und zusätzlich die Selbstwirksamkeit) erfasst.
Einen Monat später wurden die Personen dann zu ihrem tatsächlichen Ernährungsverhalten befragt. Die Ergebnisse bestätigten sowohl die gute Vorhersagekraft der Variablen der TPB für die Intention, Obst und Gemüse zu konsumieren (57% Varianzaufklärung), als auch für die Intention zur fettarmen Ernährung (64% Varianzaufklärung). Die Varianzaufklärung im Verhalten fiel allerdings etwas geringer aus (19% für den Obst- und Gemüsekonsum und 32% für die fettarme Ernährung). Insgesamt erwies sich in dieser Studie die Selbstwirksamkeit als besserer Prädiktor als die wahrgenommene Verhaltenskontrolle.
Zur Förderung einer gesunden Ernährung in der Bevölkerung starten immer wieder große Kampagnen in Deutschland. Eine besonders erfolgreiche und gesundheitspsychologisch fundierte Kampagne ist die „Pfundskur" von Pudel und Schlicht (2004), die in Kap. 9 nachgelesen werden kann.

### 2.3.3 Körperliche Aktivität

Es ist eigentlich gemeinhin anerkannt, dass körperliche Aktivität gut für die Gesundheit ist. Dabei ist mit körperlicher Aktivität durchaus kein Leistungssport gemeint. Die Deutsche Gesellschaft für Kardiologie (DGK 2012) empfiehlt gesunden Erwachsenen täglich, mindestens eine halbe Stunde so körperlich aktiv zu sein, dass Atmung und Pulsschlag erhöht sind und man leicht ins Schwitzen kommt. Kinder sollten sich täglich mindestens 1–2 Stunden am Tag bewegen.

**körperliche Effekte** Tatsächlich sind die positiven Effekte von regelmäßiger körperlicher Aktivität auf die Gesundheit zahlreich. Beispielsweise lässt sich mit regelmäßiger körperlicher Aktivität das Risiko für Herzkrankheiten und Krebs senken (Fuchs 2003; s.a. Kap. 7 und 8) sowie die Behandlung von Arthritis, Osteoporose und Rückenschmerzen unterstützen (Storheim et al. 2003). Außerdem kann körperliche Aktivität auch den Heilungsprozess nach Unfällen und Operationen beschleunigen (z.B. Bock et al. 1997). Insgesamt haben aktive Personen gegenüber Inaktiven ein geringeres Morbiditäts- und Mortalitätsrisiko (z.B. Fuchs 2003).

Diese positiven Effekte der Bewegung sind z.B. vermittelt über eine positive Veränderung der Cholesterinwerte (Anstieg des HDL, Abfall des LDL), wodurch das Arterioskleroserisiko verringert wird. Ebenso kann z.B. das Übergewicht reduziert, der Blutzuckerspiegel sowie die Insulinresistenz des Körpers gesenkt und somit das Risiko für eine Entwicklung von Diabetes Typ 2 verringert werden. Auch im Alter ist körperliche Aktivität wichtig und förderlich für die Gesundheit.

Neben diesen Effekten der körperlichen Aktivität auf die körperliche Gesundheit finden sich auch Hinweise darauf, dass die körperliche Aktivität sich positiv auf die Stimmung, die Ängstlichkeit und den erlebten Stress auswirkt (s. Salmon 2001 für einen Überblick). Eine Metaanalyse von Mutrie (2000) zeigt einen bedeutsamen *negativen* Zusammenhang zwischen körperlicher Aktivität und klinischer Depression auf. Dieser Zusammenhang bleibt auch bestehen, wenn für Geschlecht, Alter, sozioökonomischen Status und körperliche Erkrankungen kontrolliert wird (s. Salmon 2001). Die Frage nach der Kausalrichtung zwischen Sport und Wohlbefinden ist von einigen Studien untersucht worden. So haben z. B. Paffenbarger und Kollegen (1994) in einer längsschnittlichen Studie (über 23 bis 27 Jahre) mit ehemaligen männlichen College-Studenten gefunden, dass diejenigen, die durchgehend sportlich aktiv waren, auch seltener eine Depression entwickelten. Die Wirkmechanismen körperlicher Aktivität auf das Wohlbefinden sind allerdings noch weitgehend ungeklärt. Möglicherweise wirkt nicht die Bewegung an sich, sondern einfach der soziale Kontakt während des Sporttreibens positiv auf das Wohlbefinden. Hier sind also noch ein paar unbeantwortete Fragen, denen in weiterer Forschungsarbeit nachgegangen werden sollte.

**psychische Effekte**

Alle diese Punkte belegen auf eindrucksvolle Weise, dass man regelmäßige körperliche Aktivität ohne weiteres als ein preiswertes Allheilmittel bezeichnen kann. Nach Ergebnissen der repräsentativen Studie „Gesundheit in Deutschland aktuell" (GEDA) von 2012 unterscheidet sich das Aktivitätsniveau stark nach Geschlecht und über die Altersgruppen: Beispielsweise sind weniger als die Hälfte, nämlich 42,3% der 18- bis 29-jährigen Männer weniger als die empfohlenen 2,5 Stunden pro Woche aktiv. Bei den 45- bis 64-jährigen Männern sind es hingegen bereits 60,9% und bei den über 65-jährigen 66,5%. Bei den Frauen ist bereits bei den 18- bis 29-jährigen der Anteil ungenügend aktiver Frauen mit 62,9% recht hoch. Dieser Anteil ist dann aber vergleichbar hoch bei den 45- bis 64-jährigen und steigt erst bei den über 65-jährigen Frauen deutlich auf 73,4% (Robert Koch-Institut 2014e).

**Häufigkeiten in Deutschland**

Gesundheitspsychologische Studien fokussieren vor allem die Determinanten des Sportverhaltens. In einer längsschnittlichen Studie von Lippke und Kollegen (2004b) wurden 509 orthopädische Rehabilitationspatienten (62% weiblich mit einer Altersspanne von 15 bis 80

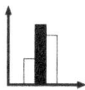

Jahren) zu ihrer körperlichen Aktivität und sozial-kognitiven Variablen aus dem Prozessmodell gesundheitlichen Handelns von Schwarzer (1992) befragt, und zwar zu Beginn der Rehabilitation (T1), am Ende der Rehabilitation (T2), sowie etwa 3 (T3) und 6 (T4) Wochen nach der Rehabilitation. Insgesamt übten die Patienten im Mittel nach sechs Wochen mehr Sport aus. Sportbezogene Selbstwirksamkeit sowie positive Handlungsergebniserwartungen sagten die Intentionen und die Ausführungsplanung der Personen vorher. Intentionen und Ausführungsplanung wiederum waren wichtige Prädiktoren für die körperliche Aktivität sechs Wochen nach Entlassung aus der Rehabilitation. Diese Studie unterstreicht einmal mehr die Bedeutung der Ausführungsplanung für die Verhaltensänderung.

In einer weiteren längsschnittlichen Studie von Plotnikoff und Kollegen (2001) wurde das Transtheoretische Modell (TTM; Prochaska/DiClemente 1983) auf die Vorhersage von körperlicher Aktivität angewendet. Sechshundertdreiundachtzig Personen mit einem mittleren Alter von 40,6 Jahren wurden dreimal befragt, wobei die Nachbefragungen sechs und zwölf Monate nach der ersten Befragung stattfanden. Fokus der Studie war der Stadienwechsel der Personen über die Zeit. So wurde untersucht, welche Variablen des Modells den Übergang in das nächsthöhere Stadium, das Verharren in einem Stadium oder auch den Rückschritt in das vorangegangene Stadium am besten vorhersagen konnten. Die Ergebnisse dieser Studie verweisen auf die wichtige Rolle der Selbstwirksamkeit bei der Verhaltensänderung: Insbesondere der Wechsel in nächsthöhere Stadien, z. B. von der Vorbereitung zur Handlung, wurde von der Selbstwirksamkeit gut vorhergesagt. Die positiven Handlungsergebniserwartungen waren in dieser Studie wichtig bei der Unterscheidung von Personen, die im Handlungsstadium blieben und denen, die in eines der vorangehenden Stadien zurückfielen: Die Personen, die erfolgreich in der Handlungsphase blieben, hatten höhere positive Handlungsergebniserwartungen. Die vom Modell postulierte Rolle der kognitiv-affektiven und behavioralen Prozesse der Verhaltensänderung im Verlauf der Stadienübergänge konnte dagegen nicht unterstützt werden. Insgesamt spricht die Studie dadurch nur teilweise für die interne Validität des TTM.

### 2.3.4 Kondombenutzung

**HIV und AIDS** Die Benutzung von Kondomen insbesondere bei neuen Geschlechtspartnern ist ein wichtiges Gesundheitsverhalten. Durch die Verwendung von Kondomen können ungewollte Schwangerschaften, aber vor allem die Ansteckung mit bestimmten Krankheitserregern verhindert werden, wie z. B. dem HIV (Human Immunodeficiency Virus), der zur AIDS Erkrankung (Aquired Immune Deficiency Syndrome) führt.

Nach Daten des Robert-Koch-Instituts waren 2014 ca.83.400 Personen in Deutschland mit HIV infiziert (Robert Koch-Institut 2015). Davon sind ca. 82% Männer und 18,1% Frauen. Die Zahl der Neuerkrankungen im Jahr 2014 betrug etwa 3.200. Die Anzahl der Neuerkrankungen war zwischen 2000 und 2006 ansteigend, seitdem zeigt sich eine gewisse Stabilisierung. Die Zahlen sind Schätzungen, da es eine recht hohe Zahl an nicht diagnostizierten Fällen gibt. Das Robert Koch-Institut (2015) nimmt an, dass im Jahr 2014 die Infektionen in 72% der Fälle durch ungeschützten Geschlechtsverkehr von Männern mit Männern zustande kamen; 18,5% der Neuinfizierten steckten sich durch heterosexuellen Geschlechtsverkehr im Inland an und etwa 7,5% durch intravenösen Drogenkonsum, also durch die gemeinsame Verwendung von Spritzen. Die größte Risikogruppe besteht demnach aus Männern, die Sex mit Männern haben.

*Infektionswege*

Was sind also die Prädiktoren für die Kondombenutzung? In einer umfassenden Metaanalyse zur HIV-Prävention durch Kondombenutzung untersuchten Albarracin und Kollegen (2005) anhand von Interventionsstudien die Annahmen der sozial-kognitiven Modelle der Verhaltensänderung. Insgesamt enthielten die Studien, die in diese Metaanalyse einflossen, 354 Interventionen und 99 Kontrollgruppen. Die Ergebnisse unterstützen die Annahmen derjenigen sozial-kognitiven Modelle, die vor allem auf eine Steigerung von Ressourcen (z. B. Verbesserung von Einstellungen / Handlungsergebniserwartungen, Selbstwirksamkeit / Kontrollüberzeugungen) setzen, wie beispielsweise die Theorie des geplanten Verhaltens von Ajzen (1991) oder die sozial-kognitive Theorie von Bandura (1997). Dahingegen zeigte sich, dass Interventionen, die auf eine Steigerung der Wahrnehmung von Bedrohung oder Furcht setzten, nicht effektiv waren. Damit werden zum Beispiel die Hauptannahmen des Health Belief Model (Becker 1974) in Frage gestellt. Weiterhin untersuchten die Autorinnen und Autoren inwieweit sich passive und aktive Interventionen unterscheiden. Passive Interventionen bestehen in der Regel aus Informationsmaterial, das Einstellungen, Selbstwirksamkeit, Bedrohungswahrnehmung und dergleichen zu steigern versucht. Bei aktiven Interventionen sind neben diesen passiven Inhalten auch so etwas wie Rollenspiele oder ein Verhaltenstraining enthalten. Die Ergebnisse

*Prädiktoren für Kondombenutzung*

der Metaanalyse zeigen, dass Interventionen, die aktive Anteile enthalten, wirksamer sind als passive oder keine Interventionen. Auch zeigte sich in der Metaanalyse, dass abhängig von der Zielgruppe große Unterschiede in der Wirksamkeit verschiedener passiver sowie aktiver Maßnahmen bestehen. So waren bei unter 21-jährigen normative Argumente, die sich zum Beispiel darauf beziehen, was wichtige andere über Kondombenutzung denken, wirksam. Bei über 21-jährigen Teilnehmenden zeigte sich dagegen kein solcher Effekt. Ebenfalls ergaben sich Unterschiede zwischen Männern und Frauen, zwischen verschiedenen ethnischen Gruppen und verschiedenen Risikogruppen.

Bei der Planung von Interventionen oder Kampagnen sollten also zum einen die sozial-kognitiven Theorien, die nicht vordringlich auf Furcht oder Bedrohung setzen, zu Rate gezogen werden. Weiterhin ist es ratsam, zielgruppenspezifische Besonderheiten zu berücksichtigen. Metaanalysen, wie die von Albarracin und Kollegen, bieten eine hervorragende Grundlage für die Entwicklung effektiver Interventionen. Auch in anderen Verhaltensbereichen wären solche erkenntnisreichen Metaanalysen sehr wünschenswert.

### 2.3.5 Sonnenschutzverhalten

**Sonnenbad und Hautkrebs**

Ein Risikoverhalten, das maßgeblich für die Entstehung von Hautkrebs mitverantwortlich ist, ist das ungeschützte Sonnenbad. Zu starke ultraviolette (UV) Strahlenexposition kann zu verschiedenen bösartigen Neubildungen der Haut führen. Besonders gefährdet sind Menschen mit hellen Hauttypen, blonde oder rothaarige Personen, solche mit heller Augenfarbe, solche mit der Tendenz, einen Sonnenbrand auszubilden, bevor sich die Haut bräunt, solche mit der Tendenz, Sommersprossen auszubilden, Personen, die viele Leberflecke haben, draußen arbeiten, vor dem 18. Lebensjahr zwei oder mehrere schwere Sonnenbrände durchlitten haben oder solche Personen, die Fälle von Hautkrebs in ihrer Familie aufweisen (z.B. Trouton/Mills 1997).

**präventive Verhaltensweise**

Bei der Vermeidung von UV-assoziierten Schäden kommt dem Vorsorgeverhalten eine Schlüsselrolle zu. So sind wirksame gesundheitsrelevante Verhaltensweisen Hautkrebs zu verhindern: die Vermeidung von Mittagssonne (etwa 11:00 bis 16:00 Uhr im Sommer oder in südlichen Gefilden), das Tragen von Kleidung zum Schutz vor Sonne, z.B. lange Ärmel, Hosen, Hüte, Sonnenbrillen, das regelmäßige und frühzeitige Auftragen geeigneter Sonnenschutzmittel, z.B. Sonnencremes oder -gels und Lippenbalsam mit einem Lichtschutzfaktor von 15 oder höher, sowie das Aufsuchen von Schatten. Kleinkinder und Babies sollten generell nicht der Sonne ausgesetzt sein. Falls dies nicht vermieden werden kann, sollten physikalische (Kleidung) den chemischen (Sonnencremes) Sonnenschutzmitteln vorgezogen werden.

Vermittlung relevanter Informationen ist einer der Hauptkomponenten vieler Präventionsprogramme. Vielen Menschen ist nicht bekannt, was zu leisten Sonnenschutzfaktoren imstande sind und was nicht. Zum Beispiel wurden Sonnenschutzmittel geschaffen, um den Schutz für nicht vermeidbare Sonnenaufenthalte zu vergrößern, aber nicht um die maximalen Expositionszeiten zu erhöhen. Außerdem schützen viele Sonnenschutzmittel nur vor bestimmten Anteilen der ultravioletten Strahlung. Die Einschätzung des Ausmaßes an ultravioletter Strahlung bedarf auch einiger Aufklärung. So schützen Bewölkungen, Nebel oder Dunst *nicht* vor den schädlichen UV-Strahlen (Trouton/Mills 1997; Dunn et al. 2001).

Allerdings reicht Information über Risiken bei weitem nicht aus, um Risikoverhalten zu reduzieren. Eine US-amerikanische Arbeitsgruppe zur Prävention auf Gemeindeebene verglich verschiedene Präventionsprogramme hinsichtlich ihrer Wirksamkeit zur Verbesserung des Sonnenschutzverhaltens (Saraiya et al. 2003). So wurden in einigen Studien auch motivationale und soziale Prädiktoren für die Ausführung von Sonnenschutzverhalten erforscht. Hillhouse und Kollegen (1997) wendeten Ajzens Theorie des geplanten Verhaltens (Theory of Planned Behaviour, TBP; 1991) als Rahmenmodell für die Vorhersage von Risikoverhalten im Bereich des Sonnenbadens an. Das Modell erwies sich in einer Studie mit amerikanischen Studierenden als guter prädiktiver Rahmen für Hochrisikosonnenbaden (z. B. keine Benutzung von Sonnencreme beim Sonnenbad oder das Aufsuchen von Solarien). Die Einstellungen der Teilnehmenden waren eng verbunden mit Hochrisikointentionen, z. B. Intentionen, keine Sonnencreme zu benutzen, und Intentionen, Solarien zu besuchen. Dahingegen gaben subjektive Normen keinen guten Prädiktor für Intentionen zum Risikosonnenbaden ab.

**sozial-kognitive Prädiktoren**

In einer Studie zur Solariennutzung erweiterten Hillhouse und Kollegen (2000) die Theorie des geplanten Verhaltens u. a. um die Variable der Attraktivitätsorientierung (engl: Appearance Motivation). Wie in der Studie zuvor prädizierten Einstellungen, Verhaltenskontrolle und hier auch subjektive Normen die Intention zur Solariennutzung. Intentionen und die Verhaltenskontrolle waren zu-

**Aussehen**

sätzlich positiv mit der Solariumsbenutzung im letzten Jahr assoziiert. In dieser Studie hatte die Attraktivitätsorientierung generell eine Auswirkung auf Einstellungen zur Solariumsnutzung, nicht aber auf Intentionen und tatsächliche Solariumsnutzung.

In weiteren Studien fiel Variablen, die die Wichtigkeit des eigenen Aussehens repräsentieren, eine zentrale Funktion zu. So wurde gefunden, dass die meisten Sonnenbader angeben, sich aus Attraktivitätsgründen zu bräunen. J. L. Jones und Leary (1994) fanden heraus, dass Interventionen, die die Teilnehmer über die Langzeitrisiken des Bräunens für das Aussehen aufklärten, sich stärker negativ auf Bräunungsintentionen der Probanden auswirkten als Interventionen, die auf das Hautkrebsrisiko abzielten.

## 2.4 Zusammenfassung

Es gibt zahlreiche Modelle zur Erklärung und Vorhersage von Gesundheitsverhalten. Dabei kann man zwischen kontinuierlichen Prädiktionsmodellen und dynamischen Stadienmodellen unterscheiden, die jeweils unterschiedliche Grundannahmen spezifizieren. Die kontinuierlichen Modelle (z. B. sozial-kognitive Theorie, Theorie des geplanten Verhaltens) nehmen an, dass sich Personen auf einem Kontinuum der Verhaltenswahrscheinlichkeit befinden und die Intention der wichtigste Prädiktor für Verhalten ist. Defizitär ist bei diesen Modellen meist die Erklärung des Verhaltens. Denn eine gute Intention reicht alleine nicht aus, um das Verhalten zu ändern. Ein Phänomen, das auch als Intentions-Verhaltens-Lücke bezeichnet wird. Es gibt eine Reihe von Konstrukten, die diese Diskrepanz zwischen Intention und Verhalten zu erklären versuchen, wie etwa die Planung.

Die dynamischen Stadienmodelle (z. B. das Prozessmodell gesundheitlichen Handelns, HAPA, oder das Transtheoretische Modell) integrieren diese Konstrukte teilweise. Die Stadienmodelle gehen davon aus, dass eine Verhaltensänderung ein Prozess ist, bei dem eine Person eine Abfolge von distinkten und qualitativ unterschiedlichen Stadien durchlaufen muss. Die Unterschiede in beiden Modellarten haben beispielsweise Implikationen für Interventionsmöglichkeiten.

Auch zum Rückfall, z. B. bei Suchtmittelabhängigkeiten, gibt es verschiedene Modelle. Das medizinische Krankheitsmodell geht von einem dichotomen Verständnis von Rückfall aus – entweder eine Person ist abstinent oder rückfällig. Dagegen sieht das Rückfallmodell von Marlatt (1996) den Rückfall als einen Prozess an. Bei diesem kann es auch Ausrutscher geben, die nicht sofort zu einem völligen Rückfall führen. Die empirische Befundlage spricht für die Effektivität der aus dem Rückfallmodell abgeleiteten Interventionen. Witkiewitz und Marlatt haben 2004 ein überarbeitetes Modell des Rückfallprozesses vorgestellt, dessen empirische Überprüfung aber noch weitestgehend aussteht.

Weiterhin wurden in diesem Kapitel Eckdaten, Bedingungen und gesundheitspsychologische Forschung zum Rauchen, der Ernährung, der körperlichen Aktivität, der Kondombenutzung und dem Sonnenschutzverhalten vorgestellt. Die Gesundheitspsychologie betrachtet ungesundes Risikoverhalten, wie z. B. Rauchen oder eine unausgewogene Ernährung, als gewohntes Verhaltensmuster, dem ähnliche Prozesse und Kognitionen der Aufrechterhaltung zugrunde liegen. Die Modelle der Gesundheitsverhaltensänderung kommen bei der Erklärung, Vorhersage und Veränderung von Gesundheitsverhalten zur Anwendung. Dies wurde anhand einiger ausgewählter Beispiele dargestellt.

## 2.5  Fragen zum Lernstoff

**5.** Worin unterscheiden sich kontinuierliche Prädiktionsmodelle und dynamische Stadienmodelle?

**6.** Definieren Sie Selbstwirksamkeitserwartung und Handlungsergebniserwartung und geben Sie je ein Beispiel.

**7.** Nennen und definieren Sie die Prädiktoren der Intention in der Theorie des geplanten Verhaltens und in der Theorie der Schutzmotivation.

**8.** Was ist die Intentions-Verhaltens-Lücke?

**9.** Beschreiben Sie das Prozessmodell gesundheitlichen Handelns, HAPA, und erläutern Sie das darin enthaltene Konzept der Planung.

**10.** Definieren Sie die Stadien des Transtheoretischen Modells und des Prozessmodells präventiven Handelns und gehen Sie auf die Gemeinsamkeiten und Unterschiede ein.

11. Stellen Sie das Krankheitsmodell zum Suchtverhalten dem Modell des Rückfallprozesses von Marlatt gegenüber und arbeiten Sie die wichtigsten Unterschiede heraus.

12. Welche Empfehlungen macht die Deutsche Gesellschaft für Kardiologie bezüglich der körperlichen Aktivität?

13. Wie errechnet man den BMI und welcher BMI bedeutet noch Normalgewicht?

14. Wie sollte unsere Ernährung nach den Regeln der Deutschen Gesellschaft für Ernährung zusammengesetzt sein?

15. Was sind wichtige sozial-kognitive Faktoren bei der Kondombenutzung?

16. Welche Einflussfaktoren spielen beim Sonnenbaden offenbar eine wichtige Rolle?

# 3 Stress und Gesundheit

Wie können sich bestimmte psychosoziale Faktoren auf die Gesundheit auswirken? In der Gesundheitspsychologie werden oft zwei große Vermittlermechanismen als Brücke zwischen psychosozialen Faktoren und körperlichen Veränderungen diskutiert, die zu Gesundheit oder Krankheit beitragen können (s. Kap. 6). Im vorangegangenen Kapitel wurden Theorien zu einem „Vermittler", den *gesundheitsrelevanten Verhaltensweisen*, bereits vorgestellt. Um den zweiten „Vermittler", den *Stress* und dessen *Bewältigung* soll es im folgenden Kapitel gehen.

In der Psychologie werden unter dem Thema Stress zum Teil sehr unterschiedliche Theorien gehandelt, die aus verschiedenen Herangehensweisen zur Emotionsentstehung, Beschreibung und Erklärung hervorgegangen sind (vgl. Krohne 1996, 2010). Dabei ist es theorieabhängig, ob der Begriff Stress nun eine Belastungsquelle (also bestimmte Ereignisse), bestimmte Reaktionen auf diese oder eine bestimmte Beziehung zwischen Reizen *und* Reaktionen beschreibt. Eine gemeinsame, übergreifende Definition von Stress gelingt wegen dieser Vielseitigkeit nicht und ist, losgelöst vom Hintergrund der einzelnen Theorien, auch nicht besonders nützlich. Einer populären Klassifizierung folgend, werden im folgenden Abschnitt drei unterschiedliche Klassen von Stresstheorien beschrieben (vgl. Hobfoll 1989, Laux 1983, Lazarus 1993).

## 3.1 Stresstheorien

Die erste Gruppe von Theorien ist primär biologisch-physiologisch orientiert und definiert Stress als ein mehr oder minder typisches physiologisches Reaktionsmuster, das auf bestimmte Umwelt- oder innerpsychische Reize hin abläuft. Die Reizkonstellation ist hier im Allgemeinen nicht so sehr von Interesse wie die Reaktionsmuster. Daher werden diese Herangehensweisen auch *reaktionsbezogen* genannt (z. B. Cannon 1932; Selye 1976; McEwen 2002).

*Theoriegruppen*

Eine zweite Familie von Theorien erforscht, wie stark unterschiedliche Lebensereignisse Veränderungen und soziale Reorientierung bei Individuen bewirken. Stress wird hier vor allem über bestimmte Reizgegebenheiten definiert, weswegen diese Theoriengruppe auch *stimulusorientiert* genannt wird (z. B. Holmes / Rahe 1967).

Eine dritte Gruppe eher kognitiv orientierter Theorien sieht Stress schließlich als einen Prozess des Zusammenspiels von Person und Umwelt an. Diese Form des Zusammenspiels wurde von den Autoren dieses Gebiets, vor allem Lazarus und Kollegen, auch als Transaktion bezeichnet (z. B. Lazarus/Folkman 1984). Die Theorien werden folgerichtig *transaktional* genannt. Mit Hobfolls Theorie der Ressourcenerhaltung (1989) wird schließlich eine Alternativkonzeption zu den Arbeiten von Lazarus vorgestellt, die sich mit der Rolle von Ressourcen im Stressprozess auseinander setzt.

### 3.1.1 Reaktionsorientierte und psychophysiologische Stresstheorien

**Stress als Reaktion**  Theorien, die Stress vorwiegend als (körperliches) Reaktionsmuster auf belastende Ereignisse definieren, stammen aus bio-physiologisch orientierten Disziplinen, wie z. B. der Medizin, Biologie oder Psychophysiologie. Das Interesse dieser Stresstheorien gilt insbesondere zwei körpereigenen Regulationssystemen, die bei ihrer Aktivierung unterschiedliche Hormone oder Botenstoffe freisetzen.

Das eine Teilsystem ist das *Hypothalamus-Nebennierenmark-System* (s. a. Kap. 6). Im Zusammenhang mit dessen Erforschung formulierte Cannon (1915; 1932) seine *Theorie der Notfallfunktion*. Cannon hatte beobachtet, dass eine starke Belastung des Organismus mit einer erhöhten Aktivität des Nebennierenmarks einhergeht, die zur Ausschüttung von Katecholaminen wie Adrenalin und Noradrenalin führt. Diese Katecholamine beeinflussen mehrere Körperfunktionen, wie z. B. die Atmung, die Herztätigkeit oder den Stoffwechsel. Als Folge davon kommt es zu einem Muster körperlicher Reaktionen, die den Organismus auf Kampf- oder Fluchtsituationen vorbereiten sollen (fight-or-flight-reaction; Cannon 1932, vgl. Krohne 1996, 2010).

Das zweite Teilsystem ist das *Hypothalamus-Hypophysen-Nebennierenrinden-System*. Ein Wissenschaftler, der sich besonders um die Erforschung dieser hormonalen Achse verdient gemacht hat und darüber hinaus das Stresskonzept populär machte, war der Mediziner Hans Selye (z. B. 1976; s. Kasten 3.1).

Selye definierte Stress als eine unspezifische Reaktion des Organismus auf unterschiedliche Formen von Stressoren (d. h. Stressquellen), die durch die Ausschüttung von Kortisol (aus der Nebennierenrinde) ausgelöst und gesteuert wird.

Die zentralen Beobachtungen, die dabei zur Formulierung seiner Theorie geführt haben, machte Selye während seiner klinischen Ausbildung an Patienten (s. Kasten 3.1) und in seiner Forschungsarbeit an Ratten. Selye beobachtete, dass eine Vielzahl scheinbar unterschiedlicher Reize (Hitze, körperliche Anstrengung, Deprivation), die intensiv und dauerhaft appliziert werden, zu ein und demselben (unspezifischen) Syndrom von Körperreaktionen führen. Das Syndrom wird also deshalb als unspezifisch bezeichnet, weil es auf scheinbar ganz unterschiedliche Reize hin abläuft. Dabei hat es mit den spezifischen Auswirkungen der einzelnen Reize erst einmal nichts zu tun.

> **Hans H. B. Selye** wurde 1907 in Wien geboren. Die Familie zog bald nach Komarno, (ehemals) Ungarn, wo Selye eine katholische Schule besuchte. Er wurde im Alter von 17 Jahren zum Medizinstudium an der deutschen Universität in Prag zugelassen. Im Rahmen seiner klinischen Ausbildung machte er die Beobachtung, dass viele Patienten, die unter unterschiedlichen Krankheiten und Verletzungen litten, ähnliche bis identische Symptommuster aufwiesen, die nicht direkt mit ihrem Krankheits- oder Verletzungsbild zusammenhingen. Was später als Selyes erste Annäherung an das Thema Stress gedeutet wird, ist diese mittlerweile berühmt gewordene Beobachtung aus seinen Studientagen: „They just looked sick." (Sie sahen einfach krank aus.) Seine Stresstheorie wurde 1936 unter dem Titel „A Syndrome Produced by Diverse Nocuous Agents" in Nature veröffentlicht.
>
> Selyes Karriere führte ihn und seine Familie an unterschiedliche Institute in verschiedenen Ländern wie die (ehemalige) Tschechoslowakei, die USA und Kanada, wo er 1945 Leiter des Instituts für Experimentelle Medizin und Chirurgie an der McGill Universität in Montreal wurde. Durch seine mehr als 1.700 Zeitschriftenveröffentlichungen und rund 40 Bücher, unzählige Gastvorträge und Konferenzbesuche führte er das Wort Stress in mehrere Sprachen ein und stieß die internationale Forschung zu diesem Thema an. Zusammen mit Kollegen gründete er mehrere wissenschaftliche Gesellschaften und Institute zum Thema Stress (u. a. in Kanada und den USA). Aufgrund dieser enormen Leistungen wird Selye auch oft als der „Vater des Stress" bezeichnet.
>
> Selye pflegte intensiven Kontakt zu seinen Mitarbeitenden, denen er regelmäßig Ansichtskarten von seinen diversen Reisen schrieb. Er bestritt meistens eine Sieben-Tage-Woche und arbeitete durchschnittlich 10 bis 14 Stunden pro Tag. Um sich fit zu halten, begann er seinen Tag morgens gegen 5:00 Uhr damit, mehrere Runden zu schwimmen, um anschließend mit dem Fahrrad zur Arbeit zu fahren.

88 Stress und Gesundheit

Kasten 3.1:
Hans Selye (1907–1982): biografische Informationen über den „Vater des Stress"(nach Rosch 2003)

Im Laufe seiner Karriere erhielt Selye nach Schätzungen seiner Kolleginnen und Kollegen mehr Preise und Auszeichnungen als irgendein anderer Mediziner (z. B. erhielt er 43 Ehrendoktorwürden von verschiedenen Universitäten). Auch für den Nobelpreis wurde Selye mehrmals vorgeschlagen. Selye starb 1982 im Alter von 75 Jahren in Montreal, Kanada.

das Generelle Adaptations-Syndrom (GAS)

Selye hat seine Beobachtungen zu physiologischen Reaktionen bei Ratten, die extremen physischen Stressoren ausgesetzt wurden, im *General Adaptation Syndrome* (Generelles Adaptations-Syndrom, GAS; 1946) systematisiert. Das GAS ist eine Phasentheorie der Stressreaktion, die unter der Annahme der fortdauernden Stressorexposition aus drei aufeinander folgenden physiologischen Reaktionsmustern besteht. Selye nahm dabei eine immer gleich ablaufende unspezifische physiologische Stressreaktion bei Individuen an, die auch auf Krankheitsverläufe einwirken sollte. Dabei ging er davon aus, dass unter Stress das jeweils schwächste Organ zuerst seine Funktionstauglichkeit einbüßt. Er unterschied folgende drei Phasen der physiologischen Reaktion auf Stress (s. Abb. 3.1).

**1. Alarmreaktion (Alarm Reaction Stage):** Hier tritt der Körper in eine *Schockphase* ein. Es kommt zunächst zu einem Blutdruckabfall, Tachykardie (Herzrasen), Hypoglykämie (Unterzuckerung) und verringerter Widerstandskraft. Auf die Schockphase folgt eine

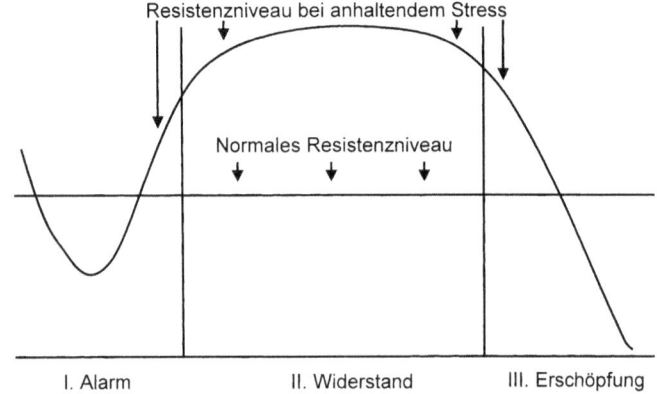

Abb. 3.1:
Schematische Darstellung des Generellen Adaptations-Syndroms (GAS; nach Selye 1976)

körpereigene Gegenreaktion, die sich durch eine verstärkte ACTH-Ausschüttung (Adrenocorticotropes Hormon) und eine Sekretionssteigerung der Nebennierenhormone, vor allem des Kortisols, auszeichnen soll (*Gegenschockphase*).

**2. Widerstandsphase (Resistance Stage):** In dieser Phase setzt sich das Individuum der anhaltenden Stressorexposition zur Wehr. Es kommt zu einer Aktivierung der Energiereserven. Durch eine weiterhin erhöhte Sympathikusaktivierung und weitere Steigerung der Nebennierenrinden-Hormon-Produktion kann es nach Selye zu einer Hypertrophie (Vergrößerung) des steroiden Adrenalgewebes der Nebennieren kommen.

**3. Erschöpfungsphase (Exhaustion Stage):** In dieser Phase und bei weiterhin anhaltender Stressorexposition sind laut Selye die körpereigenen Reserven aufgebraucht und die Adaptation an die Stresssituation bricht zusammen. Das Individuum gerät in einen Zustand der Erschöpfung. Die ständige Kortisolausschüttung und eine mögliche Immunsuppression können zu schwerwiegenden Beeinträchtigungen des Organismus führen.

Insbesondere für den Menschen laufen diese physiologischen Stressreaktionen nicht so unspezifisch und homogen ab, wie Selye das ursprünglich für alle Säugetiere und unabhängig von der Qualität des Stressors angenommen hatte. Deswegen wurde seine Theorie auch häufig kritisiert. Mason (1975) gab in den 70er Jahren zu bedenken, dass die von Selye angewandten Stressoren (Stressreize wie Hitze, Deprivation oder extreme körperliche Anstrengung) durchaus eine Reihe von übereinstimmenden emotional-relevanten Aspekten aufwiesen, also zumindest von ihrer psychischen Bedeutung doch nicht völlig unterschiedlich waren: Für Selyes Versuchstiere waren diese Stressreize alle neu oder ungewöhnlich. Der Zustand der Tiere konnte z. B. auf den gemeinsamen Dimensionen (fehlende) Kontrolle oder Unsicherheit beschrieben werden. Mason berichtete, dass in Studien, bei denen beispielsweise die Dimension Unsicherheit über den Stressor eliminiert wurde, auch kein GAS zu beobachten war (Lazarus 1993).

Ferner wurde kritisiert, Selye vernachlässige bei der Verallgemeinerung seiner Tiermodellbefunde auf den menschlichen Stress, dass Menschen ihre Erfahrungen irgendwie bewerten (Lazarus 1993). In dieser frühen Stresstheorie fehlt sozusagen die Verbindung zwischen dem objektiven physiologischen Stressor, z. B. ein Sonnenbrand, und seiner psychischen Repräsentation und Interpretation, z. B. „erste Stufe zur sommerlichen Bräune" oder erhöhtes Krebsrisiko.

Ein neueres psychophysiologisches Stressmodell, das sich im Kern auch eher mit den Reaktionen auf langfristige Stressorexpositionen beschäftigt, soll im Folgenden skizziert werden. Ähnlich wie Selyes Theorie bemüht sich auch dieses Modell, nachhaltige negative gesundheitliche Konsequenzen dauerhafter Stressorexposition zu erklären.

**Allostasis und allostatische Belastung** Ein neueres Konzept der psychophysiologischen Stressforschung ist das der allostatischen Regulation und der allostatischen Belastung nach Bruce McEwen (z. B. 2000). Folgende Überlegungen seien hier vorangestellt: Akuter Stress ist an sich nichts Gefährliches. Im Gegenteil, zunächst wird bei akutem Stress die Immunfunktion erhöht, und es wird die Bildung von gefahrenrelevanten Gedächtnisinhalten gefördert. Hält der Stress aber an oder ist das Individuum nicht in der Lage, seine Stressreaktion herunterzuregulieren, dann kann das Schäden nach sich ziehen. Zum Beispiel kann ein solcher Prozess zur Immunsuppression führen oder zu Zellveränderungen der Nerven in den für Emotionen wichtigen Gehirnregionen wie dem Hippocampus (McEwen 2002).

Genau diese Prozesse werden von McEwen als Allostasis und unter Umständen daraus folgende allostatische Belastung konzipiert. *Allostasis* bezeichnet dabei die aktive Reaktion biologischer Mediatoren, d. h. Vermittler, die den Organismus über eine bestimmte Frist zu einer Art Gleichgewicht zurückführen sollen. Das Prinzip ist hier also: Veränderung zugunsten der Stabilität. *Allostatische Belastung* hingegen bezeichnet das, was passiert, wenn zu viel Allostasis betrieben wurde: Der Organismus beginnt, an den Folgen seiner aktiven Anpassung zu leiden, und es kommt zu „Abnutzungserscheinungen". Vier Mechanismen, die laut McEwen zur allostatischen Belastung führen, sind:

1. das häufige Durchleben stressreicher Situationen,
2. die Unfähigkeit, sich an solche wiederkehrenden Anforderungen zu gewöhnen, also fehlschlagende Habituation,
3. die Unfähigkeit, sich nach einer Stresssituation wieder abzuregen oder herunterzuregulieren,
4. das Auftreten eines nicht produktiven allostatischen Regulationsmechanismus auf einen vorhergehenden ebenfalls nicht produktiven allostatischen Regulationsmechanismus: In diesem Fall reagiert beispielsweise ein körpereigenes System schon gleich zu Anfang inadäquat, woraufhin ein anderes assoziiertes System

überreagiert (z. B. die unterdrückte Kortisolausschüttung auf Stress kann zu einer überschießenden Immunreaktion führen).

Neben dieser übergreifenden Theorie über die Wege von Stressorexposition nach Systemzusammenbruch haben sich weite Teile der Stressliteratur auch mit engeren regulativen Teilsystemen des Körpers und seinen Belastungsreaktionen auseinander gesetzt. So gibt es viele weitere Arbeiten zu den beiden physiologischen Stressachsen (z. B. Charmandari et al. 2005), den stress-assoziierten Hormonausschüttungen (z. B. Kudielka/Kirschbaum 2001) und den komplexen Reaktionen des Immunsystems auf die unterschiedlichsten Stressoren (z. B. Glaser/Kiecolt-Glaser 2005). In späteren Kapiteln, in denen es um Mind-Body-Interaktionen (Kap. 6) und gesundheitspsychologische Untersuchungen zur Entstehung von Krankheiten geht (Kap. 7 und 8), werden einige dieser Arbeiten näher erläutert.

### 3.1.2 Stimulusorientierte Stresstheorien

Die Familie von Stressmodellen, die sich weniger um die Reaktion als um den Reiz bemühen, sind die *stimulusorientierten Theorien*. In diesen Modellen werden Listen kritischer Situationsreize zusammengestellt und nach Stärke des impliziten Bewältigungsaufwands geordnet.

**Stress als Reiz**

Eine vielzitierte stimulusorientierte Theorie, die der *kritischen Lebensereignisse*, wurde von Holmes und Rahe (1967) formuliert.

**kritische Lebensereignisse**

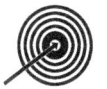

Die Autoren nahmen an, dass es die bloßen Veränderungen im Leben sind, also das (erzwungene) Ablassen von Gewohnheiten, stimuliert durch externale Anlässe, die für Individuen zur Belastung werden und im Extremfall zur Entstehung von Krankheiten beitragen können. Diese Belastungen nannten die Autoren kritische Lebensereignisse (engl.: critical life events). Wichtig ist, dass es zunächst keine Rolle spielt, ob kritische Lebensereignisse von den Individuen als positiv oder negativ eingeschätzt werden. Lediglich das Ausmaß an damit verbundener Veränderung für das Leben des Einzelnen, also das Ausmaß der sogenannten *sozialen Reorientierung*, sollte für die Stärke der Stressbelastung verantwortlich sein (vgl. Krohne 1996, 2010; Schwarzer 2004).

Entsprechend haben Holmes und Rahe (1967) ein Messinstrument entwickelt, dessen Ziel es ist, das durchschnittliche Ausmaß sozialer Reorientierung pro kritischem Lebensereignis zu messen und zu katalogisieren. Das durchschnittliche Ausmaß sozialer Reorientierung, das mit einem kritischen Lebensereignis einhergeht, nannten die Autoren „Life-Change Unit".

**Messung** In ihrem Messinstrument, der Social Readjustment Rating Scale (SRRS, Holmes/Rahe 1967), wird das Vorkommen von 43 kritischen Lebensereignissen erfragt. Jedem Lebensereignis ist eine feste Anzahl von Life-Change Units als Punktwert zugeordnet. Diese Life-Change Units wurden in empirischen Voruntersuchungen von den Autoren ermittelt. Dem Verlust eines Partners zum Beispiel ist eine Life-Change Unit von 100 zugeordnet, eine Haftstrafe hat den Wert 63, eine Heirat den Wert 50 (Holmes/Rahe 1967). In der klassischen Anwendung dieser Skala werden Probandinnen und Probanden gebeten anzugeben, welche der Lebensereignisse sie in jüngerer Vergangenheit erlebt haben. Die den erlebten Ereignissen zugeordneten Life-Change Units werden dann aufsummiert. Häufig wird der entsprechende Punktwert dann noch den Kategorien niedriger bis milder (< 200 Life-Change Units), mittlerer (200–299) und hoher Stress (> 300) und einem entsprechend skalierten Risiko, stressbedingt zu erkranken, zugeordnet. In neueren Zugängen zur Erfassung kritischer Lebensereignisse (z. B. Leipziger Ereignisinventar; Richter/Guthke 1996) werden Teilnehmende meist gebeten, neben Angaben zum Vorkommen der Ereignisse auch das Ausmaß der individuell erlebten Belastung zu bewerten.

**Alltagsschwierigkeiten** Ein verwandter Ansatz der stimulusorientierten Forschung beschäftigt sich mit den so genannten Alltagsschwierigkeiten (daily hassles; Kanner et al. 1981). Dieser Ansatz wurde auch von der Lazarus-Gruppe (Lazarus 1984) verfolgt, ist aber nicht explizit Teil des transaktionalen Modells, um das es in den folgenden Abschnitten gehen wird. Hier wird davon ausgegangen, dass die kleinen alltäglichen Schwierigkeiten, denen man begegnet, maßgeblich zum Stresserleben beitragen. Den Alltagsschwierigkeiten gegenüber stehen die „daily uplifts", also die *Freuden des Alltags*, die nach Annahmen der Autoren ebenfalls eine Auswirkung auf das emotionale und gesundheitliche Befinden von Menschen haben.

**Messung** Ein bekanntes Instrument zur Erfassung von Alltagsschwierigkeiten/-freuden ist die von DeLongis und Kollegen entwickelte daily hassles/daily uplifts-Skala (1988). Es handelt sich um eine Liste von 53 Lebensbereichen, die z. B. die Partnerschaft, Kinder, Eltern oder Essensgewohnheiten umfassen. Jeder der 53 Lebensbereiche wird dabei auf einer mehrstufigen Antwortskala hinsichtlich der persönlichen Belastungs- oder Freudempfindungen beurteilt. Die Autoren unterscheiden weiterhin zwischen zentralen und peripheren Alltagsschwierigkeiten. Zentrale Alltagsschwierigkeiten beschreiben dabei gewissermaßen regelmäßig wiederkehrende Schwierigkeiten, wie etwa Beziehungsprobleme. Periphere Alltagsschwierigkeiten haben eine etwas geringere Auftretenswahrscheinlichkeit und sollen mit zeitlich begrenzten Belastungszuständen einhergehen. Wie in der transaktionalen Stresstheorie (s. nächster Abschnitt) steht auch hier die subjektive Empfindung von Belastung oder Freude im Mittelpunkt. Allerdings lassen sich die mit Hilfe der daily hassles/daily uplifts-Skala gewonnenen Einschätzungen der Lebensbereiche des Alltags nicht direkt mit den in der transaktionalen Stresstheorie vorgesehenen Bewertungstypen vergleichen.

Krohne (1996, 2010) bemängelt, dass der Aufbau der Skala nicht systematisch auf die kognitiven Kernkonzepte (also Bewertungen, s. u.) der transaktionalen Stresstheorie derselben Forschergruppe aufgebaut ist. Somit schleichen sich bei der Auflistung verschiedener Alltagsprobleme und Alltagsfreuden inhaltliche Mängel ein, die laut Krohne dazu führen können, dass die Stressoren nicht mehr von dem zu trennen sind, was sie eigentlich vorhersagen sollen.

Beide Konzepte, das der kritischen Lebensereignisse und das der Alltagsschwierigkeiten, stoßen häufig auf Kritik. Meist bezieht diese sich auf die Vernachlässigung von interindividuellen Unterschieden bei der Wahrnehmung der Stressoren oder die retrospektive Erhebung der einzelnen Stressauslöser, teilweise lange nachdem sie auftraten. Solche rückwirkende Erhebung kann zu ungenauen oder verzerrten Angaben führen, weil man sich an die eigentliche Situation nicht mehr gut erinnern kann (Schwarzer/Schulz 2003).

Zur Bewertung sowohl der reaktionsorientierten als auch der situationsorientierten Stresstheorien merkt Schwarzer (2000) an, dass bei beiden Ansätzen das Individuum häufig als passives Opfer von situativen Umständen angesehen wird. Dabei wird aber außer Acht gelassen, dass sich viele kritische Lebensereignisse nicht in dieses Bild fügen. Dieser Auffassung entspricht die nächste Kategorie von Stresstheorien: die *transaktionalen* Modelle und insbesondere die Theorie von Lazarus (1966; 1993; Lazarus/Folkman 1984).

### 3.1.3 Die kognitiv-transaktionale Stresstheorie

In diesem Abschnitt soll es um eine Konzeption gehen, die Stress als Prozess ansieht, der sich in einem Zusammenspiel zwischen Person und Umwelt vollzieht (s. Kasten 3.2). Die transaktionale Stresstheorie von Lazarus ist seit mehreren Jahrzehnten wahrscheinlich die einflussreichste und meistzitierte Stresstheorie in der Psychologie.

**Stress als Transaktion**

Bevor auf die zentralen Ideen des transaktionalen Stressmodells eingegangen wird, muss erwähnt werden, dass Lazarus seine Stresstheorie (1966) – von ihm selbst mehrmals revidiert (Lazarus/Launier 1978; Lazarus/Folkman 1984) – seit den frühen 90er Jahren zu einer Emotionstheorie erweitert hat (Lazarus 1993). Diese Emotionstheorie hat zum Ziel, neben der Entstehung ganz verschiedener Emotionen auch noch deren motivationale, kognitive und anpassungsbezogene Konsequenzen zu erklären. Sie ist daher sehr komplex und würde den Rahmen dieses Kapitels sprengen. Aus didaktischen Gründen soll deswegen ausschließlich auf die ursprüngliche kognitiv-transaktionale Stresstheorie eingegangen werden, die in deutscher Sprache u. a. von Krohne (1996, 2010) und Schwarzer (2000) anschaulich und differenziert diskutiert wurde.

**Noch eine Stresstheorie: Wozu?** Lazarus begann mit seiner Arbeit zum Thema Stress in den 50er Jahren in einem Nordamerika, dessen psychologische Forschung noch stark vom einfachen Reiz-Reaktions-Gedanken der Lerntheoretiker, d. h. Behavioristen, geprägt war (Lazarus/Eriksen 1952). Gegen harte Widerstände vertrat Lazarus seine Einsicht, dass das menschliche Bewusstsein doch mehr zum Verhalten beiträgt, als das bislang angenommen worden war. Eine einfache Beobachtung brachte ihn auf diese Idee, nämlich, dass „objektiv" gleiche Reizkonstellationen manche Menschen in einen Stressprozess katapultieren, während andere davon zu profitieren scheinen und wieder andere überhaupt nicht davon tangiert werden.

**Warum kognitiv?** Nach Lazarus ist eine Situation nicht per se eine Stresssituation, auch wenn sie möglicherweise Elemente enthält, die einige Individuen als aversiv bezeichnen würden. Zu einer Stresssituation wird das Ganze erst, wenn das Individuum die Situation als irgendwie aversiv bewertet (= „kognitiv") und dabei möglicherweise feststellt (= auch „kognitiv"), dass es ihr nichts entgegensetzen kann. Der Ausgangspunkt jeder möglichen Stressepisode sind somit Interpretationen und Wahrnehmungen, also kognitive Prozesse.

**Und warum Transaktion?** Das Prinzip der Transaktion ergibt sich nach Lazarus' Auffassung aus den notwendigen Determinanten jeder Stressepisode. Diese sind Aspekte der Umwelt (Reizgegebenheiten) und Aspekte der Person (Kognitionen über diese Reizgegebenheiten), die in einem Prozess zusammenspielen. Dabei sind Person und Umwelt weder unabhängig voneinander noch statisch. Beide entwickeln sich weiter und verändern sich, und damit verändert sich auch ihr Zusammenspiel. Das Ergebnis dieses fortlaufenden Zusammenwirkens, also der Person-Umwelt-Prozess, soll andere Qualitäten besitzen als seine Bestandteile alleine.

Kasten 3.2: Erläuterungen zu Lazarus' kognitiv-transaktionalem Stressmodell (nach Lazarus 1993)

Nach Lazarus' Modell (Lazarus/Folkman 1984, 1987) stehen am Anfang jeder Stressepisode kognitive Bewertungen (cognitive appraisals; s. Abb. 3.2). Die so genannten *Primärbewertungen* (primary appraisals) stellen dabei eine Situationseinschätzung dar, bei der das Individuum herausfindet, inwiefern eine vorliegende Situation für sein eigenes Wohlbefinden relevant werden könnte. Dabei werden Situationen laut Lazarus anhand verschiedener Charakteristiken beurteilt, die die Vorhersagbarkeit, Kontrollierbarkeit und zeitliche Erstreckung der Reizgegebenheiten betreffen. Gekoppelt mit dieser Situationseinschätzung läuft gleichzeitig die so genannte *Sekundärbewertung* (secondary appraisal) ab, bei der die Person die Situationsanforderungen mit dem abgleicht, was es ihnen entgegenzusetzen vermag (eigene Ressourcen). Relativ stabile Einflussfaktoren dieser Ressourceneinschätzung sind persönliche Motive, Ziele, Wertvorstellungen und generalisierte Erwartungen.

kognitive Bewertungen

Die Namen dieser Bewertungsformen sind etwas verwirrend, da sie eine spezifische Reihenfolge implizieren (primär und sekundär).

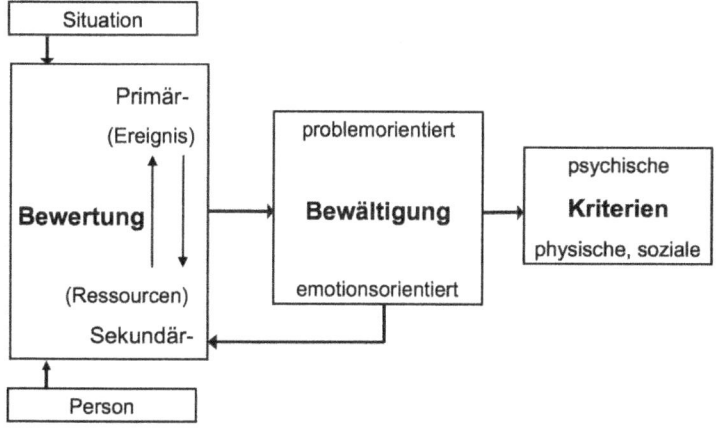

Abb. 3.2: Das transaktionale Stressmodell von Lazarus (nach Lazarus/Folkman 1987)

Lazarus betont allerdings, dass Bewertungsvorgänge in unterschiedlichen Sequenzen ablaufen können und wahrscheinlich meistens parallel zueinander geschehen und auch keinesfalls unabhängig voneinander sind.

Je nachdem, wie Primärbewertung (Situationseinschätzung) und Sekundärbewertung (Ressourceneinschätzung) ausfallen und sich kombinieren, können unterschiedliche Formen von subjektiv wahrgenommenen Stressepisoden entstehen: Schaden/Verlust, Bedrohung, Herausforderung oder – falls kein Stress entsteht – Gewinn oder vielleicht auch Gleichgültigkeit. Bewertungen von Schaden/Verlust (harm/loss) folgen auf bereits eingetretene Ereignisse dieser Art, z. B. eine verpatzte Prüfung. Dagegen beziehen sich Bedrohung (threat) und Herausforderung (challenge) auf die Erwartung zukünftiger Ereignisse, z. B. eine bevorstehende Prüfung. Je nachdem zu welcher Einschätzung oder welchen Einschätzungsmustern ein Individuum gelangt, kommt es in der Folge zu ganz unterschiedlichen Emotionen und Bewältigungsversuchen. Angst entsteht beispielsweise nur bei Bedrohungsbewertungen (oder bei Bewertungsmustern, bei denen Bedrohung im Vordergrund steht). Genau genommen würde dann sogar Furcht entstehen, wenn der Bedrohung ein bestimmtes Gesicht gegeben werden kann, die Quelle der Bedrohung für das Individuum also feststeht (Krohne 1996, 2010). Herausforderungsbewertungen führen erst einmal nicht zu Angstreaktionen, da ihnen die Erwartung eines möglichen Gewinns anhaftet. Bereits eingetretener Schaden oder Verlust, vor allem wenn er irreversibel ist, sollte nach diesen Überlegungen zu Formen der Traurigkeit führen.

Lazarus' Definition von Stress lautet: „Psychischer Stress bezeichnet eine Beziehung mit der Umwelt, die vom Individuum im Hinblick auf sein Wohlergehen als bedeutsam bewertet wird, aber zugleich Anforderungen an das Individuum stellt, die dessen Bewältigungsmöglichkeiten beanspruchen oder überfordern." (Lazarus/Folkman 1986, 63, zit. nach Krohne 1996, 10)

**Stressbewältigung (Coping)** Der andere wichtige vermittelnde Prozess in Lazarus' Stresstheorie ist die Stressbewältigung (Coping), also individuelle Bemühungen, mit der Stressepisode umzugehen. Hier wird dem nächsten Abschnitt etwas vorgegriffen, der sich ausschließlich mit dem Thema Stressbewältigung auseinander setzt.

Lazarus' Definition von Bewältigung lautet: „Der Prozess der Handhabung jener externen und internen Anforderungen, die vom Individuum als die eigenen Ressourcen beanspruchend oder übersteigend bewertet werden." (Lazarus/Folkman 1984, 282, zit. nach Krohne 1996, 79)

In Kapitel 3.2 werden die beiden zentralen Funktionen oder Formen von Bewältigung, die *emotionsorientierte* und die *problemorientierte* Bewältigung, näher beschrieben. Wichtig ist, dass die Ausgänge der Auseinandersetzung mit der eingeschätzten Situation direkt mit verschiedenen Aspekten des Wohlbefindens assoziiert sind oder über eine *Neubewertung der Situation*, eine dritte Bewertungsform in der transaktionalen Stresstheorie, zu einem erneuten Durchlaufen der vorangegangenen Bewertungs- und Bewältigungsprozesse führen können.

Wie schon erwähnt ist die kognitiv-transaktionale Theorie von Lazarus die einflussreichste und meistzitierte Stresstheorie der letzten 20 bis 30 Jahre. Praktisch alle Arbeiten zu Stress nehmen auf die eine oder andere Weise Bezug auf dieses Modell. Auf der anderen Seite ist es Lazarus laut einiger Autoren nicht gelungen, die Theorie streng experimentell zu testen und somit empirisch nachzuweisen. Zum Beispiel sind die einzelnen Bewertungskonzepte (primäre und sekundäre Bewertung) kaum ordentlich zu operationalisieren (also messbar zu machen) und voneinander zu trennen. Lazarus und Folkman (1987) sagen selbst, dass Primär- und Sekundärbewertung ohne einander nicht funktionieren. Denn die Entscheidung, ob eine Situation bedrohlich, verlustbezogen oder herausfordernd ist, hängt maßgeblich davon ab, wie sehr eine Person glaubt, Kontrolle über eine Situation ausüben zu können. Darüber hinaus wird öfter bemängelt, dass es der Arbeitsgruppe nicht gelungen ist, zufrieden stellende Messinstrumente für die Bewertungsvorgänge zu konstruieren (Schwarzer 2000).

Ein weiterer Stressforscher, Stevan Hobfoll (1989), kritisiert an Lazarus' Modell vor allem die zentrale Stellung der subjektiven Sichtweise eines Individuums bei der Definition von Stress. Hobfoll weist darauf hin, dass es der starke Schwerpunkt auf die subjektive Sichtweise fast unmöglich macht, bei der von einer Person berichteten Stressbelastung, den Stressor von der emotionalen Reaktion darauf zu trennen. Diesbezüglich merkt Hobfoll auch an, ein stark individualisierter Stressbegriff habe möglicherweise zur Folge, dass Bewältigungsvorgänge unbemerkt bleiben. Und zwar immer dann, wenn die Personen in ihrer Bewältigung erfolgreich waren. Jeder, der erfolgreich mit seinem Stress umgeht, könnte somit den Eindruck erwecken, überhaupt keinen Stress erlebt zu haben.

Dennoch betrachtet auch Hobfoll die subjektive Sichtweise nicht als unwichtig, da letztlich die Bewertung des objektiven Reizes die resultierende Reaktion der Personen mitbestimmt.

In einem weiteren Einwand geht Hobfoll auf das homöostatische Konzept oder die Balance zwischen Umweltanforderung und Bewältigungskapazität ein. Homöostase als Endpunkt einer erfolgreichen Bewältigung ist eine Grundannahme des transaktionalen Modells von Lazarus, aber auch vieler anderer Stresstheorien. Hobfoll wendet sich davon ab und betont stattdessen das Streben nach Wachstum, das nach der Bewältigung von stressreichen Ereignissen in einer belastungsfreien Zeit in den Vordergrund treten soll (Hobfoll/Freedy 1990). Diese und andere Kritikpunkte an bestehenden Stresstheorien führten Hobfoll zur Entwicklung einer alternativen Theorie, in der das Prinzip der Ressourcenerhaltung im Mittelpunkt steht.

### 3.1.4 Die Theorie der Ressourcenerhaltung

Hobfoll (1989, 2001) legt seiner Theorie die Idee zugrunde, dass *Menschen versuchen, das zu bekommen, zu bewahren und zu beschützen, was sie wertschätzen.*

Direkt daran schließt sich seine Definition von *Ressourcen* an: Es kann sich dabei um Objekte, Bedingungen, personale Charakteristiken und Energien handeln, die direkt oder indirekt zum Überleben notwendig sind oder aber als Mittel zur Beschaffung weiterer Ressourcen dienen. Außerdem sollten diese Ressourcen von einer breiten Masse von Personen übereinstimmend wertgeschätzt und als wichtig für Menschen generell wie auch für die eigene Person angesehen werden (1989). Hobfoll unterscheidet vier Formen von Ressourcen:

**Formen von Ressourcen**

*(1) Objekte/Gegenstände*: Hierin eingeschlossen werden physikalische Objekte, die u. a. mit dem sozioökonomischen Status einer Person verbunden sind. Solche können sein: Autos, Kleidung, Schmuck oder andere Wertsachen. Aber auch Nahrungsmittel oder ein Haus gehören dazu.

*(2) Bedingungen*: Hierzu zählen nicht materielle Gegebenheiten, die wertgeschätzt werden oder dem Erwerb anderer Ressourcen dienen, wie z. B. die Ehe, die Staatsbürgerschaft, das Wahlrecht, die Karriere oder die Gesundheit.

*(3) Personale Ressourcen*: Diese sind stabile Fähigkeiten, Fertigkeiten, Charakterzüge oder Überzeugungen eines Menschen, wie z. B. Optimismus, Offenheit für Erfahrung oder Selbstwirksamkeit.

*(4) Energieressourcen*: Sie werden primär zum Erwerb anderer Ressourcen eingesetzt. Darunter fallen Geld, Wissen oder Zeit.

Durch ihre identitätsstiftende Wirkung haben Ressourcen laut Hobfoll (1989) zum einen instrumentellen und zum anderen symbolischen

Wert für Menschen. Somit können sowohl potenzieller als auch tatsächlicher Verlust von Ressourcen oder das Ausbleiben von Gewinn ausreichen, um Stress zu produzieren. Hobfoll legt seiner Theorie zwei zentrale Prinzipien zugrunde, aus denen er auf vier Korollarien, d. h. Ableitungen, schließt.

*Erstes Prinzip: Ressourcenverluste werden als schwerwiegender wahrgenommen als Ressourcengewinne.* Das bedeutet, dass bei der gleichen Menge an Gewinnen und Verlusten die Verluste wesentlich größere Auswirkungen auf das subjektive Wohlbefinden haben als die Gewinne. Folglich sollte das Vermeiden von Verlusten wichtiger sein als das Anstreben von Gewinnen. Hobfoll begründet diese Annahme damit, dass der Schutz vor Verlusten einen unmittelbaren Überlebenswert besitzt. Der Wert von Gewinnen hingegen beschränke sich auf das Vermeiden oder das Abpuffern von Verlusten, möglicherweise auch die Empfindung von Freude. Freude, so Hobfoll (1989), hat keinen unmittelbaren Überlebenswert.

**Prinzipien**

Stellen Sie sich beispielsweise eine Person vor, die sich hoch verschuldet hat und nicht weiß, wie es weitergehen soll. Durch diesen großen Verlust an Ressourcen sind viele Lebensbereiche betroffen. Dies hat starke negative Auswirkungen auf das Wohlbefinden und – in einer Extremvariante – auf das Überleben der Person. Eine andere Person dagegen hat im Lotto gewonnen. Die Person freut sich darüber, aber nach der ersten Freude und den ersten Anschaffungen oder Reisen geht sie wieder zur Normalität über (wenn auch sicherlich auf einem freigebigeren finanziellen Niveau als vorher). Kleinere oder größere Sorgen, die unabhängig vom Geld sind, z. B. Beziehungsprobleme mit dem Partner, bleiben bestehen und können auch durch den Geldgewinn nicht aufgehoben werden.

*Zweites Prinzip:* Menschen müssen ihre Ressourcen investieren, um sich vor Verlusten zu schützen, um sich von Verlusten zu erholen oder um neue Ressourcen zu erwerben. Dabei werden bei ihrer Investition vorhandene Ressourcen teilweise oder vollständig und direkt oder symbolisch eingesetzt, was selbst Ressourcen verbraucht und dadurch als stressreich erlebt wird.

- Das *erste Korollarium* besagt, dass Personen, die viele Ressourcen besitzen, weniger verletzbar und anfällig für den Verlust von Ressourcen sind. Außerdem sind sie eher in der Lage, neue Ressourcen dazuzugewinnen. Bei ressourcenarmen Personen verhält es sich

**Korollarien**

andersherum. Dabei kommt hinzu, dass die Konsequenzen eines Verlusts auch noch schwerer wiegen.
- Daraus kann sich nach dem *zweiten Korollarium* eine *„Verlust-Spirale"* entwickeln. Denn die Person ist durch vorangegangenen Ressourcenverlust weniger resistent gegenüber neuen Stresssituationen, wodurch sich das Risiko für weitere Verluste erhöht.
- Im *dritten Korollarium* erläutert Hobfoll die *„Gewinn-Spirale"*: Durch Ressourcengewinn verfügt die Person zunächst über eine gute Basis, von der aus es ihr möglich ist, weitere Ressourcen zu erwerben. Da laut Hobfolls Annahmen Personen von Verlust-Spiralen stärker beeinträchtigt werden als von Gewinn-Spiralen beglückt, sollten diese beiden Konzepte nicht als direkte Gegensätze betrachtet werden.
- Das *vierte Korollarium* schließlich besagt: *Personen, die über nur wenige Ressourcen verfügen, sollten eher defensive Bewältigungsstrategien anwenden, um ihre bestehenden Ressourcen zu schützen* (Hobfoll 1989). Bewältigungsversuche sind bei Hobfoll also die Maßnahmen zur Erhaltung gefährdeter Ressourcen, gewissermaßen Schutzhandlungen, die dem Auftreten von Verlust-Spiralen vorbeugen sollen.

Schwarzer (2000) kommentiert Hobfolls Theorie als moderne Alternative zu der von Lazarus. Die Ähnlichkeiten beider Theorien sieht er darin, dass sie beide Stress, Bewältigung und Handlungsmotivation beschreiben und erklären wollen. Beiden läge weiterhin eine kognitiv-transaktionale Sichtweise zugrunde. Die Vorteile von Hobfolls Theorie entdeckt Schwarzer in ihrer Sparsamkeit und guten Überprüfbarkeit. Auch andere Autoren schließen sich dieser positiven Bewertung an (z. B. Krohne 2001). Denn die Ressourcen von Menschen sind vergleichsweise einfach zu messen und Hobfolls Annahmen deshalb direkt überprüfbar.

## 3.2 Stressbewältigung

Bewältigung impliziert das Überstehen einer Situation, die belastend ist. In der Stressbewältigungsforschung bezieht sich Bewältigung generell auf den Prozess der Handhabung externer und interner Anforderungen, die vom Individuum als die eigenen Ressourcen beanspruchend oder übersteigend bewertet werden (Lazarus/Folkman 1984, 282 zit. n. Krohne 1996, 79).

Dabei können, wie aus dem vorherigen Abschnitt bekannt ist, unterschiedliche Begleitemotionen entstehen, die sich aus dem Zusammenwirken von Situationsmerkmalen und deren Einschätzung durch die Person ergeben. Mit der Bewältigung spezifischer negativer Einzelemotionen (wie Angst, Trauer, Schuld oder Ärger) befasst sich die *Emotions*bewältigungforschung (Weber 1997). Viele Konzepte der spezifischen Emotionsbewältigung, insbesondere der Angstbewältigung, und der etwas breiteren Stressbewältigung gehen auf gemeinsame theoretische Überlegungen zurück und überlappen sich deswegen. Allerdings darf diese Überlappung nicht über die Vielfalt der Forschung zur Bewältigung hinwegtäuschen: Sie definiert die „Bewältigung" unterschiedlich breit, untersucht sie in unterschiedlichen Situationen, wählt unterschiedliche Formen der Operationalisierung und setzt unterschiedliche Effizienzkriterien an. Diese Vielfalt berücksichtigend, beschreibt Weber (1997) die Bewältigung als weitgehend theoriefreies, beliebig einsetzbares „Modul", das in verschiedensten Kontexten Anwendung findet.

Dieser Abschnitt wird sich vornehmlich mit Theorien und Messmethoden zur Bewältigung von Angst und (allgemeiner) Stress befassen. Auf Forschung zur Bewältigung anderer spezifischer negativer Emotionen wie Ärger oder Trauer kann nur durch weiterführende Literatur verwiesen werden (z. B. Weber et al. 2014). Um die trotzdem verbleibende Vielfalt an Theorien und Methodik zu ordnen, wird die von Krohne (1996, 2010) vorgeschlagene Unterscheidung zwischen dispositionellen und aktuellen sowie mikro- und makroanalytischen Ansätzen aufgenommen.

**Klassifikation von Bewältigung**

1. *Dispositionelle Ansätze* identifizieren stabile Stressbewältigungsneigungen bei Personen. Hier geht es um Persönlichkeitsmerkmale, die in Stresssituationen in Form charakteristischer Handlungen konsistent beobachtet werden können.
2. Bei der Forschung zur *aktuellen Bewältigung* geht man davon aus, dass die Bewältigung von Stress maßgeblich von den subjektiv wahrgenommenen Charakteristiken der Situation abhängt und nicht so sehr von stabilen Persönlichkeitseigenschaften der Person.
3. *Mikro- bzw. makroanalytische* Vorgehensweisen beziehen sich auf den Grad der Differenziertheit bei der Erfassung der Stressbewältigung. Mikroanalytische Ansätze untersuchen eine Reihe von spezifischen Bewältigungsmaßnahmen, z. B. Planung, Humor oder Unterstützung mobilisieren. Dagegen liegt das Interesse ma-

kroanalytischer Herangehensweisen bei weniger verhaltensnahen oder abstrakteren Konstrukten der Bewältigungsforschung (z. B. Repression und Sensitization; s. a. Krohne 1996, 2010).

Nach diesen Einteilungskriterien beschäftigen sich die meisten mikroanalytischen Ansätze eher mit aktueller Stressbewältigung. Makroanalytische Theorien umfassen mitunter sowohl dispositionelle als auch aktuelle Stressbewältigung.

Zurzeit ist, zumindest bei den Modellen zu aktueller Bewältigung, die populärste Stressbewältigungstheorie das transaktionale Modell nach Lazarus. Viele Bewältigungsinventare auch außerhalb der Lazarus-Gruppe wurden auf der Grundlage der von Lazarus gewählten Funktionsdichotomie des problem- und emotionsorientierten Bewältigens konstruiert (z. B. Carver et al. 1989). Unzählige Autoren haben sich dem situationsspezifischen Prozessgedanken dieser Theorie angeschlossen und dazu publiziert. Ein makroanalytischer Ansatz, der sich um die Klassifizierung dispositioneller Bewältigung bemüht, ist das Konstrukt „Repression-Sensitization" von Byrne (1961), das u. a. von Krohne theoretisch zum Modell der Angstbewältigungsmodi erweitert wurde.

### 3.2.1 Die Ursprünge: Abwehrmechanismen

Abwehr Die Anfänge der Bewältigungsforschung können u. a. der Psychoanalyse zugeschrieben werden. Viele dispositionelle Ansätze gehen direkt auf das psychoanalytische Modell der *Abwehrmechanismen* zurück.

Abwehr wird definiert als unbewusster mentaler Mechanismus. Er kommt zum Einsatz, sobald das Individuum mit internen sexuellen oder aggressiven Konflikten umgehen muss oder mit externen angstauslösenden Reizen konfrontiert wird (A. Freud 1937; S. Freud 1894/1964; Haan 1977).

Bewältigung und Abwehr Wegen grundlegender Definitionsunterschiede werden Abwehrmechanismen und Bewältigungsstrategien heute weitgehend getrennt erforscht (Cramer 2000, 2015). Abwehrmechanismen sind unbewusst, wohingegen Bewältigungsstrategien in der Regel bewusst ablaufen oder allenfalls überlernt und deswegen automatisiert sind (Lazarus 1993). Weiterhin werden Abwehrmechanismen oft a priori als inadaptiv oder adaptiv definiert (dieser Punkt ist in der modernen Abwehrforschung allerdings umstritten, s. Cramer 1998). Traditionell ging die Psychoanalyse davon aus, dass die Art und Güte der Abwehr angstbesetzter Themen mit dem Reifungsgrad der Persönlichkeit zusammenhängt (Cramer 2000, 2015; Vaillant 1977). Bewältigungsstrategien hingegen werden in ihrer Wirksamkeit a priori meistens nicht bewertet. Vor allem bei der aktuellen Bewältigung wird seit Lazarus völlig auf eine Wertung der Adaptivität von Bewältigung verzichtet. Wann eine Strategie adaptiv ist, entscheiden vielmehr die vom Individuum bewerteten Charakteristika der Situation. Schließlich werden Abwehrmechanismen in aller Regel als stabile Merkmale angesehen. Das ist zwar auch teilweise in der Bewältigungsforschung üblich, doch unterscheidet man hier explizit zwischen aktueller und dispositioneller Bewältigung.

Einige Abwehrmechanismen, die von Sigmund Freud (1894/1964) vorgeschlagen und von Anna Freud (1937) weiter bearbeitet wurden, sind Verleugnung, Regression, Repression, Isolierung und Dissoziation.

**Abwehrmechanismen**

- Durch *Verleugnung* schützt sich das Individuum vor der unangenehmen Wirklichkeit, indem es sich weigert, diese wahrzunehmen (z. B. Raucher, die die Gefahren des Rauchens nicht wahrhaben wollen).
- *Regression* bezeichnet den Rückzug auf eine frühere Entwicklungsstufe mit vergleichsweise einfacheren Reaktionen und niedrigerem Anspruchsniveau (z. B. ein Kind, das in einer Stresssituation wieder anfängt, am Daumen zu lutschen, obwohl es diese Angewohnheit bereits abgelegt hatte).
- *Repression* bezieht sich auf den Ausschluss unangenehmer Gedächtnisinhalte, Wünsche oder Konflikte aus dem Bewusstsein. (Beispiel: Eine Person verursacht einen Autounfall. Sie bleibt unverletzt, aber kann sich nicht mehr an die Umstände erinnern, die zum Unfall führten.)
- *Isolierung* bezeichnet die Abtrennung emotionaler Reaktionen von angstbesetzten Situationen (z. B. präpariert ein Medizinstudierender einen Leichnam, ohne dabei von Gedanken an den Tod oder das Sterben abgelenkt zu werden).
- *Dissoziation* bedeutet, dass widersprüchliche Strebungen gedanklich getrennt werden, so dass sie nicht gemeinsam im Bewusstsein auftauchen. (Beispiel: Eine Person, die sich in ihrer Kirchengemeinde stark für moralische Prinzipien engagiert, ist in ihrem beruflichen Leben wissentlich in dubiose Geschäfte verwickelt, ohne beide Verhaltensweisen in Verbindung zu bringen.)

Die Forschung zu Abwehrmechanismen war über viele Jahre der Kritik und Vernachlässigung ausgesetzt, vor allem wegen der zeitweise unpopulären Annahme unterbewusster Vorgänge und des logischinkonsistenten Versuchs (Cramer 2000, 2015), diese durch Selbstberichtmethoden zu erheben. Mittlerweile gibt es hinreichend empirische Beweise dafür, dass viele kognitive Vorgänge niemals das Bewusstsein erreichen und da die moderne Abwehrforschung ihre Methodik umgestellt hat, feiern diese Konzepte ein Comeback und finden Anwendung u. a. in der Entwicklungspsychologie, der Persönlichkeits- und Klinischen Psychologie (Cramer 2000, 2015).

### 3.2.2 Dispositionelle Bewältigung

In den nächsten Abschnitten werden Theorien vorgestellt, die sich mit stabilen Aspekten von Bewältigung auseinander setzen und Bewältigung als Persönlichkeitsmerkmal verstehen. Wie der Rest der Persönlichkeitsforschung waren auch dispositionelle Bewältigungstheorien nach Mischels (1968) Kritik am Dispositionskonzept zunächst eher unpopulär. Mittlerweile hat sich die Debatte über den Nutzen dispositioneller Konstrukte gelegt. Es wird angenommen, dass Bewältigungsstrategien in der Regel stabile *und* flexible Anteile aufweisen.

R-S-Skala **Repression-Sensitization.** Das Konstrukt Repression-Sensitization von Byrne (1961) ist ein klassischer makroanalytisch-dispositioneller Ansatz, der noch gut erkennbare Ursprünge in den Abwehrmechanismen der Psychoanalyse hat. Bei Byrne wird Stressbewältigung entlang einer bipolaren Dimension mit den Enden Repression und Sensitization abgebildet (s. Abb. 3.3). Represser, die an einem Ende der

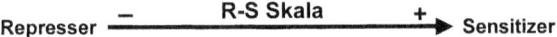

Abb. 3.3: Schematische Darstellung des Konstrukts Repression-Sensitization (Byrne 1961)

Dimension liegen, reagieren auf Stresssituationen habituell mit der Vermeidung oder Leugnung der Stressquelle. Sie verbalisieren ihre Angst nicht und denken nicht über den weiteren Verlauf der Situation oder über ihre Konsequenzen nach. Sensitizer hingegen wenden sich der Stressquelle in verstärktem Maße zu und betreiben Informationssuche. Zur Erfassung der habituellen Stressbewältigung entwickelten Byrne und seine Mitarbeiter (Byrne 1961; Byrne et al. 1963) die Repression-Sensitization-Skala (R-S-Scale).

Byrne nimmt an, dass Personen im mittleren Wertebereich der R-S-

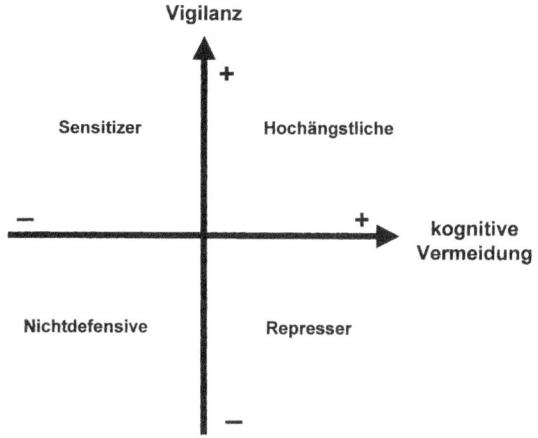

Abb. 3.4:
Schematische Darstellung des Modells der Bewältigungsmodi (nach Krohne 1996, 2010)

Skala die beste Anpassung aufweisen sollten (Krohne 1996, 2010). Empirische Untersuchungen weisen allerdings stark auf einen linearen Zusammenhang zwischen Repression-Sensitization und verschiedenen Maßen emotionaler Anpassung hin. So wurden z. B. hohe Korrelationen von Sensitization, d. h. hohe Ausprägungen auf der R-S-Skala, und Maßen für dispositionelle Ängstlichkeit gefunden.

Es wurden verschiedene Wege begangen, um einer Konfundierung, d. h. Vermischung, von Ängstlichkeit und Repression-Sensitization entgegenzuwirken, letztlich also Represser von wirklich Niedrigängstlichen und Sensitizer von Hochängstlichen trennen zu können und darüber hinaus den Status der Personen des mittleren Wertebereichs zu klären. Krohne und Mitarbeiter (z. B. Krohne 1986; Krohne et al. 1992) sehen einen Weg darin, statt nur einer, zwei unabhängige Bewältigungsdimensionen anzunehmen, die in unterschiedlichen Ausprägungskombinationen in vier verschiedenen Stressbewältigungsstilen resultieren. Die im Folgenden beschriebene Theorie der Angstbewältigungsmodi stellt eine Weiterentwicklung des Repression-Sensitization-Konstrukts dar.

**Das Modell der Angstbewältigungsmodi.** In diesem Modell werden zwei unabhängige Dimensionen der Orientierung gegenüber aversiven Stimuli unterschieden, nämlich Vigilanz und kognitive Vermeidung (s. Abb. 3.4, Krohne 1996, 2010). *Vigilanz* bezieht sich auf das verstärkte Aufsuchen und Verarbeiten bedrohungsbezogener Information, also auf die Hinwendung zur Stressquelle, mit dem Ziel, subjektive Unsicherheit zu reduzieren. *Kognitive Vermeidung* bezeichnet

Vigilanz und kognitive Vermeidung

hingegen die Abwendung von bedrohungsrelevanten Hinweisreizen, bei der der Organismus gegen erregungsinduzierende Reize der Stresssituation abgeschirmt werden soll.

**Bewältigungsmodi** Bei der gleichzeitigen Betrachtung der Ausprägungen von Personen auf beiden Angstbewältigungsdimensionen, Vigilanz und kognitive Vermeidung, ergeben sich vier spezifische Konfigurationen der Bewältigungsstrategien. Sie werden *Bewältigungsmodi* genannt. Personen lassen sich im Umgang mit aversiven Situationen darin unterscheiden, in welchem Verhältnis sie vigilante und kognitiv vermeidende Strategien anwenden (s. Abb. 3.4).

1. *Sensitization.* Sensitizer weisen eine hohe Ausprägung auf der Dimension Vigilanz und eine niedrige Ausprägung auf der Dimension kognitive Vermeidung auf. Sie sind gekennzeichnet durch eine hohe Unsicherheitsintoleranz einerseits und eine niedrige Erregungsintoleranz andererseits. Ihre Aufmerksamkeit richtet sich auf gefahrrelevante Information in der Stresssituation. Sie praktizieren konsistente Überwachung.
2. *Repression.* Represser weisen eine hohe Ausprägung auf der Dimension kognitive Vermeidung und eine niedrige Ausprägung auf der Dimension Vigilanz auf. Sie zeichnen sich durch eine niedrige Unsicherheitsintoleranz und eine hohe Erregungsintoleranz aus. In aversiven Situationen wenden sie sich von der Stressquelle ab (Emotionalitätsregulation) und akzeptieren dabei ein gesteigertes Maß an Unsicherheit bezüglich der Entwicklung des Stressors. Sie sind konsistente Vermeider.
3. *Hochängstlichkeit.* Hochängstliche haben hohe Ausprägungen auf beiden Bewältigungsdimensionen. Für sie wird sowohl eine hohe Intoleranz gegenüber Unsicherheit als auch gegenüber Emotionalität angenommen (Krohne 1996, 2010). In Stresssituationen sind Hochängstliche sowohl immerzu mit der Gefahr beschäftigt, negativ überrascht zu werden, als auch mit der Wahrscheinlichkeit, von starken Emotionen überwältigt zu werden. Als Folge davon weisen sie ein meistens ineffektives, fluktuierendes Bewältigungsverhalten auf.
4. *Nichtdefensivität.* Nichtdefensive weisen niedrige Ausprägungen sowohl auf der Dimension Vigilanz als auch auf der Dimension kognitive Vermeidung auf. Sie sind gekennzeichnet durch geringe Intoleranzen gegenüber Erregung wie auch gegenüber Unsicherheit. Nichtdefensive praktizieren situationsbezogene instrumentelle Bewältigung, indem sie sich an die besonderen Erfordernisse der

Stresssituationen anpassen. Sie sind auch fähig, einzelne Strategien lange genug anzuwenden, um letztlich über deren Effektivität entscheiden zu können.

Erfasst werden die Bewältigungsmodi mit Hilfe des Angstbewältigungsinventars (ABI; Krohne et al. 1989; Egloff/Krohne 2003). Der ABI ist ein Stimulus-Response-Inventar. Den Probandinnen und Probanden werden acht hypothetische Stresssituationen vorgegeben, die selbstwertrelevante oder physisch bedrohliche Aspekte enthalten (s. Tab. 3.1). Zu jeder Situation werden weiterhin je fünf kognitiv vermeidende und vigilante Strategien angegeben, die von den Teilnehmenden mit „stimmt" oder „stimmt nicht" beantwortet werden.

Tab. 3.1: Beispiele für die Situationsstimuli des Angstbewältigungsinventars (aus Krohne 1996, 99)

| **Selbstwertbedrohliche Situation** | „Stellen Sie sich vor, dass Sie in ca. zehn Minuten einen Bericht vor einer Gruppe von Personen halten sollen." |
|---|---|
| **Physisch bedrohliche Situation** | „Stellen Sie sich vor, Sie gehen spätabends allein durch die Stadt. Aus einer Seitengasse nähert sich eine Gruppe von Leuten, die Ihnen irgendwie nicht ganz geheuer vorkommt." |

Ein Beispielitem für kognitive Vermeidung in der Stadtsituation ist: „In dieser Situation betrachte ich ein Schaufenster." (Krohne 1996, 101) Ein Beispiel für ein Vigilanz-Item ist: „In dieser Situation beobachte ich die Leute genau." (S. 101) Wie theoretisch angenommen, sind die Ausprägungen auf beiden Skalen weitgehend unabhängig voneinander. Somit lässt sich die theoretische Einteilung in die vier Bewältigungsmodi auch empirisch nachvollziehen.

**Das Zwei-Prozess-Modell.** Ein weiterer makroanalytischer dispositioneller Ansatz zur Stressbewältigung wurde von Brandtstädter und Kollegen (Brandtstädter 1992; Brandtstädter/Renner 1990) entwickelt. Hierbei handelt es sich um ein entwicklungspsychologisches Bewältigungsmodell, das sich mit den Konsequenzen nicht erreichter Ziele auseinander setzt und damit einen eher handlungstheoretischen Schwerpunkt in die Bewältigungsforschung bringt.

*Assimilation und Akkomodation*

Brandtstädter betont, dass Entwicklungsveränderungen und biografische Ereignisse aus der Sicht des sich entwickelnden Individuums als Annäherungen an oder Entfernungen von persönlichen Entwicklungszielen repräsentiert werden können. Dabei kann eine Annäherung an ein Ziel als Gewinn und eine Entfernung von einem persönlichen Ziel als ein Verlust verstanden werden. Beides wird von der betroffenen Person dementsprechend affektiv bewertet. Nimmt eine Person einen Verlust wahr oder antizipiert einen solchen, wird ein Bewältigungsprozess in Gang gesetzt, der zu einer Reduzierung oder Vermeidung des Verlustes beitragen soll. In seinem Modell unterscheidet Brandtstädter drei Bewältigungsprozesse: *assimilative Prozesse*, *akkommodative Prozesse* und *immunisierende Mechanismen*. Letzteres bedeutet, dass selbstbild-diskrepante Informationen verneint oder umgedeutet werden. Da sich die Autoren vor allem um die Messung der erstgenannten Prozesse bemühen, werden diese im Folgenden näher beschrieben.

- *Assimilative Bewältigung* wird in Situationen angewandt, die als veränderbar erlebt werden (Brandtstädter 1999). Hier versuchen Personen, Hindernisse aktiv aus dem Weg zu räumen, so dass es ihnen möglich ist, ihre gesetzten Ziele weiterhin zu verfolgen. Das Engagement, das hierfür notwendig wird, ist allerdings sowohl von der Wichtigkeit des blockierten Ziels als auch von der erlebten Kontrolle oder Selbstwirksamkeit (s. Kap. 2) der Person abhängig.
- *Akkommodative Bewältigung* kommt dagegen zur Anwendung, wenn eine assimilative Bewältigung nicht mehr möglich zu sein scheint. Die akkommodative Bewältigung zeichnet sich durch eine Umdeutung der Situation und ein Anpassen der Standards und Zielvorstellungen aus. Dieser Prozess läuft nicht unbedingt intentional ab. Der Unterschied zur assimilativen Bewältigung wird besonders deutlich, wenn man beachtet, dass durch die Akkommodation das Problem nicht aktiv beseitigt, sondern durch kognitive Prozesse eher passiv „neutralisiert" wird.

Beide Prozesse oder Bewältigungsmöglichkeiten werden von Brandtstädter als Dispositionen definiert. Sie sind außerdem gegenläufig, d.h. in einer zu bewältigenden Situation blockieren sie sich gegenseitig. Dennoch sind sie als dispositionelle Tendenzen unabhängig voneinander, stellen also zwei Dimensionen dar. Zur Erfassung der beiden Tendenzen entwickelten Brandtstädter und Renner (1990) zwei Skalen: die Skala Flexible Zielanpassung (FZ) zur Erfassung der akkomodativen Bewältigung, z. B. Anpassung an veränderte Umstände, und die Skala Hartnäckige Zielverfolgung (HZ) zur Erfassung der assimilativen Bewältigung, z. B. Überwindung von Barrieren bei der Zielverfolgung. Die Ausprägungen auf beiden Skalen variieren, wie von den Autoren angenommen, weitgehend unabhängig voneinander.

### 3.2.3 Aktuelle Bewältigung

Im Abschnitt 3.1 wurde bereits ausführlich dargestellt, wie Stress nach dem transaktionalen Modell von Lazarus zustande kommt. Auch die Rolle der Bewältigung wurde bereits angesprochen. Lazarus beschreibt zwei zentrale Stressbewältigungsfunktionen, die je nach Situation und Bewertung zur Anwendung kommen: emotionsorientierte und problemorientierte Bewältigung.

Die emotionsorientierte Bewältigung kann sich in manifestem Verhalten ausdrücken oder auch auf der kognitiven Ebene bleiben. Gemeint sind Strategien, bei denen das Individuum nicht darauf aus ist, die Situation selbst zu verändern, sondern vielmehr, die assoziierten Emotionen zu regulieren. Beispiele sind das Leugnen eines aversiven Sachverhalts oder das positive Umdeuten der Situation. Diese Formen der Bewältigung sollen laut Theorie hauptsächlich in schwer kontrollierbaren Situationen eingesetzt werden, bei denen das Individuum keine Möglichkeit hat, direkt in den Situationsablauf einzugreifen, z. B. bestimmte Phasen von Krankheiten oder medizinischen Maßnahmen.

**emotionsorientierte Bewältigung**

Die andere wichtige Form oder Funktion der Bewältigung ist die problemorientierte Bewältigung. Hier bemüht sich das Individuum, direkt handelnd in die als stressbezogen bewertete Situation einzugreifen und sie zu seinen Gunsten zu verändern. Eine ausgiebige Vorbereitung auf eine anstehende Prüfung könnte als problemorientierte Bewältigung angesehen werden, oder auch das Aufsuchen einer Paartherapie bei bestehenden Ehe- oder Beziehungsproblemen. Oft sind diese problemorientierten Strategien erfolgreiche Maßnahmen zur Kontrolle von Stress. Dabei ist immer zu beachten, ob jemand überhaupt die Möglichkeit hat, aktiv die Situation zu verändern. Ist dies nicht der Fall, dann können auch problemorientierte Bewältigungsstrategien, wie z. B. Planung oder Konfrontation, eher zu einer Verschlimmerung als zu einer Verbesserung der persönlichen Lage beitragen.

**problemorientierte Bewältigung**

Hier wird ein weiterer Grundgedanke der transaktionalen Stresstheorie deutlich. Nach dieser Theorie gibt es keine an sich adaptiven oder inadaptiven Bewältigungsformen (Lazarus/Folkman 1984). Wann, welche Form zum Einsatz kommt, hängt entscheidend von den subjektiv wahrgenommenen Situationsparametern ab, also davon, ob das Individuum meint, Kontrolle über eine Situation ausüben zu können oder nicht. Diese Annahme wird in der Literatur auch als *Goodness-of-Fit-Hypothesis* (etwa: „Passungshypothese"; Folkman 1991) bezeichnet.

Ein weiterer grundlegender Gedanke wird aus der Goodness-of-Fit-Hypothese klar: Bewältigungsverhalten ist hier stark situationsabhängig, variabel, flexibel und eingebettet in einen Prozess, in dessen Verlauf Personen Strategien mehr oder weniger stark einsetzen oder sogar wechseln können. Eventuelle stabile Anteile des Bewältigungsverhaltens, die sich konsistent über verschiedene Situationen finden lassen, sind in dieser Theorie nicht von Interesse.

**WOCQ** Gemessen wird Bewältigung bei Lazarus mit dem Ways of Coping Questionnaire (WOCQ; Folkman/Lazarus 1988). Dieses Inventar einer mikro- oder makroanalytischen Orientierung zuzuordnen fällt schwer. Einerseits sind die beiden zentralen aktuellen Bewältigungsfunktionen eher breit angelegt, aber andererseits werden sie mit Hilfe unterschiedlicher „feingliedriger" Strategien gemessen. Im WOCQ werden anhand von 50 Items 8 Bewältigungsstrategien gemessen, die auf einer höheren Abstraktionsebene problem- oder emotionsorientierte Bewältigung repräsentieren (s. Tab. 3.2).

Laut einiger Autoren hat sich der WOCQ zumindest hinsichtlich seiner psychometrischen Qualitäten, also z.B. seiner Genauigkeit (Reliabilität) oder der Stabilität seiner Faktorenstruktur, nur wenig bewährt (für eine ausführliche Kritik s. Krohne 2010). Dennoch zählt er zu den meistverwendeten Verfahren in der Bewältigungsliteratur, was sicherlich auf die große Popularität des transaktionalen Stressmodells zurückgeführt werden kann.

### 3.2.4 Aktuell und dispositionell verwendbare Inventare

Zwei weitere mikroanalytische Verfahren zur Messung von Bewältigung, die sowohl dispositionell als auch aktuell eingesetzt werden können, sind der COPE (Carver et al. 1989) und der Stressverarbeitungsfragebogen (SVF; Janke et al. 1985).

**COPE.** Carver und Kollegen (1989) legen mit dem COPE einen mikroanalytischen Bewältigungsfragebogen vor, der in seiner jetzigen Version 15 unterschiedliche Subskalen (s. Tab. 3.2) mit insgesamt 60

Tab. 3.2: Subskalen einiger Bewältigungsinventare

| | WOCQ (Folkman/Lazarus 1988) | COPE (Carver et al. 1989) | SVF (Janke et al. 1985) |
|---|---|---|---|
| 1. | Konfrontative Bewältigung | Positive Umdeutung | Bagatellisierung |
| 2. | Distanzierung | Humor | Herunterspielen |
| 3. | Selbstkontrolle | Mentaler Rückzug | Schuldabwehr |
| 4. | Suche nach sozialer Unterstützung | Unterstützungssuche instrumentell | Bedürfnis nach sozialer Unterstützung |
| 5. | Verantwortung übernehmen | Unterstützungssuche emotional | Suche nach Selbstbestätigung |
| 6. | Flucht-Vermeidung | Verleugnung | Ersatzbefriedigung |
| 7. | Planvolles Problemlösen | Hinwendung zur Religion | Situationskontrollversuche |
| 8. | Positive Neubewertung | Ausleben von Emotionen | Reaktionskontrollversuche |
| 9. | | Verhaltensrückzug | Ablenkung |
| 10. | | Unterdrückung konkurrierender Aktivitäten | Positive Selbstinstruktion |
| 11. | | Abwarten | Vermeidenstendenz |
| 12. | | Substanzgebrauch | Fluchttendenz |
| 13. | | Akzeptanz | Soziale Abkapselung |
| 14. | | Aktive Bewältigung | Gedankliche Weiterbeschäftigung |
| 15. | | Planung | Resignation |
| 16. | | | Selbstbemitleidung |
| 17. | | | Selbstbeschuldigung |
| 18. | | | Aggression |
| 19. | | | Pharmakaeinnahme |

Items enthält. Seit 1997 liegt eine Kurzform des COPE vor, der Brief COPE, mit nur 28 Items. Diese bilden insgesamt 14 Subskalen, die weitgehend mit der langen Version übereinstimmen (Carver 1997). Die Items der COPE-Instrumente werden auf vierstufigen Skalen (*überhaupt nicht* bis *sehr*) beantwortet.

Die Autoren orientieren sich an der von Lazarus vorgeschlagenen Dichotomie von emotionsorientiertem vs. problemorientiertem Bewältigen, differenzieren die beiden Konzepte aber noch weiter aus. Außerdem misst der COPE noch eine Reihe von Bewältigungsstrategien, die von den Autoren a priori als dysfunktional eingestuft werden (z. B. Verleugnung, s. Tab. 3.2). Die einzelnen Subskalen des COPE stehen nur teilweise mit der handlungstheoretischen Auffassung von Verhalten in Belastungssituationen (Kontrollprozesstheorie; Carver/Scheier 1981) der Autoren in Verbindung.

Obwohl die Autoren den COPE mittlerweile auch situationsspezifisch einsetzen (Carver/Scheier 1994), wurde die Skala ursprünglich für die dispositionelle Erfassung von Bewältigung formuliert. Die Items sind weitgehend konstruktorientiert und deshalb eher abstrakt und wenig verhaltensnah. Ein Beispiel aus der Unterskala „Positive Umdeutung" macht dies deutlich: „Ich versuche, etwas Gutes in dem zu finden, was mir passiert." (Carver et al. 1989; Item 38, Übers. d. Autorin).

**Der Stressverarbeitungsfragebogen (SVF).** Der Stressverarbeitungsfragebogen von Janke und Kollegen (1985) ist ein mikroanalytisches Bewältigungsinventar, das in verschiedenen Ausführungen u. a. dispositionelle (SVF) wie auch aktuelle Stressbewältigung (SVF-ak) messen soll. Janke unterscheidet Bewältigungsstrategien nach ihrer Art, Zielrichtung und/oder Funktion. So können Bewältigungsmaßnahmen sowohl aktional, wie etwa Flucht oder Angriff, als auch intrapsychisch sein, z. B. Ablenkung oder Umwertung der Stresssituation. Hinsichtlich der Zielrichtung oder Funktion können sich die Strategien darin unterscheiden, ob sie sich eher mit der Stressreaktion, wie etwa Positive Selbstinstruktion, oder dem Stressor an sich, z. B. Situationskontrollversuche, befassen. Nach Jankes Ansicht sind Stressbewältigungsstrategien erfahrungsabhängig und daher weitgehend erlernt. Damit hängt zusammen, dass sie zwar eine gewisse Situationskonstanz zeigen, aber erfahrungsabhängig auch variabel einsetzbar sind bzw. modifiziert werden können.

Im Gegensatz zu vielen anderen Bewältigungsinventaren liegen für dieses Instrument Populationsnormen vor. Es werden mittels 114 Items 19 unterschiedliche Bewältigungsstrategien gemessen. In der *dispositionellen* Version werden die Probandinnen und Probanden gebeten, auf fünfstufigen Antwortskalen (von *gar nicht* bis *sehr wahrscheinlich*) verschiedene Bewältigungsreaktionen einzuschätzen. Diese sollen in Situationen zum Einsatz kommen können, bei denen die Person "durch irgendwas oder irgendjemanden beeinträchtigt, innerlich erregt oder aus dem Gleichgewicht" gebracht worden ist (Janke et al. 1985). Bei der *aktuellen* Stressbewältigung, die durch den SVF-ak gemessen wird, wird neben den schon bekannten 19 Subskalen noch aktuelle „Hilflosigkeit" gemessen. Die Probanden werden gebeten, zu jedem Item anzugeben, wie häufig ihnen der in den Items formulierte Gedanke oder die Handlung in der „vorangegangenen Situation durch den Kopf ging" (Janke et al. 1985, 31). Die Subskalen des SVF sind in Tab. 3.2 dargestellt.

### 3.2.5 Bewältigung und die Zeitperspektive

Schwarzer bemängelt das Fehlen einer Zeitperspektive in der Bewältigungsforschung. Die meisten Bewältigungstheorien schließen die zeitliche Einordnung oder Abfolge ihrer Konstrukte völlig aus. Obendrein werden Messinstrumente, die für die retrospektive Erfassung von Bewältigung validiert wurden, auch oft in Studien eingesetzt, bei denen die Teilnehmenden den eigentlichen zentralen Stressor erst antizipieren und aufgrund dessen schon beeinträchtigt sind (Schwarzer / Knoll 2003).

Schwarzer (Schwarzer / Knoll 2003) und Greenglass (2002) stellen im Rahmen einer neuen Theorie zum proaktiven Bewältigen (proactive coping) unterschiedliche Zeitperspektiven der Bewältigung und deren Operationalisierung vor (Greenglass et al. 1999). Schwarzer unterscheidet das reaktive Bewältigen vom antizipatorischen, präventiven und proaktiven Bewältigen entlang der Dimensionen *relatives zeitliches Auftreten des Stressereignisses* und *Vorhersagbarkeit bzw. Sicherheit des Auftretens* (Schwarzer / Knoll 2003).

**Zeitperspektiven der Bewältigung**

- *Reaktives Bewältigen* umfasst nach diesem Schema den Umgang mit bereits eingetretenen Verlusten oder Verletzungen. Beispiele für solche Stressepisoden sind der Verlust des Partners, der Arbeit, das schlechte Abschneiden in einer Prüfung etc.
- *Antizipatorisches Bewältigen* bezieht sich auf den Umgang mit einer Stresssituation, die in der Zukunft liegt und mit großer Sicherheit eintreffen wird. Beispiele hierfür sind anstehende Prüfungen, angekündigte Stellenstreichungen oder auch ein Zahnarztbesuch. Die anstehende Episode kann als Bedrohung oder Herausforderung betrachtet werden, im schlimmsten Fall kann sie mit einem zukünftigen Verlust verbunden sein. Die Bewältigung der antizipierten Stresssituation kann unterschiedliche Funktionen

haben: erste Schritte, das Problem anzugehen (Vorbereitung auf eine Prüfung), Aufstockung der Ressourcen (Aneignung neuer Qualifikationen bei Risiko eines Jobverlustes), sich trotz des Risikos besser fühlen (Umdeutung der anstehenden Risiken) etc.

- *Präventive Bewältigung* umfasst im Gegensatz zu antizipatorischer Bewältigung eine längere zeitliche Erstreckung in die Zukunft. Man bereitet sich hier auf ein Risiko vor, das nicht sicher vorhersagbar ist. Dabei ist es das Ziel, sich allgemeine Ressourcen für den Notfall, z. B. kein Geld zu haben, einen Unfall zu erleiden oder im Alter mittellos zu sein, zuzulegen. Solche Präventivmaßnahmen könnten etwa sein, eine Unfallversicherung abzuschließen, Geld zu sparen oder sich eine Eigentumswohnung zu kaufen.
- *Proaktive Bewältigung* bezieht sich auf das Anhäufen von Ressourcen, und zwar nicht im Zusammenhang mit negativen Zukunftsaussichten, sondern eher, um der Zukunft generell optimistisch begegnen zu können und sich Möglichkeiten offen zu halten. Ein Beispielitem aus der deutschen Version des Proactive Coping Inventory (PCI; Greenglass et al. 1999) lautet: „Ich ziehe aus alltäglichen Schwierigkeiten wichtige Erfahrungen, um mein Leben besser zu gestalten."

Hier spielen die negativen, stressbezogenen Bewertungen wie Bedrohung und Verlust keine Rolle. Vielmehr geht es darum, herausfordernden Zielen entgegenzusehen und persönliches Wachstum voranzutreiben. Statt Risiko zu verwalten, verwaltet das Individuum bei der proaktiven Bewältigung Ziele (Schwarzer/Knoll 2003). Die Maßnahmen, die im Rahmen proaktiver Bewältigung getroffen werden, können denen der präventiven oder sogar der antizipatorischen Bewältigung sehr ähnlich sein: Aneignung neuer Qualifikationen, Anhäufung von materiellen Ressourcen oder Langzeitplanung. Allerdings unterscheiden sich die zugrunde liegenden Motive voneinander: Beim proaktiven Bewältigen geht es darum, das eigene Leben mit den besten Möglichkeiten und Perspektiven auszustatten. Beim präventiven Bewältigen geht es bildlich gesprochen darum, die Wucht des befürchteten zukünftigen Aufpralls abzufangen.

### 3.2.6 Kritik an der Bewältigungsforschung

Die Kritik an der Bewältigungsforschung ist umfangreich. Weber (1997) sieht die wichtigsten Mängel in drei Punkten:

1. Weder für die Erfassung verschiedener Stressoren noch für die Erfassung der Bewältigung konnte man sich bislang auf eine handliche Taxonomie einigen. Was ist Bewältigung? Welche Funktionen erfüllt sie? Diese Fragen können bisher trotz intensiver Forschungsbemühungen nicht einheitlich beantwortet werden.
2. Es wird nicht ausreichend darüber nachgedacht, wie die Wirksamkeit von Bewältigung erfasst werden soll. Was soll Bewältigung leisten: Erhöhtes Wohlbefinden? Bessere Leistung? Oft sind Kriterien für den Bewältigungserfolg zu global und nicht angemessen durchdacht (Aldwin/Revenson 1987).
3. Die soziale Kontrolle der Bewältigung eines Individuums in einem bestimmten Kontext wird nicht adäquat berücksichtigt. Soziale Normen und Regeln bestimmen Verhalten ebenso wie wir selbst.

Hinsichtlich einiger Operationalisierungen von Bewältigung kommt noch hinzu, dass Items zur Messung von Bewältigungsstrategien oft mit Outcomekriterien, meistens das Wohlbefinden betreffend, konfundiert sind (Stanton et al. 1994). Ein Beispiel aus einer Unterskala des Brief COPE, „Ausleben der Emotionen", verdeutlicht das Dilemma: „Ich habe offen gezeigt, wie schlecht ich mich fühle." (Carver 1997; Item 21, Übers. d. Autorin) Die Darstellung dieser Bewältigungsstrategie unterstellt dem Individuum, dass es sich schlecht fühlt. Sie repräsentiert somit sowohl Anteile des (fehlenden) Wohlbefindens als auch die Art und Weise, wie das Individuum damit umgeht.

Auf der positiven Seite merkt Weber (1997) an, dass das Bewältigungskonzept ein ethisches Bedürfnis befriedigt. Es offeriert ein Zugeständnis an Verluste, Verletzungen und Schicksalsschläge, die zum Leben gehören und die zu durchleben nicht einfach sind.

## 3.3 Zusammenfassung

Gruppiert nach unterschiedlichen Schwerpunkten der einschlägigen Forschung wurden in diesem Kapitel reaktionsorientierte (z. B. Selye), stimulusorientierte (z. B. Holmes und Rahe) und transaktionale Perspektiven (z. B. Lazarus) zum Thema Stress erläutert. Dabei kann der Begriff Stress unterschiedliche Dinge bezeichnen: die Reaktionsmuster auf belastende Reize; die Reizkonstellationen, die zu solchen Belastungsreaktionen führen, oder ein Zusammenspiel von sich ständig verändernden Person- und Umweltmerkmalen.

Im zweiten Abschnitt wurden Überlegungen dazu vorgestellt, wie Menschen mit belastenden Situationen umgehen. Da dieses Forschungsfeld „offen und breit" wie kaum ein anderes ist (Weber 1997), fällt es schwer, eine Systematik zugrunde zu legen. Das Kapitel beschränkte sich deshalb nach Krohne (1996, 2010) auf eine Zusammenschau von Theorien und Operationalisierungen, die unterschiedlich breit angelegte Bewältigungsstrategien (makroanalytische und mikroanalytische) als Grundlage benutzen und von unterschiedlichen Stabilitätsannahmen (aktuell und dispositionell) bei der Bewältigung ausgehen. Nach dem Versuch einer Systematisierung von Bewältigung anhand zeitlicher Bezüge wurden schließlich einige Schwächen und Stärken der Bewältigungsforschung dargestellt. Die Antwort auf die Frage, welcher der dargestellten Ansätze nun am „richtigsten" ist, muss Ihnen dieses Kapitel schuldig bleiben. Oder wie Selye einmal sagte (nach Rosch 2003): „Theories don't have to be correct – only facts do."

## 3.4 Fragen zum Lernstoff

17. Warum kann der Begriff „Stress" so missverständlich sein?

18. Was beschreibt das General Adaptation Syndrome nach Selye? Beschreiben Sie die drei Phasen der Stressreaktion.

19. Welche Bewertungsprozesse unterscheidet Lazarus in seiner kognitiv-transaktionalen Stresstheorie und wie ist ihr Zusammenspiel zu verstehen?

20. Was bedeuten Akkommodation und Assimilation im Sinne Brandtstädters?

21. Was sind einige zentrale Kritikpunkte an der Bewältigungsforschung nach Weber?

# 4 Persönlichkeit und Gesundheit

Gibt es mehr oder weniger stabile Persönlichkeitseigenschaften oder Eigenschaftskonstellationen, die vermittelt durch Faktoren des Erlebens und Verhaltens zu bestimmten Krankheiten oder einer robusteren Gesundheit disponieren? Das folgende Kapitel widmet sich unterschiedlichen prominenten Forschungsfeldern, die sich um die Beantwortung dieser Frage bemühen.

Im ersten Abschnitt werden Theorien zu *Krankheitstypen* dargestellt, d. h. Eigenschaftskonstellationen, die zur Entstehung bestimmter Erkrankungen beitragen sollen. In den darauf folgenden Abschnitten werden Theorien zum Phänomenbereich der *Resilienz* vorgestellt. Im Gegensatz zu Krankheitstypenmodellen werden hier Eigenschaften und Konstellationen von Person-Umwelt-Bedingungen erforscht, die dazu beitragen, dass Individuen trotz widriger Umstände gesund bleiben.

## 4.1 Typenmodelle

Die mögliche Verursachung körperlicher Erkrankungen durch Persönlichkeitstypen wurde erstmals in der Psychosomatik untersucht. Helen Flanders Dunbar (1943) und Franz Alexander (1950) warteten mit Typenmodellen auf, die mit bestimmten Erkrankungen wie z. B. Magengeschwüren, Asthma, Rheuma oder essenzieller Hypertonie in Verbindung stehen sollten. Das Ziel war nachzuweisen, dass psychische Eigenschaftskonstellationen direkt zu Gewebsschädigungen führen können. Beispielsweise wurde angenommen, unterdrückte oder frustrierte Wünsche und Konflikte zögen via Angst die Aktivierung des autonomen Nervensystems nach sich, die auf Dauer zu bestimmten körperlichen Schädigungen führen sollte.

**psychosomatische Typenmodelle**

Kollegen kritisierten Dunbar und Alexander oft dafür, ihre Aussagen nicht an physiologischen Messungen, die ihnen damals zur Verfügung standen, validiert zu haben. Die teilweise naiven Annahmen zur Krankheitsentstehung wurden schnell durch Modelle abgelöst, die die Komplexität des Funktionierens vom menschlichen Organismus berücksichtigen. Denn eine körperliche Erkrankung wird nicht alleine durch einen psychischen Konflikt ausgelöst und Psychotherapie alleine kann körperliche Erkrankungen nicht heilen. Im Vergleich zu den ersten psychosomatischen Modellen sind die Annahmen zur Vorhersage körperlicher Erkrankungen durch psychische Eigenschaften mittlerweile wesentlich vorsichtiger geworden. Es wird nicht länger postuliert, dass Persönlichkeitstypen alleine für die Entstehung von Krankheiten verantwortlich sind, sondern untersucht, ob sie überhaupt den Status unabhängiger Risikofaktoren einnehmen.

Zwei Persönlichkeitstypenmodelle, die lange Zeit als Risikofaktoren für die Entstehung schwerwiegender Erkrankungen galten, werden in diesem Abschnitt beschrieben. Es handelt sich dabei um das Typ A-Verhaltensmuster (Type A Behavior Pattern; Friedman/Rosenman 1959), das mit koronarer Herzkrankheit (KHK) in Verbindung stehen soll, und das Typ C-Muster („C" für Cancer; Temoshok 1987), das zur Vorhersage der Entstehung und des Verlaufs von Krebserkrankungen beitragen soll.

### 4.1.1 Typ A: Koronarpersönlichkeit?

Das wohl bekannteste Typenmodell wurde schon bald nach den ersten psychosomatischen Krankheitstypen definiert und in großen prospektiven epidemiologischen Untersuchungen erforscht. Zwei Kardiologen, Meyer Friedman und Ray Rosenman, formulierten aufgrund klinischer Beobachtungen Ende der 50er Jahre das Typ A-Verhaltensmuster (Type A Behavior Pattern, TABP). Sie nahmen an, dass es einen gewichtigen Anteil an der Entstehung koronarer Herzkrankheiten hat.

**Kasten 4.1:**
**Wie äußern sich die Merkmale von Typ A?**

Einer Anekdote zufolge beobachtete der Polsterer von Dr. Friedman, dass die Bezüge der Sessel im Warteraum der kardiologischen Praxis untypische Abnutzungserscheinungen aufwiesen. So waren vor allem die vorderen Kanten der Sitzflächen abgewetzt. Die Koronarpatienten aus Dr. Friedmans Praxis schienen also untypisch auf den Kanten ihrer Sitzplätze hin- und herzurutschen, vermutlich aufgrund der überdurchschnittlichen Ungeduld und Nervosität, die die Wartesituation bei ihnen auslöste.

**Merkmale von Typ-A** Der von Friedman und Rosenman definierte Verhaltenstypus, den sie wiederholt an ihren Patienten beobachten konnten, zeichnete sich vor allem durch ein Streben nach Anerkennung, Aggressivität, starken Antrieb, Ehrgeiz, Zeitdruck, das Erledigen mehrerer Aufgaben gleichzeitig und Wettbewerbsverhalten aus (s. Kasten 4.2). Die Autoren nannten die Eigenschaftskonstellation, die auch durch die klinischen Erfahrungen anderer Kardiologen bestätigt wurde, Typ A-Verhaltensmuster. Den Gegenpol zum Typ A-Verhalten nannten sie Typ B. Typ B-Verhalten zeichnet sich schlicht durch die geringe Ausprägung auf den Typ A-Eigenschaften aus.

**Typ A-Eigenschaften**

**Körperliche Komponenten:** laute Stimme, schnelle Sprache, psychomotorische Aktivität, Anspannung der Gesichtsmuskulatur

**Einstellungen und Emotionen:** Feindseligkeit, Ungeduld, Ärger, Aggression

**Motivationale Faktoren:** hohe Leistungsmotivation, Konkurrenzstreben, Erfolgsstreben und Ambition

**Kognitive Faktoren:** Bedürfnis nach Kontrolle und ein entsprechender Attributionsstil

**Sichtbares Verhalten:** hohe Aufmerksamkeit, Schnelligkeit, Hyperaktivität, hohes Arbeitsengagement

Kasten 4.2:
Typ A-Eigenschaften
(nach Friedman/
Rosenman 1974)

Als mögliche Vermittlermechanismen zwischen diesem Verhaltenstyp und der koronaren Herzkrankheit sind verschiedene Pfade denkbar. Grundsätzlich könnte es sein, dass sich Typ A-Menschen öfter als Typ B-Personen in potenziell stressreiche Situationen begeben, dort mit erhöhter Wahrscheinlichkeit Risikoverhalten praktizieren und durch ihr Konkurrenzstreben und ihre Ungeduld auch belasteter sind. Beim Stress kommt es zu körperlichen Reaktionen, z. B. zu einer Zunahme der Herzfrequenz und des Blutdrucks (s. Kap. 6), die kurz- und möglicherweise auch längerfristige Auswirkungen auf das Herz-Kreislauf-System haben können.

Allerdings ist auch denkbar, dass Typ A-Personen in Stresssituationen von vorneherein eine höhere Herz-Kreislauf-Reagibilität aufweisen als Typ B-Personen (z. B. Le Melledo et al. 2001). Eine erhöhte koronare Gefährdung könnte also nicht ausschließlich daran liegen, dass Typ A-Individuen öfter gestresst sind, sondern auch noch vergleichsweise überschießend darauf reagieren (Smith/Anderson 1986). Im Extremfall könnte das Typ A-Verhalten an sich harmlos und „nur" die Auswirkung einer nervösen Hyperreagibilität sein, die tatsächlich für das erhöhte KHK-Risiko verantwortlich zeichnet. In diesem Fall würde die Verbindung zwischen Teilen des Typ A-Konstrukts und der KHK von einer ganz anderen Variable, nämlich der Überreaktion des Nervensystems auf Reize, komplett aufgeklärt.

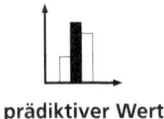
**prädiktiver Wert**

Der prädiktive Wert des Typ A-Verhaltens wurde in den 70er Jahren im Rahmen der prospektiven *Western Collaborative Group Study* (WCGS; Rosenman et al. 1976) untersucht. In dieser Studie wurden 3.154 ursprünglich gesunde Männer zwischen 39 und 54 Jahren bezüglich mehrerer körperlicher und verhaltensmäßiger Herz-Kreislauf-Risiken über einen Zeitraum von achteinhalb Jahren hinweg getestet. Es stellte sich heraus, dass Typ A-Personen eine 1,9fach höhere Erkrankungsrate an koronarer Herzkrankheit aufwiesen als Typ B-Personen. Dieses erhöhte Risiko zeigte sich auch dann, wenn für andere klassische Risikofaktoren wie Rauchen oder Blutfettwerte kontrolliert wurde.

In einer weiteren epidemiologischen Studie zum Koronarrisiko, der *Framingham Heart Study* (FHS), wurden 1.674 anfänglich gesunde Frauen und Männer über acht Jahre untersucht. Auch in dieser Studie konnte Typ A über klassische Risikofaktoren hinaus das Auftreten koronarer Erkrankungen bei beiden Geschlechtern vorhersagen (Haynes et al. 1980). Bei Typ A-Männern zeigte sich nach der Kontrolle klassischer Risikofaktoren wie in der WCGS ein erhöhtes Risiko für eine koronare Herzkrankheit. Neu war der Einschluss von Frauen in die Studie. Zwar sterben auch die meisten Frauen an Herz-Kreislauf-Krankheiten, doch in der Regel wesentlich später als Männer. Deshalb wird angenommen, dass Frauen andere Risikomechanismen aufweisen. Allerdings konnte die FHS zeigen, dass auch Typ A-Frauen innerhalb des Studienzeitraums ein doppelt so hohes Risiko für KHK und ein dreimal höheres Risiko für Angina Pectoris trugen. Auch nach Kontrolle klassischer Risikofaktoren blieb das ermittelte Typ A-Verhalten der Studienteilnehmerinnen ein unabhängiger Prädiktor für das Auftreten von KHK.

**Reinfarkt** **Wirken Typ A-Eigenschaften protektiv?** Die ersten Ergebnisse der WCGS deuteten zunächst darauf hin, dass das Typ A-Verhalten auch mit einer höheren Wahrscheinlichkeit für Reinfarkte verbunden ist. Diese Hinweise wurden allerdings von Ragland und Brand (1988) in einer Folgeuntersuchung mit 287 der ursprünglichen Teilnehmer der WCGS revidiert. Diese Männer hatten schon in der Erhebung zwischen 1960 und 1968 eine KHK entwickelt und 135 von ihnen hatten in der Folgezeit einen Herzinfarkt erlitten. Bei Teilnehmern, die ihren

Herzinfarkt innerhalb der ersten 24 Stunden überlebt hatten, starben von den ursprünglich klassifizierten Typ A-Personen 24% in der Zeit nach den ersten 24 Stunden. Dagegen verstarben von den Typ B-Patienten 37% nach den ersten 24 Stunden. Die Autoren folgerten daraus, dass Typ A-Personen zwar ein höheres Risiko tragen, einen Herzinfarkt zu erleiden, danach aber ihr Leben so effizient umstellen, dass sie diesen ersten Herzinfarkt zumindest länger überleben. Andere Studien kamen zu ähnlichen Ergebnissen (z. B. L. Cohen et al. 1997). So wurde in der Folge Typ A nicht nur als Risikofaktor für KHK angesehen, sondern vor allem nach dem ersten Infarkt auch als Schutzmechanismus für einen Reinfarkt.

Noch über das verminderte Reinfarktrisiko hinaus konnten Carmelli und Swan (1996) nachweisen, dass 27 Jahre nach der ersten Erhebung der WCGS solche Probanden eine der günstigsten Überlebensraten aufwiesen, die zwar als Typ A-Personen klassifiziert wurden, aber auf der Facette „Ärger" niedrig abschnitten und (unabhängig von Typ A) wenige depressive Symptome angaben. Diese Analyse bezog sich nicht nur auf Todesursachen, die mit dem Herz-Kreislauf-System in Verbindung standen, sondern auf alle Todesursachen kombiniert. Zumindest Teilaspekte des Typ A-Verhaltens, die nicht die Komponenten Ärger und Feindseligkeit betreffen, scheinen also eine protektive Wirkung auf die Gesundheit auszuüben.

**Gefährdet die Typ A-Komponente Feindseligkeit am stärksten?** toxische Anteile
Weitere Forschung zum Typ A-Verhalten hat indes noch mehr Hinweise darauf geliefert, dass nicht alle Facetten dieses Verhaltenstyps „toxisch" für das Herz-Kreislauf-System sind. Nachdem ein US-amerikanisches Gutachtergremium vor allem aufgrund der Befunde der beiden großen prospektiven Längsschnittstudien (WCGS und FHS) 1981 das Typ A-Verhalten als unabhängigen Risikofaktor für KHK anerkannt hatte, wurde die Flut an Untersuchungen zu diesem Thema noch größer. Allerdings konnten nur wenige dieser Untersuchungen einen ähnlich hohen Zusammenhang zwischen Typ A und KHK feststellen. Deshalb sah sich das Gutachtergremium 1987 gezwungen, den Zusammenhang zwischen Typ A und KHK wieder zu relativieren (Schwarzer 2004).

Für die ungenügenden Replikationen des aufsehenerregenden Risikofaktors Typ A machen einige Experten die unterschiedlichen Operationalisierungen des Konstrukts verantwortlich (Friedman 1996). Andere hingegen fanden Hinweise darauf, dass das Typ A-Konstrukt zu breit angelegt ist und das eigentlich toxische Element darin ausschließlich die Ärger-Feindseligkeits-Komponente sei (Carmelli et al. 1988; Carmelli/Swan 1996; Myrtek 2001). Zu ähnlichen Befunden gelangten selbst die WCGS-Autoren Booth-Kewley und Friedman (1987). Sie berichteten, dass unter den verschiedenen Typ A-Komponenten die Feindseligkeit den vergleichsweise größten Zusammenhang mit KHK aufweist.

**Messung des Typ A-Verhaltens.** Die beiden populärsten Operationalisierungen des Typ A-Verhaltens sind das strukturierte Interview von Rosenman (SI; 1978) und das Jenkins Activity Survey (JAS; Jenkins et al. 1979), ein Papier-und-Bleistift-Verfahren.

*Interview* Beim strukturierten Interview (SI), das auch in der WCGS eingesetzt wurde, werden den Teilnehmenden Fragen zu ihren typischen Reaktionen in Anforderungssituationen gestellt, und zwar auf eine Weise, die Aggressivität und Ungeduld provozieren soll. Vom Interviewer werden die Aussagen der Teilnehmenden und deren Sprechweise erfasst, wie z. B. Lautstärke oder Geschwindigkeit. Aufgrund der Form und des Inhalts ihrer Antworten werden die Teilnehmenden als volle Typ A-Personen, teilweise Typ A-Personen, ausgewogene Typ A/Typ B-Personen oder volle Typ B-Personen klassifiziert.

*Fragebogen* Das Jenkins Activity Survey (JAS; Jenkins et al. 1979, s. Kasten 4.3) ist ein Papier-Bleistift-Verfahren mit drei Subskalen: (1) Tempo/Ungeduld, (2) berufliches Engagement und (3) Konkurrenzstreben. Hier werden typische Reaktionen auf frustrierende, schwierige und kompetitive Situationen im Selbstbericht erfasst.

**Zwei Beispielitems aus dem Jenkins Activity Survey**

*„Wenn Sie jemandem zuhören und diese Person braucht zu lange, um auf den Punkt zu kommen, wie häufig möchten Sie diese Person zur Eile anhalten?"*
☐ Oft
☐ Manchmal
☐ Nie

*„Haben Sie sich jemals Deadlines für Ihre Arbeit oder Ihr Privatleben gesetzt?"*
☐ Nein
☐ Ja, manchmal
☐ Ja, einmal wöchentlich oder öfter

Kasten 4.3:
Zwei Beispielitems aus dem Jenkins Activity Survey (Jenkins et al. 1979; Übers. d. Autorin)

Als Papier-Bleistift-Verfahren ist das JAS im Vergleich zum SI eine **Validität**
ökonomische Operationalisierung des Typ A-Verhaltens. Viele Autoren warnen jedoch vor der geringeren Validität des JAS und anderer Typ A-Fragebogenverfahren im Vergleich zum SI. MacDougall und Kollegen (1979) verglichen mehrere Selbstberichtinstrumente zur Messung von Typ A mit dem SI an einer Stichprobe männlicher und weiblicher Studierender. Zu den Fragebogenverfahren gehörten z. B. das JAS (Version für Studierende) und ein kurzes Instrument, das in der Framingham-Studie zum Einsatz kam (10 Items). Die Korrelationen zwischen den Interviewdaten und den Selbstberichten fielen eher ungenügend aus. Es zeigte sich weiterhin, dass die Framingham-Skala bei Frauen wesentlich höher mit den SI-Daten korrelierte als bei Männern.

In einer Studie von Matthews und Kollegen (1982) schien die Framingham-Operationalisierung von Typ A eher Unzufriedenheit mit Arbeitsdruck und Kompetitivität zu messen. Matthews und Koautoren verglichen eigenständige und sich überlappende Varianzanteile des SI und des JAS. Dabei fanden sie heraus, dass vor allem die SI-Faktoren Schnelligkeit der Antwort, Betonung, Gehetztheit der Antworten sowie Einschätzungen des Konkurrenzstrebens, der Feindseligkeit und des Energieniveaus für die Kategorisierung nach Typ A oder Typ B verantwortlich waren. Nur die letzten drei Merkmale korrelierten mit den Werten des JAS. Auch konnten SI-Variablen in mild-kompetitiven Situationen besser Veränderungen im systolischen Blutdruck vorhersagen als das JAS (Matthews 1982). Generell waren die Übereinstimmungen zwischen dem SI und JAS auch in dieser Studie eher niedrig, und die Autoren warnen davor anzunehmen, dass beide Verfahren das Gleiche erfassen. Setzt man das SI als den Goldstandard, fallen die Ergebnisse der anderen Verfahren und auch des JAS also eher bescheiden aus.

Zur Stabilität des Typ A-Konstrukts über mehrere Jahre hinweg ini- **zeitliche Stabilität**
tiierten Carmelli und Kollegen (1991) 27 Jahre nach dem Start der WCGS eine weitere Anschlussstudie. Es nahmen 1.180 überlebende Teilnehmer aus der WCGS an dieser Fortsetzungsstudie teil. Die Autoren führten eine Wiederholungsmessung des SI durch. Ferner ließen sie ihre Probanden das JAS und eine weitere Skala zur Selbsteinschätzung der wahrgenommenen Veränderung typischer Typ A/B-Verhaltensweisen über die vergangenen 27 Jahre bearbeiten. Die Analyse der Veränderungen der SI-Ergebnisse war bemerkenswerterweise unabhängig von den selbst eingeschätzten Veränderungen auf den Skalen. Typ A-Verhalten, wie es sich im SI zeigte, blieb in 61 % der Fälle

stabil. Der Großteil der Probanden, die reklassifiziert wurden, wechselte von einer Typ B- zu einer Typ A-Klassifikation.

Diese Studie attestierte dem Typ A-Konstrukt (erfasst durch das SI) eine mittelmäßige Stabilität über die Zeit. Darüber hinaus legen die Ergebnisse erneut nahe, dass das SI im Vergleich zu den gängigen Papier-Bleistift-Methoden wahrscheinlich das validere Herangehen darstellt.

**Bewertung des Typ A-Konzepts.** Eine Bewertung der Bewährung des Typ A-Konstrukts als Risikofaktor für koronare Herzkrankheit fällt schwer. Zum einen ist die Heterogenität der Messmethoden des Typ A sicher mitverantwortlich für die uneinheitliche Befundlage zu diesem Thema. Friedman (1996) verweist immer wieder darauf, dass Papier-Bleistift-Verfahren für die Messung des Typ A unzureichend sind und nicht angewandt werden sollten. Doch selbst unter Verwendung des SI bei der Reanalyse der WCGS scheinen nur einzelne Subkomponenten des ursprünglichen Typ A-Konstrukts für die Vorhersage der KHK geeignet (Hecker et al. 1988).

Eine weitere Studie, deren Befunde gegen die Toxizität der Typ A-Konstellation sprechen, ist das *Multiple Risk Factor Intervention Trial* (MRFIT; Shekelle et al. 1985). Es setzte sowohl das JAS als auch das SI zur Erfassung des Typ A ein. In dieser Längsschnittstudie wurde bei einer Herzrisikogruppe (3.110 Männer) über sieben Jahre hinweg kein bemerkenswerter Zusammenhang zwischen Typ A und der Herzinfarktinzidenz gefunden. Allerdings konnte eine Verbindung zwischen Feindseligkeit und Herzinfarktinzidenz gesichert werden (Dembroski et al. 1989). In einer Anschlussuntersuchung 16 Jahre nach der ursprünglichen MRFIT-Studie konnten Matthews und Mitarbeiter (2004) Hinweise darauf finden, dass die Feindseligkeitsanteile des SI sogar die kardiovaskuläre Mortalität der Teilnehmer vorhersagte. Feindselige Männer hatten innerhalb des 16 Jahre umfassenden Studienzeitraums ein 1,6-mal höheres Risiko an ihrer kardiovaskulären Erkrankung zu versterben als weniger feindselige Männer.

Als Folge dieser Befundlage ging der Trend bei der Untersuchung psychischer Risikofaktoren für KHK schon Ende der 80er Jahre wieder weg vom Typenmodell und hin zur Untersuchung einzelner Faktoren wie Feindseligkeit und, unabhängig vom Typ A, Depression (s. Kap. 7).

## 4.1.2 Typ C: Krebspersönlichkeit?

Mitgerissen von den anfänglichen Befunden zur Koronarpersönlichkeit und dem Typ A-Konstrukt, begann man Anfang der 80er Jahre einen Risikotyp für die Entstehung von Krebserkrankungen anzunehmen. Eine der Hauptvertreterinnen des Typ C-Konzepts („C" steht für „Cancer") ist Lydia Temoshok (z. B. 1987; Temoshok/Dreher 1994).

Temoshok definiert Typ C als eine Tendenz zur Unterdrückung negativer bzw. sozial unerwünschter Emotionen, wie z. B. Ärger und Feindseligkeit, und eine Tendenz zur Hoffnungslosigkeit verbunden mit einem Mangel an effektiven Bewältigungskompetenzen.

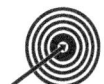

Menschen des Typ C wirken extrem freundlich, konfliktscheu, opfern sich auf, stellen ihre eigenen Bedürfnisse zugunsten derer anderer Menschen zurück und tendieren dazu, sich selbst für Dinge zu beschuldigen, die außerhalb ihres Verantwortungsbereichs liegen. Im normalen sozialen Umgang mit anderen Menschen wirkt dieser Verhaltenstyp sehr angepasst und ist für ein Zusammenleben mit anderen meist effektiv. Der Versuch, andere von den eigenen Bedürfnissen und Emotionen abzuschirmen, um so niemandem zur Last zu fallen, geht einher mit der Unterdrückung und Verleugnung von anfallenden körperlichen Symptomen und den assoziierten psychischen Reaktionen (z. B. Angst).

**Merkmale**

Bei einer Chronifizierung dieses Verhaltenstyps prädiziert Temoshok zum einen, dass das Individuum langfristig sein soziales Netz und mögliche werdende soziale Unterstützung korrumpiert, indem es unbewusst Signale der Stärke und des Nichtangewiesenseins auf Hilfe signalisiert (*psychosozialer Pfad*). Zum anderen prädiziert Temoshok eine direkt mit diesem Verhaltensmuster zusammenhängende Veränderung neuroendokriner und immunologischer Parameter, die schließlich zu einer Immunsuppression führen können. Eine entstandene Immunsuppression wiederum stellt einen direkten Risikofaktor für die Entwicklung und den Verlauf unterschiedlicher Krebserkrankungen dar (psychoneuroimmunologischer Pfad).

**Folgen der Merkmale**

Ähnlich wie beim Typ A-Konstrukt ging man bei der ursprünglichen Formulierung des Typ C von einem Cluster von Eigenschaften aus, das mit einer höheren Krebsinzidenz zusammenhängen sollte. Ähnlich wie bei der Typ A-Forschung reduzierte sich dieses anfängliche Profil von Eigenschaften auf einen „toxischen Anteil", nämlich unterdrückte Emotionen. Wie schon die Typ A-Befunde nahe legen, scheint auch das Typ C-Konzept einen eher niedrigen prädiktiven Wert für die Entstehung von Erkrankungen zu haben (Temoshok/Dreher 1994).

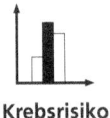
**Krebsrisiko**

Ein methodischer Makel vieler Typ C-Studien ist ihre Quasiprospektivität. Das bedeutet, dass man statt teurer prospektiver Studien oft Untersuchungen an Hochrisikogruppen durchführte. So wurden beispielsweise Personen untersucht, die kurz vor ihrer potenziellen Krebsdiagnose (z. B. vor einer Biopsie) psychologisch auf ihren Emotionsausdruck und ihre Bewältigung getestet wurden. Das ist zwar methodisch schon besser, als sie retrospektiv, d. h. nach ihrer Krebsdiagnose, zu befragen. Aber es ist trotzdem denkbar, dass schon die mögliche Krebsdiagnose, die bei einer Nicht-Routine-Vorsorgeuntersuchung zu befürchten ist, die Teilnehmenden in einer Weise beeinflusst, die die Untersuchungsergebnisse verfälschen könnte.

Ein prominentes Beispiel für eine solche Vorgehensweise liefern Greer und Morris (1978). Die Autoren führten eine Studie an 160 Frauen durch, bei denen eine Biopsie wegen Verdachts auf Brustkrebs geplant war. Unter anderen Verfahren wurden bei diesen Frauen depressive Symptome und Ärger- bzw. Feindseligkeitsausdruck erhoben. Die 69 später als Brustkrebspatientinnen identifizierten Probandinnen zeigten im Vergleich zu den Nicht-Krebspatientinnen extrem hohe Werte in Ärgerunterdrückung.

**Die Messung des Typ C.** Auch bei der Messung des Typ C gibt es Schwierigkeiten, wenn auch anderer Art als beim Typ A. Temoshok und Dreher (1994) argumentieren, dass Typ C-Personen ihre Emotionen nicht bewusst, sondern unbewusst unterdrücken. Dies sei auf Bewältigungsmechanismen zurückzuführen, die schon im frühen Kindesalter erlernt werden und somit im Erwachsenenalter hoch automatisiert ablaufen. Nun ist es schwierig, unbewusst operierende Mechanismen zu erfragen.

**Operationalisierung**

Aus diesem Grund mag die Geschichte der Operationalisierung vom Typ C eher heterogen und wenig typengemäß erscheinen. Beispielsweise verwendeten viele Autoren ausschließlich Anteile des postulierten Typ C-Verhaltens als Prädiktoren in Studien. So wurden oft nur die Komponenten mangelnder Ausdruck von (negativen) Emotionen oder Repression als Bewältigungsstil erhoben.

Auch Temoshok untersuchte in vielen Studien nur Anteile des Typ C-Konzepts, z. B. mit Hilfe einer Methode zur Erfassung des repressiven Bewältigungsstils (Weinberger et al. 1979). Bei diesem Verfahren werden sowohl Angstsymptome als auch die Tendenz zur sozialen Erwünschtheit erhoben. Solche Personen, die niedrige Angstwerte angeben und gleichzeitig eine hohe Tendenz zur sozialen Erwünschtheit aufweisen, werden hier als Represser klassifiziert. Temoshok kombinierte dieses Verfahren noch zusätzlich mit objektiven physiologischen Stressparametern wie Hautleitfähigkeit oder immunologischen Variablen. Sie klassifizierte dann Typ C-Personen als solche, die niedrige Angstwerte und hohe soziale Erwünschtheitswerte aufwiesen und gleichzeitig eine hohe Reagibilität auf den physiologischen Parametern zeigten. In diesen Untersuchungen beschrieb die Typ C-Klassifikation also eine ausgeprägte Dissoziation von subjektiven Stresseinschätzungen und physiologischen Reaktionen. Genau genommen erfasste Temoshok mit dieser Methode ausschließlich die dispositionelle Bewältigung der Studienteilnehmenden, aber keine weiteren expliziten Profilmerkmale.

In einem weiteren Verfahren, das Temoshok in adaptierter Form auch bei AIDS-Patienten einsetzt, werden den Teilnehmenden Vignetten von typischen Typ C-Personen, von aktiv und problemorientiert bewältigenden Personen und von solchen Personen, die auf eine Krankheitsdiagnose mit *offener* Hilflosigkeit reagieren, vorgesetzt. Die Probandinnen und Probanden werden gebeten anzugeben, wie ähnlich sie ihr Verhalten zu dem der Vignettenperson einschätzen.

Dadurch, dass eine umfassende Operationalisierung des Typ C lange fehlte, ging diesem Konzept schon recht früh der Typenaspekt verloren. Die Messung vom Typ C reduzierte sich zu oft auf unterschiedliche Operationalisierungen fehlender emotionaler Expressivität. Man könnte also sagen, der spezifische Krebsrisikofaktor der *fehlenden emotionalen Expressivität* ist über den Umweg einer umfassenderen theoretischen Typenklassifikation wieder zu seinem spezifischen Risikofaktorstatus zurückgekehrt.

## 4.2 Die „resiliente" Persönlichkeit

Neben den Typenmodellen hat sich in der Gesundheitspsychologie eine Forschungstradition etabliert, die weniger an gesundheitlichen Risikofaktoren als an personenbezogenen *Schutzfaktoren* interessiert ist, und an den Möglichkeiten, diese zu stärken. Man spricht auch vom *salutogenetischen* Ansatz. Die Forschungsfrage ist hier nicht: Was macht Personen anfällig für Krankheit? – sondern: Wie und warum sind einige Personen, die ein hohes Risikoprofil aufweisen, resistent gegenüber der Manifestation von Krankheiten oder deren negativen Folgen?

In dem Konzept der „psychischen Widerstandsfähigkeit", oder auch *Resilienz*, spiegelt sich die Vorstellung, dass Personen über Schutz-

**psychische Widerstandsfähigkeit**

faktoren verfügen, die sie – je nach Ausprägung mehr oder weniger – vor den negativen Auswirkungen gesundheitsschädlicher Einflüsse bewahren.

Resilienz bedeutet dabei (1) die *„Wiederherstellung normaler Funktionsfähigkeit nach erlittenem Trauma"* und (2) der *„Erhalt der Funktionsfähigkeit trotz vorliegender beeinträchtigender Umstände"* (Staudinger/Greve 2001, 101).

„Beeinträchtigende Umstände" umfassen alle von der Forschung identifizierten Gesundheits*risiken*. Beispiele sind das gehäufte Auftreten einer Krankheit in der eigenen Familie (genetische Prädisposition), Unfälle, körperliche und seelische Belastungen (akuter Stress), Armut (chronischer Stress), bestehende Immunschwächen, Umweltfaktoren (Lärm, Staub), aber auch schädliche Verhaltensweisen wie Rauchen, übermäßiger Alkoholkonsum und Bewegungsmangel. Eine weitere Gruppe von Risiken umfasst bestehende chronische Erkrankungen, bei denen Personen oft enorme Unterschiede in ihrer Funktionsfähigkeit im Alltag aufweisen. Zwei Ansätze werden in der Resilienzforschung unterschieden: (1) Resilienz als *Personeneigenschaft* (s. Abb. 4.1) und (2) Resilienz als *Person-Umwelt-Konstellation* (relationaler Resilienzbegriff; Abb. 4.3).

### 4.2.1 Resilienz als Personeneigenschaft

Der personzentrierte Ansatz hat zum Ziel, Typen von stressresistenten und widerstandsfähigen Personen zu identifizieren. Die Grundidee ist, dass in jeder Risikogruppe ein gewisser Prozentsatz von Personen zwar einen gesundheitlichen Risikofaktor (z. B. Übergewicht) aufweist, aber von negativen gesundheitlichen Konsequenzen (z. B.

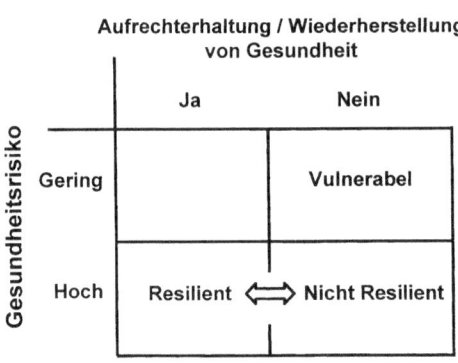

Abb. 4.1:
Der personzentrierte Ansatz in der Resilienzforschung

Herzinfarkt) zumindest über einen definierten Zeitraum hinweg verschont bleibt. Die Resilienzforschung ist genau an dieser Personengruppe interessiert und an den Merkmalen, die diese Personen von nicht resilienten Personen unterscheiden. In Kasten 4.4 sind Schlüsselbegriffe der Resilienzforschung aufgeführt und erklärt.

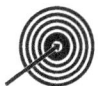

**Resilienz:** Gelungene Anpassung unter schwierigen Bedingungen; Wiederherstellung gelungener Anpassung nach temporärer Krankheit oder Trauma.

**Risiko:** Die Wahrscheinlichkeit des Auftretens eines bestimmten Krankheitsbildes.

**Risikofaktoren:** Die Kräfte, die ein Krankheitsrisiko erhöhen können.

**Protektive Faktoren:** Senken die Auftretenswahrscheinlichkeit einer Störung/Krankheit bei vorhandenen Risiken.

**Arten von Risiko- und Schutzfaktoren:**

- biologische (z. B. Hirnschädigungen, Krankheiten, genetische Disposition)
- psychosoziale (z. B. Vernachlässigung, Eheprobleme, Gewalt, Erziehung, Rollenmodelle, soziale Unterstützung, schulisches Umfeld)
- behaviorale (z. B. Rauchen, Bewegungsmangel, einseitige Ernährung)
- Persönlichkeit (z. B. Neurotizismus, Hardiness, Selbstwirksamkeitserwartungen)
- Umwelt (z. B. Staub, Lärm, extreme Hitze)

Kasten 4.4:
Begriffe aus der
Resilienzforschung

Resilienz in dieser Konzeption wird also als *stabile, situationsübergreifende Eigenschaft* verstanden. Synonym wird auch der Ausdruck „Invulnerabilität" verwendet (Anthony 1987). Zwei prominente Persönlichkeitskonstrukte, die als „stressimmunisierende Merkmale" identifiziert wurden, sind *Kohärenzsinn* und *Hardiness*.

**Kohärenzsinn (Sense of Coherence).** Als Begründer des salutogenetischen Modells prägte Antonovsky (1979) den Begriff „Sense of Coherence", zu deutsch *Kohärenzsinn*. Ursprünglich beschrieb er damit sehr global die individuelle Fähigkeit, sich an verändernde Gegebenheiten anzupassen und angesichts unterschiedlichster Stressoren

„gesund" zu bleiben. Später spezifizierte er Kohärenzsinn als ein beständiges Grundvertrauen,

1. dass internale und externale Stimuli strukturiert, vorhersagbar und erklärbar sind (*Verstehbarkeit*),
2. über Ressourcen zur Bewältigung stressreicher Situationen zu verfügen (*Handhabbarkeit*) und
3. dass Anforderungen aus der Umwelt Herausforderungen darstellen, die es wert sind, sich ihnen zu stellen (*Sinnhaftigkeit*; Antonovsky 1987).

**Messung des Kohärenzsinns**

Um ein empirisches Messinstrument für den Kohärenzsinn zu entwickeln, führte Antonovsky Interviews mit 51 Personen, die schweren Belastungen und traumatischen Erfahrungen ausgesetzt waren und gleichzeitig ihr Leben nach Einschätzung von Bezugspersonen bemerkenswert gut meisterten. Aus diesen Interviews wurde ein Fragebogen ausgearbeitet (SOC-29), dessen 29 Items je einer der drei oben genannten Komponenten des Kohärenzsinns zugeordnet werden (Schumacher et al. 2000; s. Kasten 4.5). Empirisch allerdings konnte in den meisten Studien eine sinnvolle Trennung der drei Faktoren nicht gefunden werden, so dass oft ein Generalfaktor „Kohärenzsinn" gebildet wird (2000).

Kasten 4.5: Beispielitems aus der deutschen Übersetzung der Sense of Coherence Scale (SOC-29) von Antonovsky (aus Schumacher et al. 2000, 476)

**Verstehbarkeit:** „Haben Sie das Gefühl, dass Sie in einer ungewohnten Situation sind und nicht wissen, was Sie tun sollen?"

**Handhabbarkeit:** „Viele Leute – auch solche mit einem starken Charakter – fühlen sich in bestimmten Situationen als traurige Verlierer. Wie oft haben Sie sich in der Vergangenheit so gefühlt?"

**Sinnhaftigkeit:** „Haben Sie das Gefühl, dass es Ihnen ziemlich gleichgültig ist, was um Sie herum passiert?"

In verschiedenen Studien konnte gezeigt werden, dass Personen mit hohem Kohärenzsinn über höheres subjektives Wohlbefinden und über bessere körperliche Gesundheit verfügen. Dies zeigt sich subjektiv in einer geringeren Anzahl von Beschwerden sowie weniger somatoformen Symptomen und geringeren Beeinträchtigungen des Alltagslebens (Antonovsky 1993). Diese Zusammenhänge sind offenbar dadurch zu erklären, dass Personen mit hohem Kohärenzsinn in belastenden Situationen ein günstigeres Bewältigungsverhalten zeigen (Becker et al. 1994). Einige Studien haben gezeigt, dass Frauen über ein geringeres Maß an Kohärenzsinn verfügen als Männer. Eine Studie, anhand derer die Normwerte für die deutsche Version der SOC-29-Skala bereitgestellt wurden, zeigt eine Abnahme des Kohärenzsinns mit dem Alter. Interessanterweise war dieser negative Alterstrend in den westdeutschen Bundesländern im Vergleich zu den ostdeutschen stärker ausgeprägt (Schumacher et al. 2000).

Insgesamt ist das Konstrukt des Kohärenzsinns trotz seiner weiten Verbreitung nicht unumstritten, da die Überlappung mit anderen etablierten Konstrukten wie *Optimismus*, *Selbstwirksamkeitserwartungen* und *Kontrollüberzeugungen* zum Teil sehr groß ist. Es ist fraglich, ob Kohärenzsinn eine abgrenzbare Eigenschaft darstellt.

**Hardiness.** Kobasa (1979) untersuchte extrem gestresste Personen, die eine niedrige Inzidenzrate von Krankheiten aufwiesen. Sie führte den Begriff „cognitive hardiness" ein. Er steht für ein Muster von Kognitionen, von denen Kobasa glaubte, dass sie für diese Personen kennzeichnend sind:

1. Glaube an Kontrolle über die eigene Lebenssituation („*control*")
2. Hohes Engagement für Pläne und Handlungen („*commitment*")
3. Suche nach Herausforderung in neuen Situationen („*challenge*")

Personen, die diese Eigenschaftskombination aufweisen, haben das Gefühl, ihr Leben zu überschauen und kontrollieren zu können. Sie verfolgen ihre Ziele mit Engagement und persönlicher Bindung und treiben ihre Entwicklung selbstständig voran. Ferner schätzen sie negative oder ungewöhnliche Ereignisse als weniger stressreich ein und zeigen erhöhte Selbstsicherheit im Umgang mit sozialen Anforderungen. Ursprünglich wurde Hardiness als Eigenschaft konzeptualisiert, die über ihre stresspuffernde Wirkung – unabhängig von der Art des Stressors – einen positiven Einfluss auf die Gesundheit ausübt (Stresspuffermodell). Einige Studien bestätigten diese Annahme. In anderen wiederum wurden *direkte* Effekte von Hardiness auf Gesundheit gefunden, und zwar unabhängig vom Vorhandensein eines Stressors (z. B. Funk 1992).

In einer Studie mit 270 Studenten und 110 Vollzeit-Berufstätigen testeten Soderstrom und Kollegen (2000) beide Modelle, das „Stresspuffermodell" und das „Haupteffektmodell". Ferner untersuchten sie die Annahme, dass ein Teil der stresspuffernden Wirkung von Hardiness darauf zurückzuführen ist, dass Personen mit hoher Hardiness-

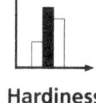

**Hardiness**

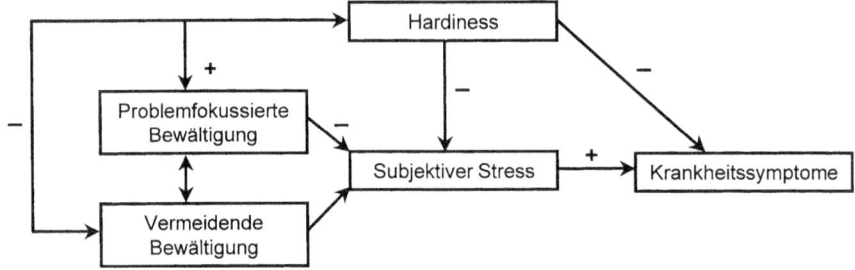

Abb. 4.2: Kombination aus Haupteffektmodell und Stresspuffermodell: Hardiness vermindert subjektiven Stress und vermeidendes Bewältigungsverhalten, stärkt problemfokussierte Bewältigung und hat gleichzeitig einen direkten Einfluss auf Krankheitssymptome (nach Soderstrom et al. 2000)

Ausprägung mehr *problemfokussierte* Bewältigungsstrategien anwenden (s. Kap. 3). In beiden Stichproben wurde das Zusammenspiel von subjektiver Stressbelastung, Hardiness und Bewältigungsstrategien untersucht. Die abhängigen Variablen waren selbstberichtete Krankheitssymptome über den Zeitraum mehrerer Wochen.

Die Ergebnisse unterstützten beide Modelle: Bei den Berufstätigen wurde sowohl ein stresspuffernder als auch ein Haupteffekt von Hardiness auf Krankheitssymptome gefunden (s. Abb. 4.2). Bei den Studierenden wurden alle symptommindernden Effekte von Hardiness über das Bewältigungsverhalten und eine geringere Stresswahrnehmung vermittelt. In beiden Stichproben zeigten Personen mit hoher Ausprägung von Hardiness mehr problemfokussiertes und weniger vermeidendes Bewältigungsverhalten. Zusammenfassend wurde in dieser Studie gezeigt, dass Hardiness sowohl mit mehr proaktivem Bewältigungsverhalten als auch mit weniger subjektivem Stress assoziiert ist und dass diese Zusammenhänge zum Teil erklären, warum Hardiness einen Schutzfaktor für Gesundheit darstellt (s. Kap. 3).

Allerdings weist diese Studie ein grundlegendes methodisches Problem auf: Sie ist querschnittlich angelegt, d.h. über kausale Zusammenhänge können keine Aussagen gemacht werden. Vielleicht haben gesündere Personen mehr Hardiness, weil sie nicht den ständigen Belastungen chronischer Erkrankungen ausgesetzt sind und nicht umgekehrt.

Wadey und Kollegen (2012) führten daher eine längsschnittliche Untersuchung zum Zusammenhang zwischen Hardiness und Verletzungsrisiko bei 694 anfänglich gesunden Sportlern durch. Sie zeigten, dass Personen mit hoher Hardiness-Ausprägung im Verlauf von 2 Jahren ein geringeres Risiko für Sportverletzungen hatten als Personen mit niedriger Hardiness-Ausprägung (Haupteffekt). Ferner war Hardiness ein Stresspuffer: Bei Personen mit niedriger Hardiness-Ausprägung waren negative Lebensereignisse, die die Sportler im Verlauf berichteten, ein signifikanter Risikofaktor für Sportverletzungen, bei Personen mit mittlerer Hardiness-Ausprägung war dieses Sportverletzungsrisiko durch negative Lebensereignisse schon etwas schwächer, und bei Personen mit hoher Hardiness-Ausprägung waren negative Lebensereignisse kein Risikofaktor für Sportverletzungen. Dieser Befund unterstützt die ursprüngliche Idee Kobasas, dass Personen mit höherer Ausprägung in Hardiness belastende Lebensereignisse besser bewältigen können (zum Beispiel indem es ihnen gelingt, ausreichend zu schlafen, sich zu entspannen und sie somit weniger anfällig für Verletzungen durch Muskelverspannungen und Erschöpfungszustände sind). Darüber hinaus war auch in dieser Stichprobe bei Personen, die eine Sportverletzung erlitten, Hardiness mit mehr problemfokussierten und weniger vermeidenden Bewältigungsstrategien, sowie einer schnelleren Rückkehr zu sportlichen Aktivitäten assoziiert.

### 4.2.2 Resilienz als Person-Umwelt-Konstellation

Im Rahmen der Kinder- und Jugendpsychopathologie wurde in den 70er Jahren ein alternatives Resilienzkonzept entwickelt, das in wesentlichen Punkten von der Invulnerabilitätsidee abweicht (z. B. Garmezy 1991; Rutter 1987; Werner/Smith 1982). Ausgangspunkt war die Beobachtung, dass viele so genannte „Risikokinder", die in schwierigen sozialen Verhältnissen aufwachsen oder auffällige Verhaltensweisen zeigen, im Erwachsenenalter erwartungswidrig positive Lebensläufe aufweisen (z. B. Garmezy 1991).

**relationale Resilienz**

Kennzeichnend für das Konzept von Resilienz als Person-Umwelt-Konstellation ist die Vorstellung, dass Schutzfaktoren keine fixierten, notwendigerweise innerpsychischen Eigenschaften darstellen, die eine Person über die gesamte Lebensspanne hinweg gegen alle denkbaren Risiken „immunisieren". Vielmehr werden neben Personmerkmalen (z. B. Intelligenz, Selbstkonzept, Ziele, Persönlichkeit, Bewältigungsstrategien) auch Umweltfaktoren (wie soziales Netzwerk, elterlicher Erziehungsstil, schulische Förderung) als entscheidende protektive Einflüsse betrachtet. Sowohl Person- als auch Umweltfaktoren gelten als modifizierbar, d.h. es besteht in jedem Lebensabschnitt das Potenzial zur Verbesserung der eigenen Lebenssituation und Gesundheit.

Darüber hinaus wird den Kriterien erfolgreicher Anpassung eine stärkere Beachtung geschenkt. So kann etwa eine Person trotz temporärer Belastungen (z. B. Trennung vom Partner, familiäre Konflikte) im Arbeitsleben normal „funktionieren" und gleichzeitig verstärkt anfällig für Infektionen sein. So wurde gezeigt, dass Schulkinder, die trotz Stress ihre schulischen Leistungen aufrechterhielten, erhöhte emotionale Probleme aufwiesen (Luthar 1993). Psychosoziale Belastungen können ferner zu psychischem Stress führen, die körperliche Gesundheit aber erhalten bleiben.

Eine weitere wichtige Annahme ist, dass die psychischen, biologischen und ökonomischen Ressourcen, die zur Anpassung an eine spezifische Risikosituation beitragen, sich über verschiedene Lebensabschnitte oder Situationen hinweg verändern (Rutter et al. 1995). Etwas, das ursprünglich eine außerordentliche Bedrohung darstellte, z. B. Verlust einer primären Bezugsperson im Kindesalter, kann bei späteren Krisen zum Schutzfaktor werden, etwa durch das frühzeitige Erlernen von effektiven Bewältigungsstrategien und Erfahrungen der persönlichen Bewältigungskompetenz.

Der britische Psychiater Michael Rutter (1987) hat die Hauptannahmen des *relationalen* Resilienzbegriffs folgendermaßen zusammengefasst:

1. Anfälligkeit für Stress ist ein kontinuierliches Phänomen und kein Individuum ist generell stressresistent.
2. Individuelle und Umweltcharakteristiken können gleichermaßen zu Resilienz beitragen, je nach Art des Gesundheitsrisikos und des individuellen Lebenskontextes.
3. Resilienz zu einem gegebenen Zeitpunkt im Leben bezieht sich nie auf alle möglichen Risikofaktoren.
4. Individuelle oder Umweltcharakteristiken, die zu einem Zeitpunkt im Leben protektiv gegenüber Risikofaktoren sind, können zu einem anderen Zeitpunkt im Leben nicht protektiv oder sogar schädlich sein, selbst wenn der gleiche Risikofaktor vorhanden ist.

Resilienz in dieser Sichtweise ist also weder ein intrinsisches Merkmal noch eine stabile Eigenschaft, wie das Invulnerabilitätsmodell es suggeriert (Rutter 1987). Resilienz ist vielmehr eine besondere Person-Umwelt-Konstellation. Diese Konzeption unterstreicht die Bedeutung von Entwicklung und individuellem Potenzial zur Veränderung über die Lebensspanne. Es ist der Gegenstand empirischer Forschung, die Persönlichkeitsmerkmale, Bewältigungsstrategien und externen Ressourcen zu untersuchen, die vor den negativen Konsequenzen gesundheitlicher Bedrohungen schützen. Dazu ist es notwendig, zunächst ein *Risiko* zu identifizieren (z. B. Armut, Übergewicht, Mangelernährung) und zugleich festzulegen, was das *Kriterium* „erfolgreicher Anpassung" sein soll.

**Was sind Kriterien „erfolgreicher Anpassung"?** In den letzten Jahren richtete sich ein eindeutiger Trend der Resilienzforschung auf die *Quantifizierung von Risiken* sowie die Identifizierung und Quantifizierung der risikomindernden Auswirkungen von Schutzfaktoren (s. a. Hobfolls Theorie der Ressourcenerhaltung, Kap. 3). Wie hoch ist das Risiko eines Rückfalls nach einer temporär erfolgreichen Brustkrebsbehandlung, wenn in der Familie einer Patientin diese Krebsform gehäuft auftritt? Um wie viel Prozent ist das KHK-Risiko von Übergewichtigen gegenüber Normalgewichtigen erhöht? Um wie viele Jahre verlängert sich die Lebensspanne von Dialysepatienten, wenn man ihr Bewältigungsverhalten stärkt? Wie viel Prozent der Kinder mit frühen kognitiven Entwicklungsstörungen können mit Hilfe eines gezielten schulischen Förderprogramms später erfolgreich einen Beruf ausüben?

Anhand dieser Beispiele wird deutlich, wie divers sozial erwünschte Anpassungskriterien ausfallen. Diese Kriterien sind *normativ*, d. h. sie unterliegen in der Regel nicht der empirischen Bestimmung, sondern sozialen Normen. Auf der anderen Seite sind optimale Anpassungsleistungen natürlich immer auf den Bereich des Möglichen beschränkt (Baltes 1996). Hier kann die empirische Forschung durchaus einen Beitrag leisten. Zum Beispiel, indem sie aufzeigt, welche körperlichen und kognitiven Entwicklungsstadien Kinder durchlaufen, welche Funktionsweisen bei motorischen Erkrankungen irreversibel geschädigt sind, welche durch Training wiedererlangt werden können und welche Krankheitsverläufe der empirischen Norm entsprechen. Diese Normen verändern sich im Laufe der gesamten Lebensspanne. So verändert sich der gesamte Biorhythmus mit zunehmendem Alter, so dass die körperlichen Leistungserwartungen an einen 75-Jährigen durchaus nicht den Erwartungen an einen 25-Jährigen entsprechen.

Zusammenfassend lässt sich sagen, dass jede Bestimmung eines Risikos sowie jede Bestimmung eines Schutzfaktors immer an das Kriterium gebunden bleibt, welches wünschenswert erscheint. Dabei werden in der Regel altersgerechte Möglichkeiten und Grenzen beachtet. Idealerweise wird zwischen kurz- und langfristiger Anpassung unterschieden. Resilienzfördernde Maßnahmen sollten diese Aspekte berücksichtigen, sowie die Tatsache, dass gängige gesellschaftliche Normen, wie z. B. körperliche Fitness, durchaus nicht von allen Individuen akzeptiert werden (s. a. Kasten 4.6).

**Kriterien „erfolgreicher Anpassung"**

- Subjektives Wohlbefinden
- Abwesenheit von körperlichen und psychischen Störungen
- Körperliche Fitness
- Berufsfähigkeit
- Schulische Leistungsfähigkeit
- Selbstständigkeit im Alltag
- Aufrechterhaltung funktionierender Sozialbeziehungen
- Re-Integration in den sozialen und beruflichen Alltag nach Krankheit

Kasten 4.6: Beispiele für Kriterien „erfolgreicher Anpassung"

**Das Puffermodell.** Nach dem relationalen Resilienzmodell wird ein Person- oder Umweltmerkmal vor allem dann zu einem protektiven Faktor, wenn ein Risiko vorliegt (s. Abb. 4.3). Deutlich wird das z. B. bei dem Konstrukt der sozialen Unterstützung (s. a. Kap. 5). So sind direkte positive Effekte wahrgenommener oder erhaltener sozialer Unterstützung auf die Gesundheit eher selten, wenn kein besonderes Risiko vorliegt. Soziale Unterstützung wird zumeist erst dann wirksam, wenn sie auch gebraucht wird, etwa bei einem Krankenhausaufenthalt oder wenn bei chronischer Krankheit eine Umstellung der Lebensgewohnheiten erforderlich ist.

Puffer- vs. Haupteffektmodell

In Abb. 4.4 wird ein Modell veranschaulicht, in dem ein Risikofaktor unabhängig von der Ausprägung eines Schutzfaktors negative Auswirkungen auf ein gewähltes Kriterium hat: das Haupteffektmodell (linke Seite). Das Puffermodell (rechte Seite) hingegen geht

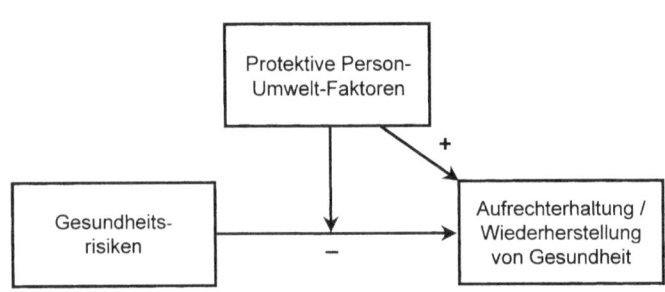

Abb. 4.3: Darstellung der Wirkung protektiver Person-Umwelt-Faktoren auf Gesundheit

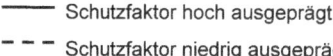
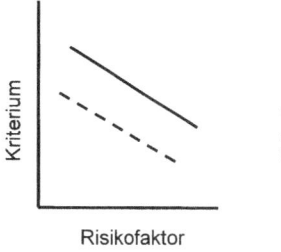
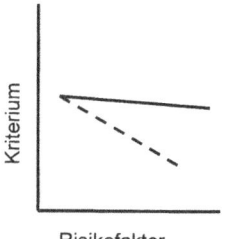

Abb. 4.4: Schematische Darstellung des Haupteffektmodells (linke Seite) und Puffermodells (rechte Seite)

davon aus, dass ein Risikofaktor keine oder geringere negative Auswirkungen hat, wenn eine Person über einen Schutzfaktor oder eine hohe Ausprägung eines Schutzfaktors, wie soziale Unterstützung, verfügt.

### 4.2.3 Welchen Beitrag leistet die Resilienzforschung zur Gesundheitspsychologie?

Jede gesundheitspsychologische Intervention, die sich um die Stärkung von individuellen und Umweltressourcen bemüht, kann als Intervention im Sinne des salutogenetischen Modells betrachtet werden. Idealerweise bauen solche Interventionen auf Erkenntnissen der Resilienzforschung auf, z. B. welche Ressourcen unter welchen Bedingungen in welcher Altersgruppe welche Risiken mildern und welche Anpassungsleistungen fördern. Im Vergleich zu dem Fokus vieler gesundheitspolitischer Programme auf die *Prävention von Risikofaktoren* ist dies ein wesentlich anderer Ansatz. Dabei müssen sich beide Ansätze nicht ausschließen. Die Grundidee der Resilienzforschung ist, dass Entwicklungsdefizite, Anpassungsstörungen, das Auftreten von Krankheiten und deren Chronifizierungen *nicht notwendigerweise* durch die Eliminierung von Risikofaktoren erfolgen muss. Vielfach ist das gar nicht möglich, z. B. kann man seine genetische Disposition und biologische Alterungsprozesse nicht grundlegend verändern. Viele gesundheitsschädliche Umweltfaktoren bestehen seit Jahren und entziehen sich der Veränderbarkeit durch individuelle Programme.

Ferner wird angenommen, dass jede Person über ein gewisses Maß an „endogener" Resilienz verfügt, die sich aus der jeweiligen

Konstellation von individuellen Ressourcen in einer bestimmten Lebenslage ergibt (Staudinger/Greve 2001). Gezielte psychologische Interventionen mit Schwerpunkt auf Resilienzförderung vermitteln und fördern Kompetenzen, die auf die Stärkung des eigenen Selbstbewusstseins abzielen, wie auch auf die verbesserte Kommunikation mit anderen Menschen sowie auf einen proaktiven Umgang mit und eine positivere Haltung gegenüber belastenden Situationen und chronischen Erkrankungen (s. Tab. 4.1).

Tab. 4.1: Beispiele von Merkmalen, die zur Förderung von Resilienz gestärkt werden

| Individuum | Individuum-Umwelt | Umwelt |
| --- | --- | --- |
| Selbstwirksamkeit | Eltern-Kind-Interaktion | Elterlicher Erziehungsstil |
| Selbstregulation | Partnerschaftliche Interaktion | Zugang zu Versorgungsleistungen |
| Problemlösekompetenz | | Schulische Förderprogramme |
| Soziale Kompetenz | | |
| Bewältigungsstrategien | | |
| Information | | |

## 4.3 Zusammenfassung

In diesem Kapitel wurde das Thema „Persönlichkeit und Gesundheit" aus zwei verschiedenen Perspektiven betrachtet. Der erste Abschnitt beschränkte sich auf die Darstellung der beiden prominentesten Krankheitstypenmodelle, der Krankheitstypen A und C. Auf ein weiteres, in der Literatur umstrittenes Typenmodell von Grossarth-Maticek (1989, Eysenck 1991), soll an dieser Stelle nur kurz aufmerksam gemacht werden. Es ist den Typ A- und Typ C-Konzepten zum Teil ähnlich, erweitert diese aber noch um andere Krankheitstypen.

Seit dem Ende der 1980er Jahre spielen Typenmodelle in der gesundheitspsychologischen Forschung keine wichtige Rolle mehr.

Im zweiten Abschnitt wurden Modelle so genannter „gesunder" Merkmale besprochen, die die Resilienz von Personen gegenüber gesundheitlichen Risiken fördern. Abschließend wurde eine neuere Konzeption von Resilienz erläutert, die Resilienz als das Ergebnis einer momentanen Person-Umwelt-Konstellation sieht.

## 4.4 Fragen zum Lernstoff

**22.** Beschreiben Sie die Komponenten des Typ A-Verhaltensmusters.

**23.** Welche sind die beiden wichtigsten Operationalisierungen des Typ A-Verhaltens? Wo liegen ihre Probleme?

**24.** Worin liegen einige methodische Probleme der Typ C-Forschung?

**25.** Was sind die Hauptmerkmale von Hardiness und Kohärenzsinn?

**26.** Wie unterscheidet sich die Konzeption von Resilienz als Personeneigenschaft von der Konzeption von Resilienz als Person-Umwelt-Interaktion?

# 5 Soziale Unterstützung und Gesundheit

Bei anderen Menschen aufgehoben zu sein, Vertraute zu haben, Hilfe und Zuspruch zu empfangen, wenn man sich in einer Notlage befindet, Freundschaften zu pflegen, anderen zu Hilfe kommen zu können – dies sind Varianten sozialer Interaktion, die uns nicht nur ein gutes Gefühl der Sicherheit vermitteln. Sie schützen sogar unsere Gesundheit auf Dauer. Die Forschung zur sozialen Unterstützung beschäftigt sich sowohl mit solchen Formen der sozialen Interaktion in Notlagen als auch mit den Charakteristika sozialer Netzwerke an sich. Sie differenziert sie und überprüft, welche emotionalen und gesundheitlichen Bedingungen und Konsequenzen mit ihnen zusammenhängen.

## 5.1 Soziale Integration und soziale Unterstützung

*Abgrenzungen* — Soziale Unterstützung ist ein zusammenfassender Begriff für eine Reihe verschiedener sozialer Phänomene, die genauer spezifiziert werden müssen (Knoll/Burkert 2009). Dabei ist der Name dieses übergeordneten Forschungsbereichs, „soziale Unterstützung", etwas ungünstig gewählt, weil er in unterschiedlichen Kontexten Unterschiedliches bedeuten kann. Einmal bezeichnet er den gesamten Komplex der Forschung zu diesem Thema und umfasst in diesem Rahmen auch soziale Integration. Zum anderen bezeichnet er auch den etwas genauer definierten qualitativen Aspekt von Unterstützungstransaktionen, d. h. soziale Unterstützung im engeren Sinne.

Mit *sozialer Integration* ist das Ausmaß der Einbettung in ein soziales Netzwerk gemeint. Es geht dabei vorwiegend um strukturelle Netzwerkaspekte, nicht so sehr um die Qualität der damit verbundenen Beziehungen. *Soziale Isolation* bildet den entsprechenden Gegenpol (Knoll/Schwarzer 2005, Schwarzer 2004).

*soziale Integration soziales Netzwerk* — Soziale Integration, auch als „soziales Netzwerk" bezeichnet, wird über verschiedene Indikatoren gemessen. Der am häufigsten verwendete Indikator ist der Familienstand: Ob eine Person verheiratet, geschieden, wiederverheiratet oder verwitwet ist, hat einen Einfluss darauf, wie hoch ihr Mortalitätsrisiko ist, wie gesund sich ihr Lebensstil gestaltet, wie sie mit Problemen umgeht, wie relativ unbeschadet sie aus Stressepisoden entkommt und vieles andere (Antonucci 2001;

Knoll/Schwarzer 2005). Differenzierte Kriterien zur Beschreibung sozialer Netzwerke werden von Berkman und Kollegen (2000) zusammengefasst:

1. *Größe oder Spanne von Netzwerken*: Dieser Aspekt bezieht sich auf die Anzahl der Personen in einem Netzwerk.
2. *Dichte*: Das Ausmaß, in dem die Mitglieder eines Netzwerks untereinander in Verbindung stehen.
3. *Verpflichtetheit*: Verbreitung traditioneller Gruppenstrukturen innerhalb des Netzwerks, z. B. Verwandtschaft, berufliche Verbindungen, nachbarschaftliche Verbindungen.
4. *Homogenität*: Ausmaß der Ähnlichkeit von Netzwerkangehörigen.

Darüber hinaus werden die Charakteristika von sozialen Beziehungen weiter differenziert:

a) *Häufigkeit von Kontakten*: Dieses Kriterium bezieht sich auf die Häufigkeit persönlicher, telefonischer oder postalischer Kontakte innerhalb des Netzwerks.
b) *Multiplexität*: Anzahl unterschiedlicher Formen und Ziele von sozialen Interaktionen innerhalb des Netzwerks.
c) *Dauer*: Zeitliche Erstreckung der Bekanntschaft zwischen zwei Individuen innerhalb eines Netzwerks.
d) *Reziprozität*: Balance des Gebens und Nehmens innerhalb des Netzwerks.

Bei der Erfassung von Netzwerken werden Individuen in der Regel gebeten, eine bestimmte Anzahl (z. B. bis zu 20) wichtiger Personen in ihrem Leben anzugeben, mit denen sie innerhalb definierter Zeitspannen regelmäßigen Kontakt pflegen (Hirsch 1980; Stokes 1985). In manchen Verfahren sollen Personen zusätzlich angeben, welche der aufgelisteten Individuen Verwandte sind. So kann die Netzwerkgröße mit der Anzahl der Verwandten relativiert werden. Netzwerkdichtemaße fragen zusätzlich nach einer Einschätzung der Interaktionshäufigkeit der Netzwerkmitglieder untereinander (Stokes 1985). **Erfassung**

Im Gegensatz zur sozialen Integration betrifft *soziale Unterstützung* die Anteile der Interaktion zwischen zwei oder mehreren Personen, bei denen es darum geht, „einen Problemzustand, der bei einem Betroffenen Leid auslöst, zu verändern oder, falls das nicht möglich ist, zumindest das Ertragen dieses Zustands zu erleichtern" (Schwarzer 2004, 177). Unter soziale Unterstützung im engeren Sinne fallen **soziale Unterstützung** also qualitative Merkmale einer Interaktion. Dabei ist es nicht so wichtig, wie viele Menschen potenzielle Unterstützungsgeber sind. Wichtig ist eher, wie gut die Interaktion mit einigen dieser Menschen hinsichtlich der Bewältigung eines Problems funktioniert.

### 5.1.1 Differenzierung von erhaltener und wahrgenommener Unterstützung

**erhaltene Unterstützung** Im Konstruktbereich der sozialen Unterstützung (engere, qualitative Definition) ist es wichtig, wahrgenommene von erhaltener Unterstützung abzugrenzen. Tatsächlich erhaltene Unterstützung bezieht sich auf die retrospektive Mitteilung realer Unterstützungsleistungen und wird vom Rezipienten der Unterstützungsepisode berichtet. Typische Items zur Erfassung erhaltener Unterstützung werden z. B. folgendermaßen formuliert: „Diese Person half mir, meiner Situation etwas Positives abzugewinnen." (Berliner Social Support Skalen, BSSS; Schulz/Schwarzer 2003)

**wahrgenommene Unterstützung** Wahrgenommene Unterstützung hingegen bezieht sich auf die Unterstützung, die ein Individuum in seinem sozialen Netzwerk für grundsätzlich verfügbar hält. Im Gegensatz zur tatsächlich erhaltenen Unterstützung, die von den Leistungen des Netzwerks abhängig sein sollte, ist die wahrgenommene Unterstützung weniger von Umweltfaktoren als von personalen Faktoren beeinflusst. Sie wird prospektiv erfasst und entspricht besonders dann einer stabilen Erwartungshaltung, wenn sie als Gefühl der Akzeptanz verstanden wird. Hier schließt die Forschung zur sozialen Unterstützung also nicht nur soziale Interaktionen sondern auch stabile Personenvariablen im Sinne generalisierter Erwartungen ein. Ein Beispiel für die Erfassung wahrgenommener Unterstützung sieht folgendermaßen aus: „Wenn ich traurig bin, gibt es Menschen, die mich aufmuntern." (Schulz/Schwarzer 2003)

Wie empirische Studien gezeigt haben, überlappt sich wahrgenommene Unterstützung kaum mit tatsächlich erhaltener Unterstützung (Haber et al. 2007). Dunkel-Schetter und Bennett (1990) betonen, dass wahrgenommene Unterstützung und erhaltene Unterstützung in Stresssituationen ziemlich weit voneinander entfernt sein können. Infolgedessen kann es zu unterschiedlichen Bewertungen der Effizienz von erhaltener Unterstützung kommen, die sich dann auch auf das Wohlbefinden der Betroffenen auswirken. Dazu passt der Befund von Finch und Kollegen (1999), dass wahrgenommene Unterstützung wesentlich stärker mit höherem Wohlbefinden assoziiert ist als retrospektiv berichtete erhaltene Unterstützung. Bolger und Amarel (2007) konnten weiterhin zeigen, dass Unterstützungserhalt mitunter den Stress des Empfängers erhöht.

### 5.1.2 Funktionen der sozialen Unterstützung

Grundsätzlich können unterstützende Handlungen unterschiedliche Funktionen haben, die sich auf verschiedenen Dimensionen abbilden lassen: Sie können konkrete Hilfeleistungen beinhalten (instrumentelle Unterstützung), relevante Informationen zur Verfügung stellen (informationelle Unterstützung), auf die Emotionen des Empfängers ausgerichtet sein (emotionale Unterstützung) oder dem Selbstwert des Empfängers dienlich sein (Bewertungsunterstützung; Kahn/Antonucci 1980).

- *Instrumentelle Unterstützung* beschreibt Hilfemaßnahmen bei zu erledigenden Arbeiten, der Besorgung von Gütern oder der Bereitstellung finanzieller Ressourcen. Beispiel: „Diese Bezugsperson hat viel für mich erledigt." (Alle zitierten Unterstützungsitems entnommen aus den Berliner Social Support Skalen, BSSS; Schulz/Schwarzer 2003, 82)
- *Emotionale Unterstützung* umfasst z. B. die Mitteilung von Wärme, Trost oder Mitleid. Ein typisches Item zur Erfassung von emotionaler Unterstützung wäre: „Diese Bezugsperson hat mich getröstet, wenn es mir schlecht ging." (Schulz/Schwarzer 2003, 82)
- *Informationelle Unterstützung* liefert relevante Informationen und Ratschläge durch die Unterstützungsquelle. Beispiel: „Diese Bezugsperson schlug mir eine Tätigkeit vor, die mich etwas ablenken könnte." (Schulz/Schwarzer 2003, 82)
- *Bewertungsunterstützung* bezieht sich auf die kommunizierte Übereinstimmung oder die Angemessenheit von Werten oder Standpunkten. Zum Beispiel könnte zwischen Unterstützungsquelle und -empfänger die Übereinstimmung von Bewertungen in einer Herausforderungssituation kommuniziert werden.
- Eine weitere Dimension, die weniger eine Funktion als vielmehr ein Kriterium von sozialer Unterstützung darstellt, ist die *Zufriedenheit mit der Unterstützung*. Hier legen Unterstützungsempfänger Bewertungen der Qualität der erhaltenen Unterstützung vor.

### 5.1.3 Versuche der objektiven Erfassung sozialer Unterstützung

Einer der seltenen und nicht unumstrittenen Versuche, Unterstützungsleistungen objektiv zu erfassen, stammt von Kulik und Mahler (1989; 1993). Die Autoren untersuchten den Einfluss erhaltener Krankenhausbesuche auf die prä- und postoperative Anpassung von Bypasspatienten. Sie fanden, dass verheiratete Patienten, die viele Besuche erhielten, weniger Schmerzmittel einnahmen und sich schneller von ihrem Eingriff erholten als verheiratete Patienten, die weniger Besuche erhielten. Unverheiratete Patienten nahmen hier gewissermaßen eine Zwischenposition ein (Kulik/Mahler 1989). Warum Kulik und Mahlers Vorgehen, Krankenhausbesuche als objektives Unterstützungsmaß zu konzipieren, problematisch sein kann, soll im Folgenden verdeutlicht werden.

### 5.1.4 Was macht soziale Interaktion zur sozialen Unterstützung?

**Merkmale erfolgreicher Unterstützung**

Eine systematische Definition der Unterstützungsinteraktion haben Dunkel-Schetter und Mitarbeiter (1992) vorgelegt (s. Abb. 5.1). Danach sollten idealerweise die Perspektiven dreier Parteien darin übereinstimmen, dass eine Unterstützungsinteraktion stattgefunden hat: (a) die Perspektive des Unterstützungsempfängers, (b) die der Quelle und (c) die eines so genannten „Beobachters". Der Beobachter könnte z. B. gesellschaftliche Normen über Qualitäten von Unterstützungsakten repräsentieren. Die Forderung nach Übereinstimmung der drei Perspektiven wird aber oft nicht erfüllt. Das zeigt schon die oft geringe statistische Überlappung zwischen den Berichten desjenigen, der Hilfe bietet, und desjenigen, der sie empfängt. Deutlich wird dies in den eigenen

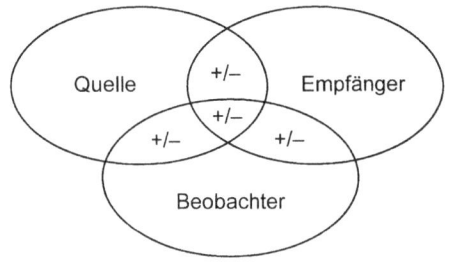

Abb. 5.1: Schematische Darstellung des Unterstützungsmodells nach Dunkel-Schetter et al. (1992)

+/–: positive oder negative Bewertung des Geschehenen

Daten über die gemeinsame Varianz von angebotener und tatsächlich erhaltener Unterstützung in Dyaden von befreundeten Medizinstudenten, die sich in einer Examensphase befanden. Die Varianzüberlappungen innerhalb dieser Unterstützungsdyaden betrugen im Schnitt etwa 50 %. Man muss also bereits zwischen Empfänger und Quelle der Unterstützung damit rechnen, dass es zu Fehlbewertungen kommt.

Woran soll man nun die Unterstützungsleistung als solche festmachen? Dunkel-Schetter und Kollegen umgehen die beschriebenen Schwierigkeiten mit der Perspektivenüberlappung, indem sie der Sicht des Empfängers Priorität einräumen. Eine wirksame Unterstützungstransaktion beruht demnach auf der Empfängerdeutung dieser Maßnahme als wirksam oder hilfreich (Dunkel-Schetter/Bennett 1990). Eine wirksame Unterstützungsinteraktion kann sich also ausschließlich im Bewusstsein des Empfängers abspielen und erfordert nicht zwangsläufig eine selbstlose Tat des Helfenden. Genau genommen müsste die von Dunkel-Schetter und Kollegen definierte dritte Partei, d.h. der Beobachter, die Kognitionen der anderen Parteien im Unterstützungstrio erschließen, um entscheiden zu können, ob es sich nur um einen Unterstützungsversuch oder aber um eine erfolgreiche Unterstützungsleistung handelt.

### 5.1.5 Erfassung der Perspektiven sozialer Unterstützung

In neueren Studien werden oft mehrere Messperspektiven der sozialen Unterstützung berücksichtigt. Das heißt, es wird nicht nur die Perspektive des Empfängers, sondern auch immer öfter die der Unterstützungsquelle miterhoben. Ein Modell von Schwarzer und Kollegen (2004) soll die Vielfalt der Unterstützungskonstrukte in einem solchen Zwei-Perspektiven-Szenario verdeutlichen (s. Abb. 5.2).

Potenzielle Unterstützungsempfänger unterscheiden sich zunächst hinsichtlich des Ausmaßes der wahrgenommenen Unterstützung. Wahrgenommene Unterstützung kann sich sowohl auf emotionale als auch auf instrumentelle oder informationelle Inhalte beziehen, bleibt relativ stabil und erfüllt die Voraussetzungen einer generalisierten Erwartung (Sarason et al. 1990; Schröder et al. 1997): „Wenn ich in Not bin, habe ich Leute um mich herum, die mir helfen werden." (Schulz/Schwarzer 2003, 82). In Stresssituationen entsteht ein Bedürfnis nach Unterstützung (Beispielitem: „Wenn ich niedergeschlagen bin, dann brauche ich jemanden, der mich wieder aufbaut.", S. 82). Sowohl wahrgenommene Unterstützung als auch das Bedürfnis nach Unterstützung sollten den potenziellen Unterstützungsempfänger zur

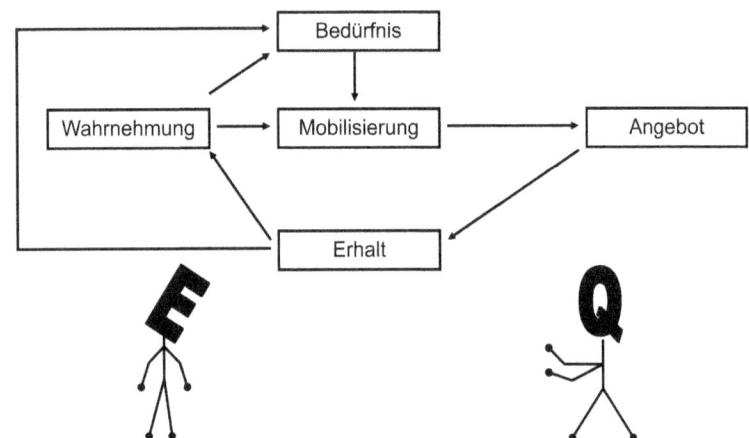

Abb. 5.2: Schematische Darstellung der Unterstützungsinteraktion nach Schwarzer et al. (2004): E = Unterstützungsempfänger; Q = Unterstützungsquelle

Mobilisierung von Unterstützung veranlassen (Beispielitem: „Wenn ich Sorgen habe, suche ich das Gespräch.", S. 82). Mobilisierung von Unterstützung wird häufig als sozial orientierte Bewältigungsstrategie definiert (s. Kap. 3). Auch sie kann in emotionalen, instrumentellen, informationellen oder anderen Varianten zur Anwendung kommen.

Im Idealfall folgt aus der bisherigen Interaktion zwischen potenziellem Unterstützungsempfänger und potenzieller Unterstützungsquelle ein konkretes Unterstützungsangebot von der Unterstützerseite („Ich habe ihn/sie getröstet, wenn es ihm/ihr schlecht ging.", Schulz/Schwarzer 2003, 82). Falls der Empfänger der Unterstützung diese Leistung als Unterstützung enkodiert (Beispielitem: „Die Bezugsperson hat mir das Gefühl gegeben, wertvoll und wichtig zu sein.", S. 82), sollte das zurückwirken auf seine wahrgenommene Unterstützung (wird bestätigt) und auch auf sein Bedürfnis nach Unterstützung (wird reduziert).

### 5.1.6 Soziale Unterstützung und Geschlecht

**stabile Geschlechtseffekte** Einer der stabilsten Befunde in der Unterstützungsforschung betrifft das Geschlecht. Männern, zumal wenn sie alleine leben, wird nicht nur weniger Unterstützung zuteil, sondern sie mobilisieren auch seltener Unterstützung und sind in ihren eigenen Unterstützungsbemühungen sparsamer und weniger effektiv (z. B. Glynn et al. 1999, Neff/Karney 2005). Im Vergleich zu Männern weisen Frauen dichtere und größere Netzwerkqualitäten auf (Laireiter 1993). Klauer und Winkeler (2002) konnten zeigen, dass Frauen generell mehr emotionale Unterstützung anbieten und ihnen auch mehr Hilfe zuteil wird.

Dabei ist nicht unbedingt gesagt, dass Frauen auch mehr von Unterstützung profitieren als Männer. Auch hier scheinen sich Geschlechtseffekte hinsichtlich der Unterstützungsquelle aufzutun. Männer und Frauen scheinen vor allem von weiblicher Unterstützung zu profitieren, nicht aber von männlicher (Glynn et al. 1999). Solche Diskrepanzen werden häufig mit Geschlechterrollenmodellen erklärt, die auf eine stärkere Nutzung von Emotionalität und Emotionsausdruck bei Frauen verweisen. Das heißt, Frauen senden mehr Hinweise auf Notsituationen aus, pflegen intimere Freundschaften und präsentieren so offensichtlichere Anzeichen benötigter Unterstützung. Sie sind aber auch eher parat, wenn Unterstützung verlangt wird.

Taylor und Kollegen (2002) bringen diesen Geschlechtseffekt in ihrem „Tend and Befriend"-Modell (tend, engl.: versorgen; befriend, engl.: Freundschaft schließen) mit biologischen Substraten wie Oxytozin in Verbindung (s. auch Abschnitt 5.2). Taylor und Kollegen schreiben dem intensiveren Sozialverhalten von Frauen, vor allem unter Stress, einen evolutionären Vorteil zu. Die Autoren argumentieren, dass die in der Stressforschung populäre Fight-Flight-Reaktion auf stressreiche Umstände für Männer im Vergleich zu Frauen adaptiver ist. Weibliche Angehörige einer Spezies sollten im Notfall besser daran tun, sich in Gruppen mit anderen Weibchen zusammenzuschließen. Auf diese Weise können sie ihren Nachwuchs effektiver vor ständig drohenden Gefahren schützen. Flucht und defensive Verhaltensweisen hingegen sollten den Nachwuchs durch verletzte Aufsicht eher gefährden. Affiliatives Verhalten scheint vor allem in Mutter-Kind-Beziehungen teilweise hormonell geregelt zu sein, und es kann angenommen werden, dass sich im Laufe der phylogenetischen Entwicklung andere soziale Verhaltensweisen an diesen Mechanismus gekoppelt haben. Deswegen bietet sich die Berücksichtigung hormoneller Unterschiede bei der Erklärung der stabilen Geschlechtseffekte der sozialen Unterstützung an (Panksepp 1998).

„Tend and Befriend"-Modell

### 5.1.7 Unterstützung für alle – Unterstützung von allen?

Gerade bei der Frage nach Merkmalen des Empfängers und der Quelle sozialer Unterstützung werden die Parallelen der Forschung zur sozialen Unterstützung und der sozialpsychologischen Forschung zum prosozialen Verhalten deutlich. Prosoziales Verhalten umfasst alles Verhalten, das einer weiteren Partei zugute kommt. Altruismus ist eine Unterkategorie davon und wird als Hilfeleistung ohne die Erwartung von Gegenleistungen verstanden. Um Altruismus zu erfassen, müssen also die Intentionen des Hilfeleistenden bekannt sein, ähnlich der Definition sozialer Unterstützung nach Dunkel-Schetter und Kollegen (1992).

*Wer hilft wann wem?*
Dunkel-Schetter und Skokan (1990) haben Charakteristika des Unterstützungsverhaltens diskutiert und sich dabei die Befunde der sozialpsychologischen Hilfeforschung zunutze gemacht. Ein wichtiges Merkmal betrifft den Grad der Belastung auf beiden Seiten der Dyade. Zum einen wird ein Hilfeakt wahrscheinlicher, wenn die Notsituation und damit auch die Belastung bei der hilfebedürftigen Person erkennbar ist (Knoll et al. 2011a). Zum anderen ist der Belastungsgrad der helfenden Person wichtig. Ist die potenziell helfende Person zu sehr belastet durch die Stresssituation des anderen, wird eine Hilfestellung unwahrscheinlicher. Denn die eigene Stressbelastung zieht Ressourcen ab, die für die Hilfeleistung notwendig wären.

*Merkmale der Unterstützungsquelle*
Ein ähnlicher Faktor ist die Stimmung beim potenziellen Helfer (Strayer 1980). Ist die Stimmung gut, wird mehr unterstützt (M. Carlson et al. 1988). Könnte durch die Unterstützung schlechte Stimmung besser werden, wird auch eher unterstützt (Cialdini et al. 1987). Wird durch die Unterstützungssituation gute Stimmung gefährdet, dann wird Unterstützung weniger wahrscheinlich (Isen/Simmonds 1978).

Was veranlasst den potenziellen Helfer darüber hinaus zum Hilfeakt? Oswald (1996) nimmt an, dass Menschen aktiv die Perspektive anderer einnehmen (*perspective taking*), auf diese Weise Einsicht in deren Gefühlswelt (affective perspective taking) und Kognitionen (cognitive perspective taking) erhalten und so zur Hilfeleistung motiviert werden.

*Empathie-Altruismus-Hypothese*
Batson (1990; Batson et al. 2002) geht der Frage nach, was Menschen dazu bringt, anderen uneigennützig zu helfen (Altruismus). Der in der Sozialpsychologie lange vorherrschende Gedanke, dass wir ausschließlich soziale Egoisten sind, die allenfalls dann anderen helfen, wenn sie sich einen eigenen Nutzen davon versprechen (sei es

*Merkmale der Unterstützungsquelle*
durch die Erwartung von Belohnung oder als Maßnahme der Emotionsregulation), wird von Batson um die *Empathie-Altruismus-Hypothese* erweitert. Er prüft, ob uns neben den bekannten egoistischen Motiven auch Empathie dazu veranlasst, anderen zu helfen. Batson definiert Altruismus als einen motivationalen Zustand mit dem Ziel, das Wohlbefinden eines anderen zu erhöhen. Nach Batson muss eine echte altruistische Motivation Empathie beinhalten. Bei der Empathie erlebt die potenziell zu Hilfe eilende Person die Gefühle der

bedürftigen Person quasi stellvertretend mit und nimmt ihre Perspektive ein. Empathie beinhaltet also kognitive und emotionale Komponenten.

Neben Empathie und perspective taking (übers. etwa: Perspektivenübernahme) sind andere wichtige Merkmale von Unterstützungsgebern: die selbst wahrgenommene Kompetenz, Unterstützung zu leisten, und Kosten-Nutzen-Abwägungen (Aymanns et al. 2003).

Auf der Seite des potenziellen Unterstützungsrezipienten oder der Rezipientin tragen neben aktivem Bemühen um Hilfe bestimmte Persönlichkeitseigenschaften dazu bei, dass ihm/ihr mit höherer Wahrscheinlichkeit geholfen wird: Kompetenzerwartung, ein hohes Selbstwertgefühl, Optimismus und eine internale Kontrollüberzeugung (Dunkel-Schetter/Skokan 1990, Knoll et al. 2011a). Außerdem ist es von Vorteil, die wahrgenommene Ursache für die belastende Situation auf der Empfängerseite zu berücksichtigen (Schwarzer/Weiner 1990). Hier wird die Attributionstheorie (z. B. Weiner 1979) wichtig und besonders die Dimension der Kontrolle. Wenn einer Person etwas Negatives widerfährt, ohne dass sie es hätte kontrollieren können, dann erhält diese Person mehr Sympathie von ihrer Umwelt. Wenn einer Person aber etwas widerfährt, das sie hätte verhindern oder anderweitig kontrollieren können, dann beschränken sich die Reaktionen der sozialen Umwelt eher auf Ärger oder Gereiztheit (Schmidt/Weiner 1988).

*Merkmale des Unterstützungsempfängers*

Schließlich sind unterstützungsdienliche Dyadenmerkmale ein hoher Bekanntschaftsgrad, eine positive und gerechte Unterstützungsgeschichte zwischen den Partnern (Reziprozität; Knoll et al. 2011b) oder ein gewisses Maß an Intimität in der Unterstützungsdyade (Dunkel-Schetter/Skokan 1990). Unterstützungsinteraktionen sind also wahrscheinlicher, wenn keine negativen Vorerfahrungen zwischen den Partnern im Hinblick auf Unterstützungsleistungen bestehen, in der Dyade eine Balance zwischen Geben und Nehmen existiert und sich die Teilnehmer der Unterstützungsinteraktion gegenseitig mögen (Knoll et al. 2011a).

*Merkmale der Dyade*

## 5.2 Wie trägt soziale Unterstützung zur Gesundheit bei?

Wie kommt es dazu, dass das Zusammensein und Interagieren mit anderen Menschen unserer Gesundheit zuträglich ist?

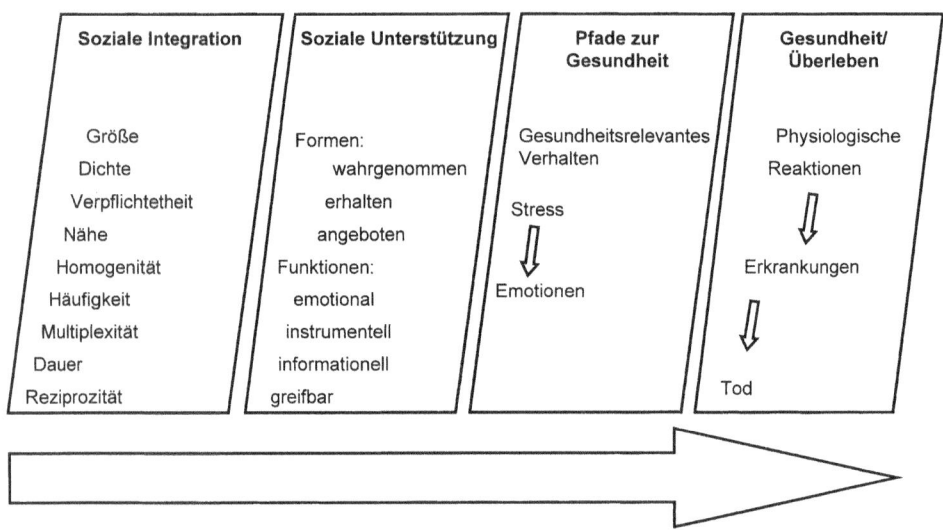

Abb. 5.3: Schematische Darstellung der Beziehung zwischen sozialer Integration, sozialer Unterstützung und Gesundheit nach Berkman et al. (2000)

**Pfade von Unterstützung zu Gesundheit**

Pfade, die diesen Zusammenhang zumindest teilweise erklären, werden in diesem Abschnitt vorgestellt. Dabei werden vor allem zwei theoretische Perspektiven der Wirkung von sozialer Unterstützung auf Gesundheit berücksichtigt: Einmal die Stressbewältigungsperspektive und zum anderen die Gesundheitsverhaltensperspektive (s. Abb. 5.3). Beginnen wir mit einer Zusammenschau von Befunden, die soziale Integration und soziale Unterstützung mit Gesundheit in Verbindung bringen.

### 5.2.1 Soziale Integration / Soziales Netzwerk und Gesundheit: So fing alles an

**Alameda-Country-Study**

Die Studie, die der gesundheitspsychologischen Forschung zur sozialen Unterstützung (quantitativ und qualitativ) den Anstoß gegeben hat, heißt Alameda County Study. Man führte sie in den 70er Jahren an einer repräsentativen kalifornischen Stichprobe durch (z. B. Berkman/Syme 1979). Mit Hilfe epidemiologischer Verfahren wurde hier festgestellt, dass ein gut ausgebildetes soziales Netzwerk Menschen vor Krankheit und Tod schützen kann. Sozial isoliertere Teilnehmer hatten in dieser Untersuchung ein doppelt so hohes Mortalitätsrisiko wie sozial eingebundene Vergleichspersonen (Berkman/Syme 1979).

Durch diesen Befund wurde eine Flut von Studien angeregt, die House und Kollegen (1988) in einer Metaanalyse erstmals zusammengefasst haben. Das überraschende Ergebnis dieser Arbeit war die Feststellung, dass ein Mangel an sozialen Kontakten ein ähnliches Gesundheitsrisiko birgt wie das Rauchen von Zigaretten (vgl. Holt-Lunstad et al. 2010). Dabei war anzunehmen, dass hier Vermittler am Werk sind, die den Zusammenhang zwischen Netzwerk und Gesundheit bzw. Mortalität näher erklären könnten. Die Frage nach dem „Wie" dieses Zusammenhangs führte dann dazu, dass das Konzept „soziale Unterstützung" weiter differenziert wurde und sich zwei Forschungszugänge entwickelten: Forschung zu (1) quantitativen und (2) qualitativen Aspekten sozialer Unterstützung.

Die „soziale Netzwerkepidemiologie" (Orth-Gomer 2001) bemühte sich weiterhin vorwiegend um die strukturellen oder quantitativen Anteile sozialer Unterstützung und deren Verbindungen zur Gesundheit. Mehrere Studien zeigten fortan den Effekt des längeren Überlebens gut eingebundener Individuen (z. B. Pinquart / Duberstein 2010).

**soziale Netzwerkepidemiologie**

Im Rahmen der sozialen Netzwerkepidemiologie unterscheiden Hemingway und Marmot (1999) zwischen prospektiven und prognostisch-epidemiologischen Studien zu den Effekten von sozialer Integration auf Morbidität und Mortalität. Prospektive Studien werden an gesunden Menschen begonnen und laufen über längere Zeiträume. Dabei wird untersucht, wer wann erkrankt und welche Faktoren damit zusammenhängen. Bei prognostischen Studien werden Daten von Patientenstichproben erhoben und der Verlauf und die Genesung von Krankheiten sowie deren Prädiktoren untersucht. In einer Übersichtsstudie fanden Hemingway und Marmot (1999) z. B., dass fünf von acht prospektiven Studien einen Effekt von sozialer Integration auf koronare Herzerkrankungen beschrieben haben. Neun von zehn prognostischen Studien konnten diese Assoziation bestätigen.

Darüber hinaus kann soziale Integration den Beginn, den Verlauf und die Genesung von der Erkältung über HIV-Infektionen bis hin zu Krebserkrankungen beeinflussen (z. B. Schwarzer/Rieckmann 2002). Solche Effekte sind zwar beeindruckend, aber meist sehr klein. Schwarzer und Leppin (1989) kalkulierten beispielsweise die Effektstärke zwischen Mortalität und sozialer Integration in einer Metaanalyse um $r = -.07$, hierfür zogen die Autoren 18 Datensätze zu insgesamt 10.735 Teilnehmern heran.

### 5.2.2 Mediatoren und Moderatoren zwischen sozialer Unterstützung und Gesundheit

Bezogen auf qualitative Anteile sozialer Beziehungen berichteten Uchino und Kollegen (1996) im Rahmen einer Metaanalyse, dass soziale Unterstützung über unterschiedliche Altersgruppen hinweg positive Auswirkungen auf eine Reihe gesundheitlicher Parameter wie das kardiovaskuläre, das Immun- und das neuroendokrine System ausübt. Individuen mit geringerer sozialer Unterstützung erlebten z. B. hohe altersbedingte Blutdruckanstiege, wohingegen gut unterstützte Individuen solche altersbedingten Blutdruckanstiege nicht aufwiesen. Die Autoren folgerten daraus sogar, dass zuverlässige soziale Unterstützung den biologischen Alterungsprozess verlangsamen könne.

**Mediatoren**  Soziale Unterstützung wirkt vermutlich vor allem *indirekt* auf die Veränderung bestimmter gesundheitlicher Zielkriterien. „Indirektes Wirken" kann hier zwei Bedeutungen haben. Zum einen kann Unterstützung bestimmte Vermittlerprozesse auslösen, die dann direkt in Verbindung mit den Kriteriumsvariablen stehen (Mediatormodell; s. Abb. 5.4). Hier werden vor allem negative Emotionen als Vermittler angenommen. Allerdings sind diese potenziellen Mediatorfunktionen noch nicht intensiv getestet worden, und die existierenden Befunde sind uneinheitlich. In der Metaanalyse von Uchino und Kollegen (1996) spielten affektive Variablen wie Depression oder Angst in drei Studien keine Vermittlerrolle im Unterstützungs-Gesundheits-Prozess, wobei methodische Probleme bei der Testung der diversen Vermittlermechanismen nicht auszuschließen sind.

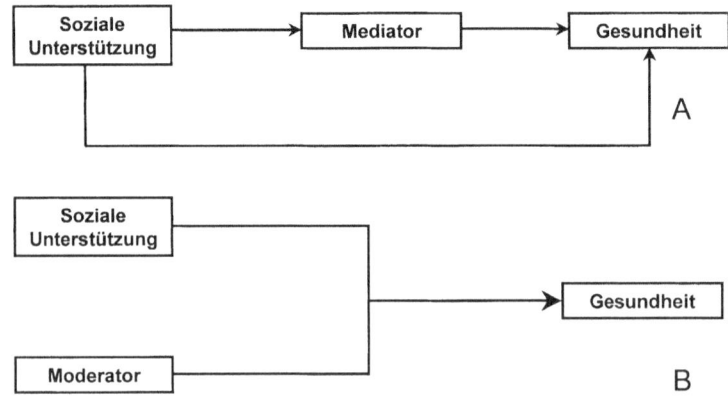

Abb. 5.4: Schematische Darstellungen eines Mediator- (A) und eines Moderatormodells (B) zum Zusammenhang zwischen sozialer Unterstützung und Gesundheit

Andererseits können Unterstützungsprozesse auch unter bestimmten Umständen erst „wirksam" werden (Moderator oder „Puffereffekt"; s. Abb. 5.4). Es wurde z. B. häufig gezeigt, dass soziale Unterstützung erst dann einen Einfluss auf das Wohlbefinden und die Gesundheit von Personen ausübt, wenn diese gestresst sind (Cohen 2004). Steptoe (2000) führte zur Frage des Puffereffekts von sozialer Unterstützung eine Studie an Lehrerinnen und Lehrern durch. Er stattete seine Teilnehmenden mit Blutdruckmessgeräten aus und erhob einen Werktag lang alle 20 Minuten den Blutdruck und ein subjektives Stressrating. Darüber hinaus lagen Angaben zum Ausmaß erhaltener sozialer Unterstützung bei den Teilnehmenden vor. Bei solchen, die gut unterstützt wurden, kam es in Stressphasen im Gegensatz zur Vergleichsgruppe nicht zu Blutdruck- oder Herzratenanstiegen.

**Moderatoren**

Wie genau funktioniert das? Was löst ein Sozialkontakt aus, damit er gesund oder sein Fehlen ungesund sein kann? Im nächsten Abschnitt geht es um die Wirkmechanismen von sozialer Unterstützung unter Stress.

### 5.2.3 Soziale Unterstützung und die Stressbewältigungsperspektive

Nach Lazarus und Folkmann (1987) hängen bereits die initialen Bewertungen einer Situation als günstig, irrelevant oder potenziell negativ mit dem zur Verfügung stehenden Ressourcenstatus einer Person und eben auch mit dem Vorhandensein sozialer Ressourcen zusammen. In typischen Forschungsvorhaben werden Stresssituationen zugrunde gelegt oder Stressrisikopopulationen untersucht. Dabei wird festgestellt, auf welche Weise strukturelle oder qualitative Merkmale der sozialen Umwelt von Individuen auf den Verlauf, den Ausgang und die langfristigen Konsequenzen (z. B. gesundheitlicher Art) von Stresssituationen wirken.

Hinter physiologischen Modellen zu Unterstützung und Stress steht die Frage, *wie* soziale Unterstützung einen stresspuffernden Effekt auf Gesundheit ausübt. In den kommenden Abschnitten sollen neuroendokrine (Katecholamine, Oxytozin, Endorphine) und immunologische Korrelate der sozialen Unterstützung oder Affiliation und ihre Wirkweisen beschrieben werden (Ditzen / Heinrichs 2007).

**Neuroendokrine Informationsübermittler und die Stationen ihrer Freisetzung.** Wie schon erwähnt, werden die Effekte von sozialer Unterstützung oft im Kontext potenzieller Stresssituationen untersucht.

Solche Stresssituationen haben neben emotionalen und kognitiven Reaktionen auch oft direkte Veränderungen im vegetativen Nervensystem zur Folge. Diese äußern sich z. B. in Erhöhungen der Herzrate und des Blutdrucks (s. Kap. 3). Damit zusammen hängen Veränderungen bei der Ausschüttung verschiedener Klassen von Hormonen, die die Aktivität wichtiger Zielorgane unter Stress regulieren sollen. In vielen Fällen wird eine Hormonausschüttung durch einen nervösen Reiz im Zentralnervensystem (ZNS) ausgelöst. Dabei operiert der Hypothalamus, der sich im Zwischenhirn befindet, als zentrale nervöshormonale Schaltstelle. Er setzt das Nervensignal in eine Hormonabgabe um.

**Kortisol und Katecholamine.** Ein Hormon, das vielfach mit physiologischen Stressreaktionen in Verbindung gebracht wird, ist das Kortisol (s. a. Kap. 6). Eine angemessene Kortisolreaktion, d. h. zunächst eine Erhöhung der Freisetzung unter Stress, die danach durch verschiedene Feedbackmechanismen wieder herunterreguliert wird, erlaubt dem Körper, Vorbereitungen auf einen effektiven Umgang mit einer potenziellen Gefahrensituation zu treffen. Darunter fallen z. B. vermehrte Energiefreisetzung oder Immunreaktionen. Allerdings können sich bei permanent erhöhtem Kortisolniveau auch Kosten für den Organismus einstellen, die mitunter die Entwicklung von physiologischen, kognitiven und emotionalen Funktionen behindern (Fagundes et al. 2013).

Neben einer erhöhten Kortisolausschüttung unter Stress werden auch Katecholamine (Adrenalin und Noradrenalin) vermehrt freigesetzt und wirken auf periphere (autonome und muskuläre) Parameter. Solche Reaktionen beinhalten z. B. Konstriktionen der Blutgefäße, eine Erhöhung der Herzschlagfrequenz oder die Zunahme der Hautleitfähigkeit (s. a. Kap. 6).

Uchino und Mitarbeiter (1996) zeigten, dass soziale Unterstützung und soziale Integration über die genannten neuroendokrinen Mechanismen einen positiven Einfluss auf die kardiovaskuläre Regulation unter Stress ausüben. In vier unterschiedlichen Studien mit normotonen Teilnehmern (d. h. mit normalem Blutdruck) reduzierte soziale Unterstützung die kardiovaskuläre Reaktivität auf akuten Stress. Dabei traten die stärksten Zusammenhänge bei experimentell manipulierten Unterstützungsbedingungen (vs. naturalistischen Unterstützungskontexten) zutage.

**Tend and Befriend? Oxytozin und die weibliche Stressreaktion.** Taylor und Kollegen (2000; 2002) beschreiben in ihrem „Tend and

Befriend"-Modell der weiblichen Stressreaktion die Ausschüttung von Oxytozin als Mechanismus, der sowohl das Aufsuchen von sozialen Gefährten auslöst als auch dadurch positiv rückgekoppelt wird.

Oxytozin gehört der Gruppe der Peptidhormone oder auch Neuropeptide an und wird vom Hypophysenhinterlappen (HHL) in die Blutbahn abgegeben. Lang bekannte Auslöser und Wirkungsformen der Oxytozinausschüttung sind die Stimulierung der Brustwarzen oder die Regelung des Geburtsvorgangs durch das Einsetzen der Wehen bei Säugetieren. Hier wird Oxytozin vom HHL ausgeschüttet und leitet direkt verschiedene Reaktionen des Organismus an den Zielorganen ein. Dabei agiert Oxytozin nicht nur als Hormon, sondern auch als Neurotransmitter.

Sowohl experimentelle Tierstudien als auch Untersuchungen am Menschen haben mehrere Hinweise darauf geliefert, dass Oxytozin in der Assoziation zwischen sozialer Unterstützung und Gesundheit eine wichtige Vermittlerrolle einnehmen könnte. Oxytozin wird in Verbindung gebracht mit der Entwicklung von Bindungen zwischen Kindern und Bezugspersonen, der Auslösung prosozialer Kontakte und der Regulation zentralnervöser Aktivität auf aversive Stimuli, die eine Reduktion von Angstzuständen bewirken. Taylor und Kollegen (2002) berichten, dass die Oxytozinausschüttung infolge einer Stressepisode mit einer niedrigeren Kortisolfreisetzung und einer schnelleren Rückkehr zur Baseline der physiologischen Erregung verbunden war. Weiterhin konnte in mehreren Stressstudien ein niedrigeres Niveau sympathischer Erregung bei stillenden vs. nicht stillenden Müttern gesichert werden (z. B. Heinrichs et al. 2002). Oxytozin scheint folglich mit einer erfolgreichen Stressregulation in Verbindung zu stehen.

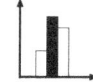

Soziale Begleiterscheinungen der Oxytozingabe oder -ausschüttung wurden schon früh in Tierstudien berichtet. In einem Experiment mit Mutterschafen bewirkte die Gabe von Oxytozin direkt in das ZNS der Tiere die Erhöhung mütterlichen Verhaltens in Form von verstärktem fürsorglichen Lecken und mehr Körperkontakt in der Mutterschaf-Lamm-Dyade (Kendrick et al. 1987). Darüber hinaus wirkte der erhöhte Körperkontakt positiv auf die Oxytozinausschüttung der Lämmer zurück.

Keverne und Mitarbeiter (1999) nehmen an, dass sich generelle affiliative Verhaltensweisen und die Bindung an andere Sozialpartner im Verlauf der phylogenetischen Entwicklung an das adaptive Bindungsverhalten zwischen Mutter und Kind gekoppelt haben oder aus ihm hervorgegangen sind. Dieser Annahme entsprechend finden die Autoren, dass bestimmte Spezies die Nähe anderer Tiere suchen, in deren Gegenwart sie zuvor ein hohes Niveau an Oxytozin aufwiesen. Nach diesen Befunden könnte *Freundschaft* zumindest teilweise über hormonelle Veränderungen vermittelt werden (Taylor et al. 2002). Der besondere Reiz der gefundenen Verbindung zwischen Oxytozin und affiliativen Verhaltensweisen liegt darin, dass dieser Mechanismus die schon vorher erwähnten stabilen Geschlechterunterschiede der sozialen Unterstützung mitaufklären könnte. Die Tatsache, dass Frauen sowohl mehr Unterstützung anbieten als auch erhalten und in manchen Fällen sogar mehr davon profitieren (Knoll / Schwarzer 2002), könnte zumindest teilweise mit ihrer erhöhten Verfügbarkeit von Oxytozin zusammenhängen. Zwar produzieren auch Männer Oxytozin, jedoch in wesentlich geringeren Mengen als Frauen (Panksepp 1998). Taylor und Kollegen (2002) räumen ein, dass der Unterstützungsakt bei Spezies mit großer assoziativer Hirnrinde, wie z.B. Menschen, wahrscheinlich eher kognitiv als hormonell geregelt wird. Dennoch könnte zumindest ein Initialimpuls zu affiliativem Verhalten unter Stress immer noch auf basale Körperfunktionen zurückgehen.

**Endorphine, Stress und soziale Unterstützung.** Eine weitere Gruppe von Neuropeptiden, die im Zusammenhang mit sozialer Unterstützung unter Stress diskutiert werden, sind endogene Endorphine. Den Oxytozinbefunden ähnlich, werden bei positiven Sozialkontakten auch endogene Endorphine freigesetzt. Darüber hinaus regulieren Endorphine und Opioide Trennungsschmerz bei Isolation von wichtigen sozialen Bezügen, wie sich im Tiermodell gezeigt hat (Panksepp 1998).

Endorphine zeitigen also einen physiologisch nachgewiesenen stressregulativen Effekt auf den Organismus. Die Ausschüttung von Endorphinen bewirkt, dass die sympathische Erregung herunter- und die parasympathische Erregung heraufreguliert wird, was die physiologische Stressreaktion eindämmt. Panksepp (1998) findet unterschiedliche Hinweise auf seine *brain opioid theory of social attachment* (übers. etwa: „Opioid-Bindungstheorie") in Tierstudien:

1. Positiver Sozialkontakt fördert die Ausschüttung von endogenen Endorphinen.
2. Körpereigene Opioide regulieren Stressreaktionen auf soziale Verlust- oder Trennungssituationen.
3. Endorphinausschüttungen agieren als positive Verstärker und binden via Konditionierung Geruchs- und Ortspräferenzen an sich.
4. Niedrige Niveaus von endogenen Opioiden können das Aufsuchen sozialer Kontakte initiieren.

Zusammenfassend deutet viel darauf hin, dass Endorphine das Sozialleben mitsteuern und helfen, mit sozialen Verlusten klarzukommen (s. Kasten 5.1).

> **Physiologische Hinweise auf das gebrochene Herz?**
> Neurowissenschaftliche Befunde legen nahe, dass Schmerz bei sozialen Verlusten die gleichen Hirnareale erregt wie körperlicher Schmerz. In einer Studie mit funktionaler Magnetresonanz-Diagnostik konnten Eisenberger et al. (2003) nachweisen, dass Gehirnareale, die „aufleuchten" (also aktiviert sind), wenn ein Individuum unter Schmerzen leidet, auch aktiviert werden, wenn Individuen via Ausschluss von Sozialpartnern aversive Emotionen empfinden. Darüber hinaus sind, wie wir aus der Forschung an Tiermodellen wissen, dieselben körpereigenen Chemikalien, die physischen Schmerz regulieren, auch für die Regulation emotionalen „Schmerzes" nach der Trennung von Sozialpartnern verantwortlich, nämlich Opioide und endogene Endorphine (s. o.).
> Panksepp (2003) offeriert in diesem Zusammenhang eine provokante Arbeitshypothese: „Werden wir irgendwann entdecken, dass das Gefühl eines gebrochenen Herzens aus den autonomen Verschaltungen des limbischen Systems erwächst, das ebenso für die zentralnervöse Kontrolle des Herzens verantwortlich zeichnet?" (238; Übers. d. Autorin)

Kasten 5.1: Gedanken zum Herzbruch

**Stress, das Immunsystem und soziale Unterstützung.** Schließlich konnten z. B. Kiecolt-Glaser und Newton (2001) in einer Reihe von Arbeiten immunologische Korrelate affiliativen Verhaltens nachweisen. Tatsächlich scheint die Verbindung zwischen sozialen Beziehungen und diversen Immunfunktionen einer der robustesten Befunde auf dem Gebiet der Psychoneuroimmunologie zu sein (Ditzen/Heinrichs 2007). Zum Beispiel kommen Fagundes und Kollegen (2013) in einer Überblicksarbeit zu chronischen Dysregulationen des Immunsystems zu dem Schluss, dass stressinduzierte Immundysregulationen durch soziale Unterstützung reduziert werden können.

Immunfunktionen

In einer klassischen Studie von S. Cohen und Kollegen (1997) wurden Menschen mit unterschiedlich differenzierten Netzwerken mit einem Erkältungsvirus konfrontiert und anschließend fünf Tage lang in Quarantäne geschickt. Die Teilnehmer, die undifferenzierte Netzwerke aufweisen, bildeten eher eine Erkältung aus als solche

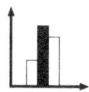

mit differenzierten Netzwerken. In einer anderen Untersuchung konnte höhere Beziehungsqualität bei Verheirateten mit besseren immunologischen Indikatoren in Verbindung gebracht werden (Kiecolt-Glaser/Newton 2001).

Bei solchen Befunden werden wahrscheinlich große Anteile des Effekts sozialer Unterstützung auf immunologische Indikatoren durch die Regulation von negativem Affekt vermittelt. Wie Kiecolt-Glaser und Mitarbeiter (2002a) betonen, wird die Produktion von Entzündungsmediatoren (*inflammatorische Zytokine*), die mit der Ätiologie verschiedenster schwerwiegender Erkrankungen in Verbindung gebracht werden (z. B. koronare Herzkrankheit, verschiedene Krebserkrankungen oder Typ 2-Diabetes), durch negativen Affekt stimuliert.

Darüber hinaus tragen negative Emotionen auch zu einer Verlängerung von Infektionen sowie zur Verlangsamung der örtlichen Wundheilung bei, was wiederum die Produktion von Entzündungsmediatoren aufrechterhält. In der Weise, in der gelungene soziale Unterstützung negativen Affekt herunterreguliert, trägt sie also wahrscheinlich auch indirekt zu einer Verbesserung verschiedener Immunparameter bei (Ditzen/Heinrichs 2007). Eine systematische Prüfung der Rolle von Emotionen als potenzielle Vermittler zwischen sozialer Unterstützung und Immunreaktionen steht jedoch noch weitgehend aus.

### 5.2.4 Soziale Unterstützung und die Gesundheitsverhaltensperspektive

Ein weiterer Vermittler zwischen sozialem Rückhalt und gesundheitlichen Faktoren sind gesundheitsrelevante Verhaltensweisen (s. Kap. 2, Berkman et al. 2000). Die Menschen, mit denen wir uns umgeben, ihre Gewohnheiten, Ziele oder ihr Engagement in sozialen Beziehungen können einen Einfluss darauf haben, wie wir uns verhalten. Das muss nicht heißen, dass wir uns in Gegenwart anderer Menschen notwendigerweise gesünder verhalten. Es kann auch bedeuten, dass wir in Gegenwart Anderer Verhaltensweisen praktizieren, die unserer Gesundheit nicht zuträglich sind und ihr auf lange Sicht sogar schaden können. Wenn man abends mit seinen Freunden ausgeht, ist die Wahrscheinlichkeit Alkohol zu konsumieren oder Zigaretten zu rauchen (falls vorher schon geraucht wurde) ziemlich hoch. Andererseits können Freunde auch dabei behilflich sein, sich das Rauchen abzugewöhnen, oder als soziales Regulativ von weiterem Alkoholkonsum abraten (z. B. Bond et al. 2003). Die Rolle von sozialer Unterstützung bei der Ausführung oder dem Unterlassen von Risikoverhalten ist also komplex.

Es ist auch denkbar, dass soziale Unterstützung Stress abpuffert, der bei der Veränderung gesundheitsrelevanten Verhaltens entsteht, z. B. mit dem Rauchen aufhören, Ernährung umstellen (Schwarzer 2004). Auf diese Weise fördert soziale Unterstützung indirekt das gesunde Verhalten oder aber macht ungesundes Verhalten unnötig, das als Bewältigungsstrategie eingesetzt wird (Uchino et al. 1999). Weiterhin ist anzunehmen, dass unser Netzwerk mitunter eine Modellfunktion für uns einnimmt und uns auf diese Weise passiv dazu animiert, etwas für unsere Gesundheit zu tun.

Es kann auch sein, dass Bezugsgruppen Normen und Vorschriften darüber vermitteln, wie man sich in gesundheitlicher Hinsicht verhalten sollte, d. h. *soziale Regulation*. Dies kann durch qualitative Unterstützungsaspekte, z. B. instrumenteller Art via Rat, Hilfe oder Informationen, oder durch Charakteristika des Netzwerks flankiert werden (beispielsweise gelingt das Abstinentbleiben bei Ex-Rauchern besser, wenn ihr Netzwerk vorwiegend aus Nichtrauchern besteht). **soziale Regulation**

Ein wichtiger Hinweis darauf, dass unser Gesundheitsverhalten sozialer Regulation unterliegt, ist z. B. folgende Tatsache: Männer, die ihre Partnerin verlieren, erfahren eine signifikante Erhöhung ihres Mortalitätsrisikos (Umberson 1987). Auf dieser Ebene handelt es sich um einen Netzwerk- oder Integrationseffekt. Dieser Effekt wird zum Teil dadurch erklärt, dass die Partnerin als soziales Regulativ die Ausführung des gesundheitsrelevanten Verhaltens eingefordert, erleichtert oder ermöglicht hat, was nach ihrem Ableben nicht mehr der Fall ist. „Einfordern, erleichtern, oder ermöglichen" könnte beispielsweise aus folgenden Maßnahmen bestehen: Sanktionierung des Konsums ungesunder Lebensmittel, Erinnerung an regelmäßige Arztbesuche, Drängen auf regelmäßige Medikamenteneinnahme, falls notwendig, Drängen auf körperliche Aktivität etc.

Bei solchen Befunden ist zu beachten, dass das Einfordern von gesundem Verhalten in Paarbeziehungen oft mit qualitativen Unterstützungsaspekten konfundiert ist. So obliegt den Frauen wohl neben der Regulativrolle, wie anzunehmen ist, auch die Organisation gesundheitsrelevanter Verhaltensaspekte, d. h. „flankierende" unterstützende Maßnahmen: z. B. das Zubereiten einer ausgewogenen Diät, regelmäßige Erinnerung an anstehende Arztbesuche, Aufrecherhaltung der Basishygiene (Miller/Wortman 2002; Umberson 1987). In einer längsschnittlichen Studie gaben vormals verheiratete Männer, im Gegensatz zu Frauen, eher an, in ihrem Gesundheitsverhalten von ihren Partnerinnen reguliert worden zu sein. Nach Scheidung vom Partner oder Tod des Partners konnten bei Männern größere Einschnitte täglicher, gesundheitsrelevanter Routinen beobachtet werden als bei Frauen (Umberson 1992).

Die verschiedenen Wirkweisen der sozialen Unterstützung, des sozialen Netzwerks und der sozialen Regulation im Hinblick auf gesundheitsrelevantes Verhalten werden in den folgenden Abschnitten anhand zweier exemplarischer Risikoverhaltensweisen erläutert: Rauchen und körperliche Inaktivität.

Raucherentwöhnung und soziale Unterstützung. Wo kann Unterstützung bei der Raucherentwöhnung nützlich werden? Schwarzer (2004) identifiziert hier mehrere Bereiche:

1. Entwöhnung kann als eine Stresssituation aufgefasst werden ( Lüscher et al. 2015 ). In diesem Stressprozess kann Unterstützung als „Puffer" wirksam werden, denn die Befreiung von einer Abhängigkeit erfordert viele Ressourcen einer Person einschließlich der Mitarbeit wichtiger Netzwerkpartner.
2. Weiterhin kann die Absicht, überhaupt mit dem Rauchen aufzuhören und nicht rückfällig zu werden, von einem sozialen Netzwerk stimuliert werden, z. B. über den symbolischen Erwerb von rauchspezifischen Selbstwirksamkeitserwartungen. Dabei wird das Vertrauen des angehenden Ex-Rauchers in die eigene Fähigkeit sich zu ändern gestärkt.
3. Ebenso kann ein Netzwerk erst dem Raucher/der Raucherin den Anreiz des Gesundheitsgewinns kommunizieren.

**stadienspezifische Unterstützung**  S. Cohen und Mitarbeiter (1988) unterscheiden in einer klassischen Studie vier Stadien in der Veränderung des Rauchverhaltens: die Entscheidung zur Veränderung, die Entwöhnung, die frühe Abstinenz und die spätere Abstinenz. Angehende Nichtraucher profitieren laut der Autoren in unterschiedlichen Stadien von unterschiedlichen Formen des sozialen Rückhalts: Bei der Entscheidung zum Rauchstopp sei motivierende Unterstützung hilfreich, bei Entwöhnung und früher Abstinenz hingegen alle Formen von Unterstützung, da diese Phasen die meisten Ressourcen erfordern. Während der späten Abstinenz sollten angehende Nichtraucher rauchende Netzwerkmitglieder eher meiden, um die „Ansteckungs-" und damit die Rückfallgefahr zu minimieren. Empirische Befunde stützen die Stadientheorie nur mäßig. Alle drei Arten des sozialen Rückhalts scheinen mit dem Rauchstopp verbunden: soziale Integration, d. h. Nichtraucherstatus der Freunde (z. B. Baker et al. 2004), wahrgenommene Unterstützung, also der (meistens) stresspuffernde Rückhalt (z. B. Wagner et al. 2004), und erhaltene Unterstützung, wie etwa positive Verstärkungen des Handelnden (McMahon/Jason 2000). Schwarzer (2004) gibt allerdings zu bedenken, dass sozialer Rückhalt nur ein Einflussfaktor unter vielen ist und ihm keineswegs eine Schlüsselrolle zukommt.

Das zeigt sich auch an den teilweise enttäuschenden Befunden systematischer Überblicksarbeiten über Interventionsstudien (Park et al. 2012). Die Wirkung von Unterstützungsverhalten bei Rauchabstinenz ist entweder gar nicht erkennbar oder hält nicht lange vor. In einer Studie von L. E. Carlson und Mitarbeitern (2002) wurden Raucher mit und ohne Unterstützungspersonen (die auch am Programm teilnahmen) im Rahmen eines Raucherentwöhnungsprogramms geschult. Wie gezeigt werden konnte, hörten Personen, die von einem Unterstützer begleitet wurden, in einem Zeitraum von zwölf Monaten eher mit dem Rauchen auf und blieben abstinent als solche, die keinen Unterstützer an ihrer Seite hatten. Allerdings wurde auch deutlich, dass Frauen vor allem kurz nach der Intervention (drei Monate nach der Schulung) von ihrer Unterstützung profitierten, nach zwölf Monaten aber in der Regel wieder angefangen hatten zu rauchen. Bei Männern hingegen hielt der protektive Effekt von Unterstützung auch noch nach einem Jahr an, die Abstinenzraten (zwischen 50 und 60 %) in den Unterstützungsgruppen blieben hier konstant höher als bei den Frauen (zwischen 50 % anfänglich und 30 % nach einem Jahr).

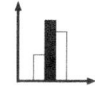

**Körperliche Aktivität und soziale Unterstützung.** Andere Menschen können uns dazu ermutigen, körperlich aktiv zu werden und zu bleiben. Interventionsstudien zur Förderung von körperlicher Aktivität bei verschiedenen Zielgruppen konnten zeigen, dass Programme, die u. a. die längerfristige soziale Unterstützung ihrer inaktiven Probanden förderten, recht vielversprechende Ergebnisse erzielt haben. Unterstützung kann dabei von unterschiedlichen Quellen kommen, etwa von Ärzten, vom Pflegepersonal, von der Familie oder von Freunden (Estabrooks et al. 2003; Lewis et al. 2003). Auch wurde die Wirksamkeit sozialer Unterstützung bei körperlicher Aktivität für unterschiedliche Altersgruppen nachgewiesen und scheint über die gesamte Lebensspanne hinweg nützlich zu sein (Dowda et al. 2003; Ievers-Landis et al. 2003; Kaplan et al. 2001).

Zum Beispiel trägt wahrgenommene Unterstützung von Verwandten und Freunden zur Intentionsbildung für sportliche Aktivität bei (Hagger et al. 2005). Darüber hinaus kann wahrgenommene Unterstützung auch direkt die Verhaltensinitiierung erleichtern (Parschau et al. 2014). Die längerfristige Teilnahme an Sportprogrammen oder die Aufrechterhaltung selbst initiierter sportlicher Aktivität wird hingegen eher von tatsächlich erhaltener instrumenteller statt wahrgenommener Unterstützung gefördert.

**Unterstützung und Sport**  Rackow und Kollegen (2015) fanden, dass Formen der Unterstützung vor allem zu einer Erhöhung der Selbstwirksamkeit in Bezug auf die Aufrechterhaltung der sportlichen Aktivität beitrugen. Die erhöhte Selbstwirksamkeit prädizierte dann das Ausmaß sportlicher Aktivität bei den Teilnehmenden. In einer weiteren Interventionsstudie konnten McAuley und Kollegen (2003) ähnliche Befunde für eine ältere Stichprobe (Mittelwert = 66 Jahre) sichern. Neben schon früher durchgeführter sportlicher Aktivität und Affekt beim Sport war erhaltene soziale Unterstützung (durch andere Teilnehmer der Sportgruppe) positiv mit zwei Arten von sportbezogener Selbstwirksamkeit (SWE) verbunden: der SWE, mit Barrieren fertig zu werden, und der SWE, die Phasen sportlicher Ertüchtigung zu verlängern. Diese Formen der SWE prädizierten dann direkt die sportliche Aktivität der älteren Menschen, und zwar noch 18 Monate, nachdem das Interventionsprogramm beendet war. Dies ist eventuell ein Hinweis darauf, dass nicht nur das Eingebettetsein einen wichtigen Unterstützungsfaktor darstellt, sondern auch die von anderen geleistete Beteuerung kompetent zu sein (Schwarzer 2004).

Generell gilt, dass die Effektstärken der Unterstützung auf die Veränderung von Verhalten leider nicht besonders groß sind. Risikoverhalten zu verändern, ist ein komplexer und langwieriger Prozess (s. Kap. 2), der durch den Erhalt von Unterstützung allenfalls ein wenig erleichtert werden kann (Schwarzer 2004).

## 5.3 Die Partnerperspektive: Stress, Unterstützung und Bewältigung in der Dyade

Es gibt viele verschiedene Möglichkeiten, Stress- und Bewältigungsprozesse auf der Partnerebene zu untersuchen und zu verstehen. Einige Modelle sehen partnerschaftliche Bewältigung auf die Mobilisierung und das Bereitstellen von Unterstützung beschränkt. Diese Herangehensweise kommt direkt aus der Forschung zur sozialen Unterstützung. Um die Besonderheiten sozialer Unterstützung in intimen Partnerschaften geht es im anschließenden Abschnitt.

Andere Modelle hingegen sehen in der Unterstützungsinteraktion nur eine von vielen Bewältigungsstrategien, die in Partnerschaften zum Tragen kommen. Die meisten dieser Modelle stellen Erweiterungen der transaktionalen Stresstheorie von Lazarus auf die Paar- oder Systemebene dar. Einige dieser Modelle werden im darauf folgenden Abschnitt beispielhaft dargestellt.

### 5.3.1 Besonderheiten bei der Untersuchung von Unterstützung in der Partnerschaft

Eine wichtige Untersuchungseinheit in der Unterstützungsforschung, die über die Perspektive des Unterstützungsbedürftigen hinausgeht, sind Paare. Für die meisten Menschen sind ihre Partner über lange Phasen der Lebensspanne die wichtigsten Unterstützungsquellen. Mit Partnern wird vom jungen bis zum hohen Erwachsenenalter eine Existenz und gegebenenfalls eine Familie gegründet. Es werden Krankheiten durchlebt, kranke Kinder und Eltern versorgt, Hypotheken bezahlt, die Arbeitslosigkeit des einen verkraftet und vielleicht durch den anderen kompensiert. Schröder und Schwarzer (2001) untersuchten z. B. Patienten und deren Partner vor und nach einer Bypassoperation. Wie sie herausfanden, trugen die von den Partnern der Patienten berichteten Angaben zur wahrgenommenen Unterstützung und deren generelle Selbstwirksamkeitserwartung (vor der Operation) entscheidender zur Varianzaufklärung der gesundheitlichen Anpassung der Patienten (nach der Operation) bei als die Selbstberichtdaten der Patienten.

Von der Unterstützungsforschung an Paaren werden unterschiedliche kritische Lebensereignisse aufgegriffen und untersucht. Dabei wird allerdings häufig verpasst, eine Systematisierung der intimen Paarbeziehung als Unterstützungsdyade vorzunehmen. Die experimentelle Hilfeforschung, aus der viele Erkenntnisse über Merkmale von Hilfeempfängern und Hilfequellen stammen, arbeitete vorwiegend mit Dyaden, die einander unbekannt waren. Partner, die einander schon jahrelang kennen, reagieren in Notsituationen wahrscheinlich anders als Freunde, Kinder oder sogar Fremde, die sich auf einem US-amerikanischen Campus zum ersten Mal begegnen, wobei der eine nach Luft schnappend auf einer Treppe liegt und der andere seinen Pflichten als psychologische Versuchsperson nachzukommen versucht (Darley / Batson 1973).

*Intimität*

Bodenmann (2000) verweist auf die Notwendigkeit, sich die Funktionen intimer Partnerschaften zu vergegenwärtigen und die Rolle von Unterstützungsleistungen darin zu erkennen. Er greift sechs Funktionen von Partnerschaften auf, die von Cutrona (1996) und zuvor von Weiss (1978) formuliert wurden:

1. Sicherheit gewähren.
2. Zusammengehörigkeitsgefühl (gleiche Interessen und Ziele) und soziale Integration stärken.
3. Wechselseitige Wertschätzung praktizieren.
4. Unterstützung/Hilfe leisten.
5. Verlässlichkeit demonstrieren.
6. Gegenseitige Fürsorge bieten sowie das Gefühl haben, für das Wohlbefinden des anderen notwendig zu sein.

**Beziehungsqualität**   Cutrona (1996) betont neben dem stresspuffernden Effekt der sozialen Unterstützung auch ihre Funktion als „Beziehungsstärker". Sozialer Unterstützung kommt dabei eine Schlüsselfunktion zu. Sie trägt zu höherem zwischenmenschlichen Vertrauen, größerer Intimität und damit zu einer Konsolidierung der Beziehungsqualität bei. Darüber hinaus diskutiert Cutrona vier Mechanismen, durch die soziale Unterstützung die Qualität und das Fortbestehen von Paarbeziehungen fördern kann. Zum einen kann Unterstützung durch den Ehepartner emotionalem Rückzug des anderen unter Stress entgegenwirken. Zweitens haben Studien belegt, dass Unterstützung durch den Partner vor klinisch relevanter Depression schützt. Diese stellt im Verlauf meistens eine starke Belastung von intimen Partnerschaften dar. Drittens, da keine Partnerschaft vor Meinungsverschiedenheiten gefeit ist, können Unterstützungsakte in solchen Situationen die Eskalation von Divergenzen in destruktive Streitigkeiten abwenden. Schließlich scheinen intensive Momente des intimen Beisammenseins oft durch unterstützende Akte initiiert zu werden.

**Geschlechterrollen-erwartungen**   Natürlich kann es in Partnerschaften aufgrund diskrepanter Erwartungen bezüglich der Unterstützungsleistungen auch zu Problemen kommen. Hobfoll und Kollegen (1998) argumentieren, dass aufgrund der bestehenden Geschlechterrollenerwartungen Männer andere Erfahrungen mit sozialer Unterstützung machen als Frauen. Von Männern wird das Mobilisieren von Unterstützung nicht erwartet, sie sollen ihre Probleme alleine lösen, kompetent und effizient sein. Von Frauen hingegen wird Emotionsausdruck, das Erbitten von Hilfe und Fürsorge erwartet. Geschlechterrollen vom Unterstützungsverhalten bei Paaren zu entkoppeln dürfte in der Untersuchung heterosexueller Lebensgemeinschaften schwierig sein. Ein Weg muss in der Erfassung der Geschlechterrollen bei beiden Partnern liegen.

Die Forschung zur sozialen Unterstützung bei Paaren muss einer weiteren Tatsache gerecht werden: Die Erfassung einer zeitlich kurzen Episode vom Unterstützungsverhalten eines Paares liefert meistens keinen repräsentativen Ausschnitt. Es ist von Vorteil, die Regelmäßigkeit und das Wiederauftreten von gleichartigen Interaktionsmustern zu untersuchen. Damit kann die Bedeutung einer Handlung für beide Interaktionspartner erschlossen und verstanden werden, warum ein und dieselbe Handlung einmal positive und ein andermal negative Reaktionen hervorruft (Bodenmann 2000).

### 5.3.2 Andere Formen der Stressbewältigung in Partnerschaften: Modelle

Neben Untersuchungen zu Unterstützungsmechanismen in Partnerschaften werden zunehmend auch die darüber hinausgehenden individuellen und gemeinsamen Bewältigungsanstrengungen der Partner in Modellen systematisiert (Bodenmann 2000; Pakenham 1998; Schulz/Schwarzer 2003). Solche Modelle können nach Bodenmann (2000) eher *additiv* angelegt sein, dann beschäftigen sie sich mit den Unterschieden und Gemeinsamkeiten des Bewältigungsverhaltens beider Individuen (Barbarin 1983; Pakenham 1998; Revenson 1994). Sie können aber auch *systemische Bewältigungskonzepte* umfassen, wobei nicht nur die individuellen Bewältigungsbemühungen der Partner eine Rolle spielen. Es wird angenommen, dass es darüber hinaus noch eine beziehungsspezifische Form von Bewältigung auf der Paarebene gibt (z. B. Coyne/Smith 1991).

**additive vs. systemische Modelle**

**Coping Congruence – Bewältigungsübereinstimmung.** Ein Beispiel für ein eher additives Modell partnerschaftlicher Bewältigung liefert Pakenham (1998) mit der *Coping Congruence* (übers. etwa: Bewältigungsübereinstimmung). Pakenham bezieht sich dabei auf ein früheres Modell von Barbarin (1983; Barbarin et al. 1985). Nach dessen Annahme reagieren alle Anteile eines „Systems" (z. B. Ehe, Partnerschaft oder Familie) nicht nur individuell auf ein Problem, sondern verändern auch gleichzeitig ihren Umgang miteinander.

Im Ansatz zur Bewältigungsübereinstimmung geht man davon aus, dass die Koordination von Bewältigungsbemühungen zwischen Partnern oder Familienmitgliedern für das Überstehen kritischer Situationen unabdingbar ist. Kongruente oder aufeinander abgestimmte Formen der Bewältigung sollten zu einer effektiven Verarbeitung des Problems beitragen. Asynchrone oder chaotische Bewältigung hingegen sollte die Lösung der Probleme eher behindern (Bodenmann 2000).

An einer Studie von Pakenham (1998) nahmen 45 Paare teil, von denen ein Partner unter Multipler Sklerose litt. Untersucht wurde der

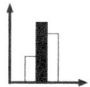

Einfluss der Übereinstimmung der individuellen Strategien beider Partner auf ihre Stressentwicklung innerhalb eines Jahres. Es stellte sich heraus, dass hohe Übereinstimmung emotionsorientierter Bewältigung bei den Paaren das individuelle und gemeinsame Stresserleben reduzierte. Allerdings schien eine geringe Übereinstimmung in der problemorientierten Bewältigung zwischen den Partnern bezüglich der Stressbelastung auch von Vorteil. Ähnliche Befunde legen auch frühere Studien nahe (z. B. Revenson 1994).

Damit scheint sich die Vorhersage bezüglich der mangelnden Adaptivität asynchroner Bewältigung zwischen den Partnern nicht völlig zu bestätigen. Hierzu merkt Revenson (1994) an, dass es zwischen den Partnern von Vorteil sein kann, Bewältigungsstrategien asynchron anzuwenden. Denn so würde das Spektrum an Lösungs- oder Regulationsmöglichkeiten erweitert werden. Darüber hinaus können diskrepante Bewältigungsbemühungen auch auf einen funktionierenden kompensatorischen Mechanismus in der Paarbewältigung hinweisen, bei dem die Ressourcen beider Partner optimal eingesetzt werden. Dies trägt sowohl zur Entlastung des Paares als Einheit als auch zu der Entlastung der Individuen in dieser Beziehung bei (Bodenmann 2000).

**Beziehungsbezogene Bewältigung nach Coyne.** Reicht es aus, partnerschaftliche Bewältigung als die Übereinstimmung der individuellen Bewältigungsbemühungen der Partner zu definieren? Im Gegensatz zur additiven Coping Congruence definieren Coyne und Smith (1991) direkt beziehungsspezifische Bewältigungsmechanismen auf der Paarebene (Bodenmann 2000). Die Autoren versuchen, einige der systemischen Bewältigungsverflechtungen zwischen den Partnern direkt zu erfassen, indem die Rolle des jeweiligen anderen in der Bewältigungsdyade erfragt wird. In ihrem Konzept des *relationship-focused coping* (übers. etwa: beziehungsbezogene Bewältigung) berücksichtigen Coyne und Smith neben Situationsfaktoren und den individuellen Bewältigungsfunktionen wie Emotions- oder Problemregulation auch noch Strategien zur Regulation der emotionalen Bedürfnisse der Partner.

Coyne und Smith (1991) unterscheiden zwei breite Kategorien beziehungsbezogener Bewältigung. Zum einen definieren sie eine eher problembezogene partnerorientierte Form der Bewältigung, das *active engagement* (übers. etwa: aktive Mitwirkung), bei dem die Gefühle des Partners erkundet und konstruktive Lösungsvorschläge unterbreitet werden. Zum anderen wird eine Form partnerschaftlicher Bewältigung postuliert, die von den Autoren *protective buffering* (übers. etwa: protektive Abfederung) genannt wird. Sie bezeichnet ein Verhalten, bei dem es das Ziel ist, den Partner vor schlechten Neuigkeiten und Problemen abzuschirmen. Dabei werden vom unterstützenden Partner Sorgen verheimlicht oder verdrängt, und Konflikte werden vermieden, indem den Wünschen des abzuschirmenden Partners nachgegeben wird.

Coyne und Mitarbeiter (1990) machen auf einen potenziellen Konflikt bei der partnerschaftlichen Bewältigung von Problemen aufmerksam: Was dem einen Teil der Dyade helfen könnte, ein Problem in den Griff zu bekommen, um den eigenen Stress zu reduzieren, könnte sich auf den anderen Teil der Dyade negativ auswirken und umgekehrt. Die Frage nach der effektivsten Handhabung einer Problemsituation ist also: Wie kann dem Partner geholfen und unnötiger Konflikt vermieden werden, ohne dabei das eigene Wohlergehen aus den Augen zu verlieren?

Coyne und Smith (1991) haben das Phänomen der Krankheitsbewältigung auf der Partnerebene bei männlichen Herzpatienten, die nach einem leichten Herzinfarkt stationär behandelt wurden, sowie deren Partnerinnen untersucht. Die Autoren fanden, dass das Ausmaß des Stresses der Ehefrauen zum einen von der Art des Infarkts der Ehemänner, aber auch von der Qualität der Interaktion mit dem Stationspersonal und der Beziehungsqualität der Eheleute abhing. Wie sich hinsichtlich unterschiedlicher Kosten-Nutzen-Anteile beziehungsbezogener Bewältigung für den einzelnen Partner herausstellte, führte das „protective buffering" gegenüber ihren Partnern bei den Ehefrauen zu mehr Stress. Bei den Patienten jedoch erhöhte sich dadurch die Selbstwirksamkeit.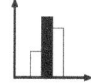

**Die Theorie des dyadischen Copings von Bodenmann.** Ein weiteres transaktionales Modell von Stress und Stressbewältigung bei Paaren hat Bodenmann (2000) vorgelegt. Er schließt sich der Ansicht an, dass neben einer individualistischen Konzeption der Entstehung von Stress und dessen Bewältigung ein Partnermodell das dynamische Zusammenspiel zwischen den Partnern berücksichtigen muss. Um das Stressbewältigungsgeschehen auch auf Partnerebene abbilden zu können, besteht Bodenmann auf der Berücksichtigung mehrerer Faktoren. Zum einen muss der erlebte Stress und dessen Entstehung bei beiden Partnern einzeln und in der Dyade ermittelt werden, wobei auch individuelle und gemeinsame Ziele der Partner berücksichtigt werden sollten. Zum anderen gilt es, die Bewältigungsmechanismen (individuell und gemeinschaftlich) zu untersuchen, die den Partnern zur Lösung der Probleme zur Verfügung stehen.

**dyadischer Stress**  Nach Bodenmann (2000) umfasst dyadischer Stress alle Stresserlebnisse, die die Dyade als Einheit betreffen, d. h. beide Partner in Mitleidenschaft ziehen. Wenn z. B. ein Partner ein Stresserlebnis durchmacht, das sich über einen längeren Zeitraum erstreckt und nicht adäquat bewältigt werden kann, könnte sich dieses Stresserlebnis auf den anderen Partner mitauswirken. Hier wird das individuelle Stresserleben zum dyadischen Stresserleben. Dabei kann die Stressepisode außerhalb oder innerhalb der Dyade beginnen und beide Partner gleichzeitig oder zeitlich versetzt betreffen. Nach Bodenmann wird Stress bei Personen in einer Partnerschaft definiert

„[…] als ein direkt oder indirekt beide Partner betreffendes Ereignis, das zu einer Desäquilibrierung des Gesamtsystems prädisponiert, sofern jeder Partner für sich genommen bzw. die Synergie beider Partner und ihre externen individuellen und dyadischen Ressourcen nicht dazu ausreichen, die internen oder externen Anforderungen an jeden einzeln bzw. das Paar angemessen zu bewältigen." (Bodenmann 2000, 45)

Verschiedene Situations- und Personenmerkmale können zu dyadischem Stress führen, wenn sie von den Beteiligten als wohlbefindensrelevant bewertet werden. Als einen situationalen Risikofaktor nennt Bodenmann z. B. die „Ansteckung" durch negative Stressemotionen (engl.: stress contagion). Wenn beispielsweise ein Partner traurig ist, kann es sein, dass sich der andere Partner davon anstecken lässt und seine Stimmung schlechter wird.

**Stressfaktoren**  *Personale* Faktoren, die zu dyadischem Stress führen können, sind bestimmte Persönlichkeitsmerkmale wie Egoismus oder persönliche Veränderungen des Partners, z. B. nach tief greifenden Stresserfahrungen.

*Dyadische* Faktoren, die zu gemeinschaftlichem Stresserleben beitragen können, sind nach Bodenmann (2000) u. a. Veränderungen der Rollen und Aufgabenverteilungen in der Partnerschaft oder mangelnde Passung zwischen den Partnern hinsichtlich zentraler Werte, Ziele oder Einstellungen. Zum Beispiel könnte einer der Partner nach längerer Zeit wieder in die Erwerbstätigkeit einsteigen und somit gezwungen sein, Verantwortungen für die Führung des Haushalts oder die Pflege der Kinder aufzugeben. Der andere Partner könnte über die Kompensationsleistung, die er bestreiten muss, missgestimmt sein, so dass es zu Konflikten kommt, die das Wohlbefinden beider Partner betreffen.

Externe Gründe für die Entstehung dyadischen Stresses können neben verschiedenen kritischen Lebensereignissen, ökologische Belastungen wie Lärm oder kleiner Wohnraum oder ökonomische Belastungen, wie z. B. Verschuldung, sein.

In Anlehnung an Lazarus betont Bodenmann (2000), dass es weniger diese unterschiedlichen Faktoren selbst sind, die notwendigerweise einen Stressprozess auslösen. Es sind eher ihre Bewertungen durch beide Partner, einzeln und gemeinsam.

Ähnlich dem Modell von Coyne und Smith (1991) werden auch in Bodenmanns Modell individuelle und gemeinsame Bewältigungsstrategien getrennt berücksichtigt. Bodenmann definiert dyadisches Coping als ein

**dyadische Bewältigung**

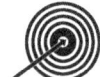

„[…] Zusammenspiel von Stresssignalen eines Partners und den Copingreaktionen des anderen Partners auf diese Signale. In Abhängigkeit der vorliegenden Belastungen und deren Intensität werden die Copingressourcen beider Partner aktiviert, um die Homöostase der Partner als Individuen, innerhalb der Partnerschaft sowie in Anbetracht anderer sozialer Beziehungen, wiederherzustellen oder zu erhalten." (Bodenmann 2002, 314)

Dabei werden nach Bodenmann neben den bekannten individuellen Bewältigungsstrategien, wie z. B. emotionsorientierte und problemorientierte, drei Formen des dyadischen Copings unterschieden:

1. *Gemeinsames Coping*: Hier geht es um das gemeinsame Lösen von Problemen und den Ausdruck der gegenseitigen Solidarität zwischen den Partnern.
2. *Supportives Coping*: Praktische Ratschläge werden zwischen den Partnern ausgetauscht, emotionale Unterstützung wird geleistet.
3. *Delegiertes dyadisches Coping*: Ein Partner übernimmt die Aufgaben des anderen, um ihn zu entlasten.

Alle Formen dyadischen Copings (1 bis 3) können in Anlehnung an das transaktionale Stressmodell von Lazarus problem- oder emotionsorientiert sowie positiv oder negativ, etwa feindselig, ambivalent oder oberflächlich, ausfallen.

Im Prozess der Entstehung einer gemeinsamen Stressepisode werden abhängig von der Einschätzung des Stressereignisses (individuell und gemeinsam) zunächst die Bewältigungsmechanismen beider Partner aktiviert (individuelle und gemeinsame). Ziel des Bewältigungsprozesses ist die Erreichung eines Homöostasezustands sowohl auf individueller, Paar- als auch sozialer Ebene, d. h. andere Personen betreffend. Wenn beide Anteile einer Dyade durch das Stresserlebnis eines Partners betroffen sind, wären demnach beide Partner an einer

Lösung des Problems interessiert, um so wieder zu einem partnerschaftlichen Gleichgewicht oder zu höherer Zufriedenheit mit ihrer Partnerschaft zu gelangen (Bodenmann 2000).

In einem eigens für die Untersuchung von dyadischem Coping entwickelten experimentellen Paradigma (EISI-Experiment; Bodenmann/Perrez 1996; s. Kasten 5.2) konnte basierend auf systemischer Beobachtung und Selbstberichtdaten gezeigt werden, dass gestresste Partner ihre verbale (z. B.: „Das macht mich ganz schön fertig.") und nonverbale Stresskommunikation (z. B. lautes Seufzen, motorische Unruhe) miteinander stark erhöhten. Wie darüber hinaus berichtet wurde, stiegen alle angenommenen Formen des dyadischen Copings in solchen Situationen signifikant an. Studien zu dyadischem Coping bei körperlichen Erkrankungen (Bodenmann 2002) wie Krebs, Myokardinfarkt oder rheumatischer Arthritis haben deutlich gemacht, dass z. B. eine geglückte Koordination der von beiden Partnern eingesetzten Bewältigungsbemühungen mit einer reduzierten Belastung beim gesunden Partner und mit einem besseren Umgang mit der Krankheit beim kranken Partner assoziiert war.

Auf der Basis seiner vielen Befunde legt Bodenmann (2000) nahe, das Konzept der sozialen Unterstützung bei Partnern und Lebensgemeinschaften generell um die Überlegungen des Modells zum dyadischen Coping zu erweitern, um der Komplexität solcher Formen von Interaktion Rechnung zu tragen.

> Beim **EISI** handelt es sich um ein experimentelles Paradigma, das bei Paaren dyadischen Stress und sozialen Ärger induziert. In einem fiktiven „Paarintelligenztest" wird das vom Paar angestrebte Ziel (gutes Abschneiden) dadurch verhindert, dass einer der Partner offenkundig versagt, bzw. seinen Anteil an der gemeinsamen Leistung nicht erfüllen kann.
> 
> Die Partner müssen in einer vorhergehenden Organisationsphase gemeinsam festlegen, wer von beiden welche Aufgaben bearbeiten muss, mit dem Ziel, einen möglichst hohen „Paar-IQ" zu erreichen. Danach bearbeiten die Partner die Intelligenzaufgaben individuell in getrennten Räumen, verbunden durch eine Gegensprechanlage mit komplizierter Bedienung. Sie werden instruiert, während der Bearbeitung der Aufgaben laut zu denken, und nach Ermittlung der Lösung, ihren Partner via Gegensprechanlage über das Ergebnis zu informieren. Die Gegensprechanlage funktioniert laut Instruktion

nur nach der Eingabe eines bestimmten Codes. Wird der Code dreimal hintereinander falsch eingegeben (was von den Versuchsteilnehmern schwer nachzuvollziehen ist), muss der Test von neuem beginnen. Tatsächlich wird die Rückmeldung über die Eingabe des Codes vom Versuchsleiter fingiert und den Partnern randomisiert zurückgemeldet, z. B. meldet der Versuchsleiter zurück, dass der Code falsch eingegeben wurde, obwohl das gar nicht der Fall war.

Bodenmann und Perrez (1996) konnten zeigen, dass sich 97 % der getesteten Paare nach dieser Induktion im EISI-Experiment als „gestresst" einschätzten. Darüber hinaus gaben 88 % der Paare an, die durch das Experiment induzierte Paarinteraktion sei vergleichbar mit Alltagsinteraktionen, was dem Paradigma eine vergleichsweise hohe Validität attestiert.

Kasten 5.2: *Experimentell induzierter Stress in dyadischen Interaktionen*: Das EISI-Experiment (nach Bodenmann / Perrez 1996)

## 5.4 Zusammenfassung

Was wird unter sozialer Unterstützung verstanden und wie hat sich die anfänglich undifferenzierte Sichtweise davon weiterentwickelt? Die Beantwortung dieser Fragen leitete dieses Kapitel ein. Daran anschließend wurden Definitionen und Operationalisierungsbeispiele verschiedener Funktionen und Bewertungen von Unterstützung dargestellt. Die Fragen danach, was Unterstützung zur Unterstützung macht und wem Unterstützung zuteil wird und warum, wurden ebenfalls berücksichtigt. Um Unterstützungsphänomene zu untersuchen, sollten mehrere Messperspektiven zugrunde gelegt werden, die neben den objektiven Handlungen der Beteiligten auch deren subjektive Bewertung des Geschehenen berücksichtigen müssen.

Im anschließenden Abschnitt wurden Zusammenhänge zwischen sozialer Integration, sozialer Unterstützung und Gesundheit beschrieben und erklärt. Zwei zentrale Vermittlermechanismen, nämlich der Stress- und der Gesundheitsverhaltenspfad, wurden anhand von Studienergebnissen erläutert.

Im letzten Abschnitt wurden verschiedene Zugänge zur Definition von Stress und Bewältigung in Partnerschaften dargestellt. Zunächst wurde auf Besonderheiten hingewiesen, die es bei der Untersuchung von sozialer Unterstützung bei Paaren zu beachten gilt. Anschließend wurden Modelle vorgestellt, die *verschiedene* Stressbewältigungsfunktionen nicht nur individuell, sondern auch dyadisch, d. h. abgestimmt auf das System Partnerschaft, definieren.

## 5.5 Fragen zum Lernstoff

**27.** Was ist der Unterschied zwischen sozialer Integration/sozialem Netzwerk und sozialer Unterstützung?
Erläutern Sie beide Konzepte.

**28.** Beschreiben Sie das Modell der Unterstützungsinteraktion nach Dunkel-Schetter und Mitarbeitern (1992).

**29.** Welche Hauptpfade zwischen sozialer Unterstützung und Gesundheit werden bislang diskutiert?

**30.** Welche neuroendokrinen Vermittlerstoffe haben mit sozialem Verhalten zu tun?

**31.** Welche Unterkategorien unterscheiden Coyne und Smith bei der beziehungsbezogenen Bewältigung?

**32.** Wie definiert Bodenmann dyadischen Stress und dyadisches Coping?

# 6 Mind-Body-Interaktionen: Wie beeinflussen psychische Faktoren die Gesundheit?

In den vorangegangenen Kapiteln wurden vielfältige Befunde zitiert, die signifikante Zusammenhänge zwischen Emotionen, Kognitionen, Personmerkmalen und sozialen Unterstützungsleistungen auf der einen Seite und Gesundheit und Mortalität auf der anderen Seite belegen. Psychosoziale Faktoren scheinen dabei in allen Stadien eines Krankheitsprozesses – von der Entwicklung körperlicher Risikofaktoren (z. B. Übergewicht) über die Entstehung pathogener fortschreitender körperlicher Prozesse (z. B. Arteriosklerose) bis hin zur klinischen Manifestation einer Krankheit (z. B. Herzinfarkt) – eine Rolle zu spielen.

Ebenso beeinflussen psychische Faktoren den prognostischen Verlauf schon bestehender gesundheitlicher Probleme. Dies geschieht zum einen über die bewusste und unbewusste Steuerung von Gesundheitsverhaltensweisen (s. Kap. 2). Zum anderen haben psychische Faktoren direkte Auswirkungen auf somatische Prozesse. Die genauen Mechanismen, die diese *Mind-Body-Interaktion* ausmachen, sind allerdings nur in Teilen bekannt. Einige von ihnen wurden bereits in mehreren Kapiteln angesprochen (s. Kap. 3, 4 und 5). Die Grundannahme ist, dass bei negativen Emotionen wie Angst, Feindseligkeit und Ärger, sowie komplexere affektive Störungen wie Depression, physiologische Funktionen wie Wachstum, Stoffwechsel, reproduktive Funktionen und das Immunsystem beeinflussen können.

**Mind-Body**

## 6.1 Körperliche Stressreaktionen

Das körperliche Stresssystem ist ein hochkomplexes physiologisches Netzwerk, das kontinuierlich für die Aufrechterhaltung und Wiederherstellung ausgeglichener Zustände im Organismus (Equilibrium) sorgt.

### 6.1.1 Die neuroendokrine Stressantwort

**zwei Teilachsen** Die neuroendokrine Stressantwort wird gesteuert von einem Hormon-Schaltstellensystem, das den Hypothalamus, die Hypophyse und die Nebennieren involviert. Dieses System beinhaltet die Teilachse *Hypothalamus-Hypophyse-Nebennierenrinde*, die mit der Ausschüttung von Kortisol in Verbindung steht, sowie die Teilachse *Hypothalamus-Nebennierenmark*, die für eine verstärkte Ausschüttung von Katecholaminen unter Stress verantwortlich ist. Ferner tragen andere körperliche Botenstoffe wie Neurotransmitter (z. B. Serotonin, Azetylcholin) und Peptide (Vasopressin, Prostaglandine und Zytokine) des *Limbischen Systems* zur Regulation der körperlichen Stressreaktion bei.

**Kortisol und die Hypothalamus-Hypophysen-Nebennierenrinden-Achse (HHN-Achse).** Bei akutem Stress bewirken Neurotransmitter und Peptide – über die Hypothalamus-Hypophysen-Nebenierenrinden-Achse (HHN-Achse) – im Hypothalamus die Freisetzung des Botenstoffs Kortikotropin-Releasing-Hormon (CRH). Dieses stimuliert die Freisetzung des adrenokortikotropen Hormons (ACTH) aus der Hirnanhangdrüse (Hypophyse). ACTH wird in den Blutkreislauf abgegeben und aktiviert die Sekretion von Kortisol aus der Nebennierenrinde.

Die drei Hormone – CRH, ACTH, und Kortisol – bilden mehrere negative Rückmeldeschleifen, die eine optimale Regulation der Produktion und Sekretion dieser Botenstoffe gewährleisten. Kortisol, das Endprodukt der HHN-Achse, reduziert die Bildung von CRH und ACTH, die sich wiederum wechselseitig regulieren (s. Abb. 6.1). Diese Rückmeldeschleifen sind von zentraler Bedeutung, denn sie

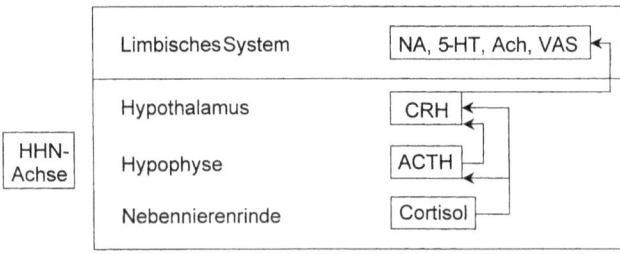

Abb. 6.1: Rückkopplungssysteme der HHN-Achse (CRH = Kortikotropin-Releasing-Hormon; ACTH = Adrenokortikotropes Hormon; NA = Noradrenalin; 5-HT = Serotonin; Ach = Azetylcholin; VAS = Vasopressin) (nach Netter/Hennig 2002)

sind für die Beendigung der Stressantwort verantwortlich, wenn die Stressexposition vorbei ist.

Kortisol lässt sich gut im Blut, aber auch nicht invasiv im Urin und im Speichel nachweisen und ist einer der populärsten somatischen „Stressmarker". Es übt nachhaltige Effekte auf nahezu alle Organe des Körpers aus und beeinflusst sowohl den Körperstoffwechsel, das Immunsystem als auch das Gehirn. Anstiege in Kortisol hemmen die Immunabwehr, wobei einige Immunparameter durch Kortisol auch stimuliert werden.

**Kortisol als „Stressmarker"**

Akuter Stress lässt sich in Teilen also „objektiv" durch die Kortisolkonzentration im Blut, Urin oder Speichel nachweisen. Zum Beispiel liegt die Kortisolkonzentration bei Fallschirmspringer-Novizen unmittelbar vor den ersten Absprüngen bis zu zehnfach über dem normalen Tagesmaximum (Deinzer et al. 1997). Normalerweise „habituiert" sich diese Stressantwort bei wiederholter Stressexposition.

Im „Trierer Sozial Stress Test" (TSST), bei dem Versuchspersonen eine fünfminütige Rede vor Publikum halten, konnte gezeigt werden, dass bei einem Großteil der Personen die Kortisolreaktion bei wiederholtem Test geringer ist. Allerdings wurde diese Habituation bei einem kleinen Teil an Personen nicht gefunden. Interessanterweise unterschieden sich die beiden Personengruppen der „Habituierer" und

Tab. 6.1: Störungen und körperliche Zustände, die mit einer Dysfunktion der HHN-Achse assoziiert sind (nach Stratakis/Chrousos 1995)

| Erhöhte HHN-Achsen Aktivität | Verringerte HHN-Achsen Aktivität |
|---|---|
| *Chronischer Stress* | *Post-Stress-Phase* |
| Depression | Saisonale Depression |
| Magersucht | Schmerzerkrankungen |
| Schilddrüsen-Überfunktion | Schilddrüsen-Unterfunktion |
| Diabetes mellitus | Typ I-Diabetes |
| Übergewicht (Metabolisches Syndrom X) | Chronisches Müdigkeits-Syndrom |
| Hormonstörungen (z.B. Cushing Syndrom) | Neurodermitis |
| Zwangsstörungen | Arthritis |
| Panikstörungen | Multiple Sklerose |
| Alkoholismus | Asthma |
| Schwangerschaft | Post-Partum-Periode |
| Alkoholentzug | Nikotinentzug |

„Nicht-Habituierer" nicht hinsichtlich ihrer subjektiven Stresseinschätzung. Ebenfalls waren beide Subgruppen nahezu identisch in anderen Stressparametern wie Noradrenalin, Adrenalin oder der Herzrate. Der einzige Unterschied war, dass sich die Nicht-Habituierer in Persönlichkeitsfragebögen als selbstunsicherer, weniger extravertiert und tendenziell emotional labiler darstellten als die Habituierer (Kirschbaum et al. 1995). Personen, die auf wiederholte Belastung nicht mit einer Habituation der körperlichen Stressreaktion reagieren, leiden nach dem Modell von McEwan unter *allostatischer Belastung* (s. Kap. 3) und sollten demzufolge anfälliger für Krankheiten sein.

**defizitäre Rückkoppelung** Defizitäre Rückkoppelungsmechanismen in der HHN-Achse, die sich z. B. durch erhöhte oder zu niedrige Basis-Kortisolwerte oder durch erhöhte oder zu niedrige Kortisolwerte in Reaktion auf akute Stressoren äußern, wurden mit der Entstehung unterschiedlichster Erkrankungen, wie etwa Depression, Angsterkrankungen, Krebs oder Neurodermitis in Verbindung gebracht. Depression, Angsterkrankungen und Krebs sind mit einer Überaktivität der HHN-Achse assoziiert, Autoimmunkrankheiten und chronisch entzündliche Prozesse wie Neurodermitis mit einer Unterfunktion (s. Tab. 6.1).

So wurden in Untersuchungen mit Neurodermitis-Patienten und Asthmatikern deutlich reduzierte Kortisol-Stressreaktionen auf den TSST festgestellt – trotz gleicher subjektiver Belastungseinschätzungen (Buske-Kirschbaum et al. 1997). Die Hyper- (Über-) oder Hypo- (Unter-) Sekretion von Kortisol kann genetisch bedingt sein, prämorbid, d.h. vor Ausbruch der Erkrankung, erworben werden oder auch eine Folge von chronischem Stress durch Krankheit oder traumatische Erlebnisse sein.

**Katecholamine und die Hypothalamus-Nebennierenmark-Achse.** Neben einer erhöhten Kortisolausschüttung werden auch Katecholamine (Adrenalin und Noradrenalin) über das *Hypothalamus-Nebennierenmark-System* (s.a. Kap. 3) unter Stress vermehrt freigesetzt. Katecholamine steuern Reaktionen des autonomen Nervensystems, die mit der so genannten Notfallreaktion („fight-flight-reaction", Cannon 1932) kompatibel sind.

**Notfallreaktion** Schon vor mehr als 80 Jahren beschrieb Cannon „adaptive" körperliche Veränderungen bei Konfrontation eines Organismus mit einer gefährlichen Situation in seiner Theorie der *Notfallreaktion* oder *Fight-flight-reaction* (Cannon 1932). Das begleitende kardiovaskuläre Reaktionsmuster beinhaltet einen Anstieg von Herzfrequenz, Atmung und Blutdruck und eine ausgeprägte Vasokonstriktion (also:

Zusammenziehen) der Blutgefäße, mit Ausnahme der Gefäße der quergestreiften Muskulatur. Funktionell sorgen diese Veränderungen für eine verbesserte Sauerstoffversorgung des Körpers, verbesserte Durchblutung von Gehirn und Muskulatur und die Freisetzung von Glukose aus der Leber. Weitere Reaktionen beinhalten z. B. Veränderungen in der Schweißsekretion, die Hemmung der Magen-Darm-Motorik oder die Zunahme der Hautleitfähigkeit (Krohne 1996, 2010).

Zusammengefasst findet unter Stress also eine Aktivierung und Umleitung von Energie, in Form von Sauerstoff und Nährstoffen, statt. Diese Energie wird dann verschiedenen körpereigenen Systemen und dem Zentralnervensystem (ZNS) zugeführt, wo sie am meisten gebraucht wird. Letztlich ermöglichen diese körperlichen Veränderungen eine bessere Aufmerksamkeitsfokussierung und somit eine erfolgreichere Flucht- oder Angriffsreaktion bei akutem Stress.

Interessanterweise scheinen psychosoziale Faktoren all diese hormonellen und physiologischen Regelkreisläufe zu beeinflussen. Wie z. B. über viele Studien hinweg konsistent gezeigt wurde, reduziert wahrgenommene soziale Unterstützung die kardiovaskuläre Reaktivität auf akuten Stress (Uchino et al. 1996; s. a. Kap. 5). Uchino und Kollegen nehmen an, dass die stresspuffernde Wirkung sozialer Unterstützung vor allem darauf zurückzuführen ist, dass wahrgenommener sozialer Rückhalt negativen Affekt reduziert.

### 6.1.2 Stress und das Immunsystem

Wechselwirkungen zwischen Stress und dem Immunsystem werden im Rahmen einer neueren Teildisziplin – der *Psychoneuroimmunologie* – untersucht. Im weitesten Sinne bezeichnet Psychoneuroimmunologie die wechselseitige Interaktion zwischen der Psyche, dem Zentralnervensystem, dem endokrinen System und dem Immunsystem (Hennig 2002).

Dieses Forschungsfeld hat sich erst in den letzten Jahrzehnten etabliert, nachdem Ader und Cohen (1975) in einer bahnbrechenden Studie belegen konnten, dass das Immunsystem nicht – wie bislang angenommen – autonom funktioniert, sondern durch äußere Manipulation *konditionierbar* ist (s. Kasten 6.1). Dies ist möglich, weil Immunzellen über Rezeptoren für Botenstoffe aus dem Zentralnervensystem und endokrinen System verfügen, und umgekehrt.

**Konditionierbarkeit des Immunsystems**

Aufgrund der Tatsache, dass Immunfunktionen in vitro, d. h. außerhalb des Körpers, initiiert werden können, ging man lange Zeit davon aus, das Immunsystem operiere unabhängig von den anderen physiologischen Systemen, sei also autonom.

Mit dieser Ansicht wurde Mitte der 70er Jahre aufgeräumt. Ader und Cohen publizierten 1975 ein Experiment, mit Hilfe dessen sie eindeutig nachweisen konnten, dass das Immunsystem durch psychische Faktoren, in diesem Fall: Klassische Konditionierung, beeinflusst werden kann. So genannte „konditionierte Veränderungen" der Immunantwort finden immer dann statt, wenn ein ehemals neutraler Reiz (conditioned stimulus, CS) nach wenigen Lerndurchgängen, d. h. raum-zeitlichen Koppelungen mit einem immunregulativen Mittel (unconditioned stimulus, UCS), eine Immunantwort auszulösen oder zu unterdrücken vermag.

So geschehen in dem klassischen Rattenexperiment von Ader und Cohen (1975). Die Forscher verabreichten Versuchstieren einer Experimentalgruppe einen Immunsuppressor (Zyklophosphamid, UCS) und zeitgleich eine Saccharinlösung (Süßstoff, CS). Einige Zeit später wurde den Tieren eine Lösung roter Blutkörperchen von Schafen injiziert, um eine Immunantwort zu provozieren. Der Experimentalgruppe wurde kurz darauf zusätzlich die Saccharinlösung (CS) verabreicht. Es zeigte sich, dass die Experimentalgruppe auf die Gabe der Saccharinlösung hin mit einer verminderten Immunantwort reagierte, obwohl dieses Mal kein Zyklophosphamid verabreicht wurde. Bei den Tieren der Kontrollgruppen stellte sich jedoch eine vergleichsweise bessere Immunantwort ein.

Eine Reihe ähnlicher Experimente – allerdings auf die menschliche Immunreaktion abzielend – führten Buske-Kirschbaum und Kollegen (1994) mit freiwilligen Versuchsteilnehmern durch. Das Ziel dieser Studien war der Nachweis konditionierter Veränderungen der Natural-Killer (NK)-Antwort als Folge der Gabe von Fruchtsorbetbonbons (CS), insofern diese bei vorherigen Durchgängen mit Adrenalininjektionen (UCS) gekoppelt worden waren. Normalerweise lösen Adrenalininjektionen eine Steigerung der NK-Antwort aus. Fruchtsorbetbonbons machen dies gemeinhin nicht. Koppelt man die Adrenalingabe nun mit den Fruchtsorbetbonbons, dann können diese allein in späteren Durchgängen eine Steigerung der NK-Antwort bewirken.

Kasten 6.1:
Beispiele für die Konditionierbarkeit des Immunsystems

Mittlerweile haben viele Studien gezeigt, dass das Immunsystem nachhaltig von akuter und chronischer Stressexposition und der individuellen Fähigkeit zur Stressadaptation beeinflusst wird. Neben der neuronalen Steuerung durch sensorische, sympathische und parasympathische Nerven sind es wiederum die Glukokortikoide wie Kortisol, die eine große Rolle spielen.

Lange Zeit hatte man angenommen, die vermehrte Ausschüttung von Kortisol ginge mit einer immun*hemmenden* Wirkung einher. Heute weiß man, dass unter Stress gleichzeitig immunhemmende und -fördernde Prozesse ablaufen und dass diese direkt mit der neuroendokrinen Stressantwort und der Ausschüttung von Katecholaminen und Glukokortikoiden zusammenhängen. Zum einen reduziert akuter Stress die Anzahl von Lymphozyten, Monozyten und Natural-Killer-Zellen (NK-Zellen) im Blut. Zum anderen „wandern" Immunzellen an Stellen im Körper, wo sie möglicherweise gebraucht werden. Dies wird auch als stressinduziertes „trafficking" bezeichnet (McEwen 2002). So ist bei akutem Stress die Anzahl von Immunzellen im Gewebe, wie z. B. der Haut, erhöht. Durch diese partielle Immunaktivierung wird der Organismus *kurzfristig* vor Infektionen geschützt, und Wundheilungsprozesse werden beschleunigt. Stress unterdrückt allerdings gleichzeitig die Immunabwehr und macht den Organismus auf diese Weise anfällig für Infektionen. Dies geschieht umso mehr bei einer *hyper*reaktiven HHN-Achse, bei der die Rückregulation der Hormonausschüttung gehemmt ist. Umgekehrt ist eine *hypo*responsive HHN-Achse (zu geringe Kortisolausschüttung) mit Autoimmunkrankheiten assoziiert, bei denen das Immunsystem gewissermaßen „Amok" läuft und körpereigene Zellen attackiert. Umso wichtiger ist also auch für das Immunsystem eine funktionierende Rückregulation der neuroendokrinen Stressantwort.

**Kortisol und das Immunsystem**

Medizinisch lassen sich Immunüberreaktionen mit der Gabe von synthetischen Glukokortikoiden behandeln. Sie ahmen die natürliche immunsuppressive Wirkung von Kortisol bei dessen gehemmter natürlicher Ausschüttung nach. In den 50er Jahren erhielten die Amerikaner Hench und Kendall und der Schweizer Reichstein den begehrten Nobelpreis für die Entdeckung der entzündungshemmenden Wirkung des Kortisons. Kortison ist heute ein weit verbreitetes Medikament, das nicht nur bei Autoimmunkrankheiten (z. B. Heuschnupfen, Asthma, Neurodermitis, Rheuma oder Multiple Sklerose), sondern auch in der Transplantationsmedizin zum Einsatz kommt.

**Kortison**

## 6.2 Zusammenfassung

In diesem Kapitel wurden Mechanismen beschrieben, die bestimmte Anteile der Verbindung zwischen psychischen Prozessen und Gesundheit oder Krankheit definieren. Die in diesem Kapitel vorgestellten Mechanismen haben vor allem mit den körperlichen Komponenten der menschlichen Stressreaktion zu tun. Besonders wichtige körperliche Reaktionen auf Stress beinhalten die Aktivierung der Hypothalamus-Hypophysen-Nebennierenrinden-Achse und der Hypothalamus-Nebennierenmark-Achse. Wichtige Botenstoffe, die durch diese Systeme vermehrt freigesetzt werden, sind das Kortisol und die Katecholamine (Adrenalin, Noradrenalin). Einerseits tragen Botenstoffe wie die Katecholamine dazu bei, dass wir der Situation, in der wir Stress erleben, schnell entkommen oder uns ihr zur Wehr setzen können. Andererseits werden durch die Ausschüttung von Kortisol wichtige Immunfunktionen beeinflusst, die die körpereigene Abwehr mobilisieren, aber manchmal auch behindern können. Insgesamt sind bisher bei weitem noch nicht alle ablaufenden Mind-Body-Interaktionen geklärt.

## 6.3 Fragen zum Lernstoff

33. Welche sind die drei beteiligten Hormone der Hypothalamus-Hypophysen-Nebennierenrinden-Achse?

34. Welche Hormone spielen im Zusammenhang mit der Hypothalamus-Nebennierenmark-Achse eine zentrale Rolle?

35. Welche körperlichen Veränderungen hängen mit der Aktivierung der Hypothalamus-Nebennierenmark-Achse zusammen?

36. Welche Rolle spielt das Kortisol für das Immunsystem?

37. Was verstand Cannon unter der so genannten Notfallfunktion?

38. Wie schafft man es, durch die Gabe von Fruchtsorbetbonbons allein, eine Immunreaktionen zu provozieren?

39. Welche Rolle spielt das Kortisol bei verschiedenen Autoimmunerkrankungen?

# II Gesundheitspsychologische Forschung und Praxis

# 7 Herzerkrankungen

Herz-Kreislauf-Erkrankungen sind die häufigsten Todesursachen in den westlichen Industriestaaten. In Deutschland waren im Jahr 2014 38,9 % der Todesfälle auf Erkrankungen des Herz-Kreislauf-Systems wie Herzinfarkt, Schlaganfall, Herzinsuffizienz etc. zurückzuführen (Statistisches Bundesamt 2015). Die am häufigsten vorkommende Krankheit des Herz-Kreislauf-Systems ist die koronare Herzkrankheit (KHK). Neben dem persönlichen Schaden für die Betroffenen ergibt sich auch eine enorme Kostenbelastung für das Gesundheitssystem. So verursachen beispielsweise die Herz-Kreislauf-Erkrankungen im Jahr 2008 Kosten von 254,3 Milliarden Euro in Deutschland (Statistisches Bundesamt 2012).

Charakteristisch für die KHK ist, dass sie vor allem durch den individuellen Lebensstil verursacht ist (z. B. Salim et al. 2004). Somit könnten durch die Veränderung ungesunder Gewohnheiten, wie etwa Rauchentwöhnung und Umstellung auf einen körperlich aktiven Lebensstil, große Effekte erzielt werden. Hier findet sich also ein wichtiges Anwendungsfeld für die Gesundheitspsychologie. Beispielsweise können die gesundheitspsychologischen Modelle und Theorien zur Gesundheitsverhaltensänderung (s. Kap. 2) dazu beitragen, Personen in der *Änderung ihres ungesunden Lebensstils* zu unterstützen. Weiterhin kann die Gesundheitspsychologie auch bei der *Bewältigung* dieser Krankheit einen Beitrag leisten.

Lebensstil und KHK

In diesem Kapitel wollen wir zunächst klären, was man sich unter der koronaren Herzkrankheit vorstellen muss und welche Risikofaktoren es gibt, die zu einer KHK führen können. Anschließend wenden wir uns den Behandlungsmöglichkeiten zu. Ein Fokus gilt dabei der gesundheitspsychologischen Forschung zur Änderung koronaren Risikoverhaltens sowie anderer psychosozialer Risiken.

## 7.1 Koronare Herzkrankheit – was ist das?

Unter der koronaren Herzkrankheit (KHK) versteht man eine Verengung der Herzkranzgefäße, die zu einer Unterversorgung des Herzens mit Blut und demzufolge mit Sauerstoff führt.

Ausgelöst wird die KHK durch die Arteriosklerose, die umgangs-

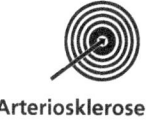
Arteriosklerose

sprachlich auch als Arterienverkalkung bekannt ist. Bei der Arteriosklerose bilden sich Ablagerungen von Blutfetten, Kalzium und weißen Blutkörperchen an der Gefäßwand der Arterien. Sie werden auch als „arteriosklerotische Plaque" bezeichnet. Dadurch verengen sich die Arterien, und das Blut kann nicht mehr ungehindert fließen. Die Arteriosklerose ist übrigens bis zu einem gewissen Grad ein ganz normaler Alterungsprozess, kann aber durch bestimmte Risikofaktoren schon im jüngeren Alter auftreten. Bereits im Jugendalter kann der Prozess der arteriosklerotischen Veränderung beginnen. Problematisch ist, dass die Gefäßveränderungen erst bei einer Einengung von 50 bis 70 % von den Betroffenen bemerkt werden (Schächinger 2003), also in einem schon recht fortgeschrittenen Stadium. Im Falle der koronaren Herzkrankheit tritt diese Verengung der Arterien an den Herzkranzgefäßen auf. Die Herzkranzgefäße (auch Koronargefäße) versorgen den Herzmuskel selbst mit Blut.

**Angina Pectoris** Eine Folge der KHK ist die Angina Pectoris, eine Verengung einer oder mehrerer Koronararterien. Bei körperlicher oder emotionaler Belastung führt diese Einengung zu einer Minderdurchblutung des Herzmuskels, wodurch Schmerzen in der Brust und Kurzatmigkeit auftreten.

**Herzinfarkt** Eine andere Folge der KHK ist der Herzinfarkt, der durch eine dauerhafte Unterversorgung des Herzens mit Sauerstoff oder einer völligen Unterbrechung der Blutzufuhr ausgelöst wird. Dabei stirbt Gewebe des Herzmuskels ab.

## 7.2 Risikofaktoren für die koronare Herzerkrankung

Unter Risikofaktoren versteht man einen Befund (z. B. ein Laborwert), ein Körpermerkmal (z. B. Übergewicht), eine Verhaltensweise (z. B. Rauchen) oder Umwelteinflüsse (z. B. Luftverschmutzung), die nachweislich mit dem Auftreten einer Krankheit in Verbindung stehen.

Die Risikofaktoren für die koronare Herzkrankheit lassen sich grob in modifizierbare und nicht modifizierbare Risikofaktoren einteilen (American Heart Association 2013; Kasten 7.1).

**Risikoverhalten** Wie man bei Betrachtung der Risikofaktoren in den Kategorien unschwer erkennen kann, ist die koronare Herzkrankheit vor allem durch das Verhalten bzw. den Lebensstil von Personen bedingt (s. a. Salim 2004). Die Aufgabe des Rauchens gilt beispielsweise als eine wichtige präventive Einzelmaßnahme für die KHK (Deutsche Gesellschaft für Kardiologie 2012). Das Risiko von Rauchern gegenüber Nichtrau-

**Modifizierbare Risikofaktoren:**

- Nikotinkonsum
- erhöhter LDL-Cholesterin-Wert (LDL = Low Density Lipoprotein, schädigt das Gefäßsystem)
- niedriges HDL-Cholesterin (High Density Lipoprotein, repariert das Gefäßsystem)
- erhöhte Triglyzeride (erhöhter Gehalt an so genannten Neutralfetten im Blut)
- Bluthochdruck (Fachbegriff = arterielle Hypertonie)
- körperliche Inaktivität
- Zuckerkrankheit (Diabetes mellitus)
- Übergewicht
- unausgewogene Kost (hoher Anteil an gesättigten Fettsäuren und Salz, wenig Obst und Gemüse, wenig Fisch)
- Alkohol
- Stress und psychosoziale Faktoren

**Nicht modifizierbare Risikofaktoren:**

- Alter (mit zunehmendem Alter steigt das Risiko an)
- männliches Geschlecht
- genetische Disposition

Kasten 7.1: Kategorisierung der Risikofaktoren nach der American Heart Association (2013)

chern, noch vor dem 50. Lebensjahr einen Herzinfarkt zu bekommen, ist fast um das Fünffache erhöht (Schächinger 2003). Die vollständige Aufgabe des Rauchens kann hingegen bei KHK-Patienten zu einer 35%igen, bei gesunden Personen sogar zu einer 50%igen Reduktion des Risikos beitragen (Deutsche Gesellschaft für Kardiologie 2007a).

Darüber hinaus stehen die einzelnen Risikofaktoren miteinander im Zusammenhang und beeinflussen sich gegenseitig. So begünstigt beispielsweise eine Ernährung, die reich an tierischen Fetten ist, sowohl einen erhöhten Cholesterinspiegel als auch die Entwicklung von Übergewicht. Dies bedeutet, dass die Verbesserung eines solchen verhaltensbezogenen Risikofaktors auch andere Risikofaktoren günstig beeinflussen kann. Beispielsweise wirkt sich die Aufnahme eines regelmäßigen Bewegungstrainings positiv auf mehrere Risikofaktoren gleichzeitig aus, wie etwa Senkung des Cholesterinspiegels, Ver-

Cluster aus Risikofaktoren

ringerung des Übergewichts etc. Eine besonders häufig vorkommende Kombination aus Risikofaktoren ist das so genannte „metabolische Syndrom". Hier treten Übergewicht (Adipositas), Diabetes, Hyperlipoproteinämie (Fettstoffwechselstörung), arterielle Hypertonie und Bewegungsmangel gemeinsam auf (Schächinger 2003). Bei einem solchen Vorliegen mehrerer Risikofaktoren sollte gleichzeitig an der Verbesserung von mehreren Faktoren angesetzt werden, um das Risiko effektiv und nachhaltig zu senken.

**Abschätzung des Gesamtrisikos** Wie dringend notwendig eine Änderung einzelner Verhaltensweisen oder des Lebensstils ist, kann durch eine Abschätzung des individuellen Gesamtrisikos für eine KHK ermittelt werden. Zwei sehr bekannte und häufig angewendete Algorithmen zur Ermittlung des Gesamtrisikos sind der Framingham-Risikoscore, der im Rahmen einer der größten prospektiven epidemiologischen Studien zur KHK in der Stadt Framingham in den USA entwickelt wurde (Tzoulaki et al. 2009; Wilson et al. 1998; s. a. Kap. 4), und der deutsche PROCAM-Risikoscore aus der *Pro*spective *Ca*rdiovascular *M*ünster Study (Assmann et al. 2002). Diese Risikowerte basieren u. a. auf Fragen zum Alter, zum Raucherstatus und zu den Cholesterinwerten einer Person. Pro Antwort werden bestimmte Punkte vergeben (z. B. vergibt man beim PROCAM für das Rauchen 9 Punkte bei 35- bis 65-jährigen Männern und 8 Punkte bei 45- bis 65-jährigen Frauen). Durch das Aufsummieren der einzelnen Punktwerte errechnet sich dann ein Gesamtwert. Dieser gibt im Falle des PROCAM-Werts Auskunft über das so genannte absolute Zehn-Jahres-Risiko für ein akutes Koronarereignis, d. h. für das Risiko, innerhalb von zehn Jahren einen tödlichen oder nicht-tödlichen Herzinfarkt bzw. einen plötzlichen Herztod zu erleiden.

Je höher der PROCAM-Wert einer Person, desto höher ihr Risiko. Insgesamt dienen solche errechneten Risikowerte dazu, schnell und ökonomisch das Risiko für ein akutes Koronarereignis einer Person abzuschätzen. Natürlich ersetzen diese recht simplen Risikoscores keine ausgiebige Diagnostik. Dennoch handelt es sich hierbei um sehr nützliche Hilfsmittel, z. B. im Rahmen der hausärztlichen Praxis.

Mit dem so ermittelten Gesamtrisiko einer Person sind bestimmte Behandlungsempfehlungen verbunden. So kann es beispielsweise bei Personen mit niedrigem Risiko bei einer Empfehlung zur gesunden Lebensweise bleiben, wohingegen bei Personen mit mittlerem Risiko schon mit Hilfe therapeutischer Interventionen eine Änderung des Lebensstils bewirkt werden sollte. Erst bei Personen mit einem hohen Risiko – das sind in der Regel solche, die schon an einer manifesten koronaren Herzkrankheit leiden – wird die Einnahme von Medikamenten, z. B. Lipidsenker zur Regulierung des Cholesterinspiegels, empfohlen (International Task Force for Prevention of Coronary Heart Disease 2003).

Frauen haben ein etwas geringeres Risiko als Männer, an einer KHK zu erkranken. Die Gründe dafür sind noch nicht genau geklärt. Eine mögliche Erklärung ist, dies auf biologische Faktoren zurückzuführen, z. B. auf den möglichen Schutz durch Östrogene. Die biologische Ausstattung von Mann und Frau hat sich aber nicht als alleiniger Grund für die Geschlechtsunterschiede im KHK-Risiko bewährt (s. Weidner 2001). Gerade die Östrogen-Hypothese konnte nicht bestätigt werden, da beispielsweise eine Östrogen-Ersatz-Therapie bei postmenopausalen Frauen keinen positiven Effekt auf das KHK-Risiko hatte (z. B. Stangl et al. 2003). Dagegen können die verhaltensbezogenen Risikofaktoren wie Rauchen, Bluthochdruck und Übergewicht sowie psychosoziale Risikofaktoren, wie z. B. Feindseligkeit, diesen Geschlechtsunterschied schon eher erklären: Männer haben in den meisten dieser Risikofaktoren ungünstigere Ausprägungen als Frauen (Weidner 2001). Die Erklärung der Geschlechtsunterschiede beim KHK-Risiko bleibt trotz der erwähnten Faktoren allerdings bislang bruchstückhaft.

*Geschlecht und KHK-Risiko*

Im nächsten Abschnitt wollen wir uns die Prävention, sowie die Diagnostik und die Behandlungsmöglichkeiten der koronaren Herzkrankheit etwas genauer ansehen.

## 7.3 Prävention, Diagnostik und Behandlung

Die frühere Einteilung in Primär-, Sekundär- und Tertiärprävention hat die Deutsche Gesellschaft für Kardiologie zugunsten einer so genannten risikoadjustierten Prävention aufgegeben (Deutsche Gesellschaft für Kardiologie 2012). Die Einteilung in Primär- und Sekundärprävention ging davon aus, dass die Beeinflussung/Behandlung der Risikofaktoren in Abhängigkeit von der bisherigen Krankengeschichte erfolgen sollte. Beispielsweise wäre eine primärpräventive Maßnahme die Aufgabe des Rauchens bei gesunden Personen, eine sekundärpräventive Maßnahme dagegen die Aufgabe des Rauchens (evtl. mit entsprechenden Hilfestellungen) einer Person mit nachgewiesener KHK sowie zusätzliche weiterführende Behandlungsmaßnahmen (z. B. medikamentöse Therapie). Die Deutsche Gesellschaft für Kardiologie betont, dass die durch das erhöhte Risiko eines bereits erfolg-

*Prävention*

ten kardiovaskulären Ereignisses besonders dringliche Risikoabklärung und Behandlung von bereits erkrankten Personen auch bei der risikoadjustierten Prävention beibehalten wird. Neu und im Unterschied zur vorherigen Einteilung kommt aber nun die Empfehlung hinzu, auch Personen ohne bisheriges Ereignis, aber womöglich dennoch mit hohem Risiko hinsichtlich ihres Risikos abzuklären und gegebenenfalls eine Behandlung einzuleiten (DGK 2012). Zur einfachen Abklärung eignen sich beispielsweise die weiter oben beschriebenen Screeninginstrumente (z. B. PROCAM).

**Diagnostik**  Die umfassende Diagnostik der koronaren Herzkrankheit beinhaltet eine ausführliche Anamnese, also die Erfassung der medizinischen Vorgeschichte und aktuellen Befindlichkeit eines Patienten, eine umfassende körperliche Untersuchung sowie verhaltensbezogene und psychische Diagnostik. Die körperlichen Untersuchungen können neben der Untersuchung aller Organsysteme, des Gefäßstatus, des Taillen-/Hüftumfangs, des Body Mass Index sowie des Pulses, z. B. auch die Durchführung eines Belastungs-EKGs oder eine Herzkateteruntersuchung umfassen. Letztere sind aber nicht bei allen Patienten indiziert. Die verhaltensbezogene Diagnostik besteht aus der Erfassung der verhaltensbezogenen Risikofaktoren, etwa ob eine Person raucht, regelmäßig körperlich aktiv ist usw. Dagegen kann die psychische Diagnostik beispielsweise die Messung der individuellen Stressbelastung sowie der Depressivität und der Feindseligkeit beinhalten.

**Behandlung**  Aus den Ergebnissen der Diagnostik ergibt sich die Art der Behandlung, da diese abhängig vom Schweregrad der Erkrankung ist. Die Behandlung beinhaltet immer die Reduzierung der Risikofaktoren durch Lebensstiländerungen und bei nachgewiesener KHK auch die Einnahme von Medikamenten. Weiterhin gibt es Behandlungsverfahren, die darauf abzielen, Verschlüsse bzw. Einengungen der Herzkranzgefäße direkt zu beseitigen. Dazu gehört beispielsweise die „Ballondilatation", bei der mit Hilfe eines Katheters ein kleiner Ballon in die Herzkranzgefäße eingeführt und aufgebläht wird, um diese zu erweitern. Wenn aufgrund fortgeschrittener Gefäßverschlüsse keine Ballondilatation mehr durchgeführt werden kann, bleibt die Möglichkeit der Bypassoperation. Hier wird mit Hilfe von entnommenen Beinvenen oder Brustarterien der Blutfluss umgeleitet, um trotz der verengten Gefäßabschnitte eine mögliche Unterbrechung der Blutzufuhr zum Herzen zu verhindern.

**Rehabilitation**  Die Aufgabe der Rehabilitation von Koronarpatienten ist es, herzkranke Patienten mit Hilfe eines multidisziplinären Teams darin zu unterstützen, die individuell bestmögliche physische und psychische

Gesundheit sowie soziale Integration wiederzuerlangen und langfristig aufrechtzuerhalten (http://www.versorgungsleitlinien.de/themen/khk/index_html, 14.06.2016). Bei der Rehabilitation werden drei Phasen unterschieden:

- Phase I ist die Frühmobilisation, die unmittelbar nach einem akuten Ereignis, z. B. akutes Koronarsyndrom, akuter Myokardinfarkt, koronare Bypassoperation, noch im Krankenhaus einsetzt.
- Phase II umfasst Maßnahmen, die nach der Akutbehandlung im Krankenhaus einsetzen. In Deutschland umfasst das in der Regel die stationäre Anschlussheilbehandlung in einer Rehabilitationsklinik.
- Die Phase III der Rehabilitation ist schließlich die lebenslange Nachsorge der Patienten, die durch niedergelassene Ärzte erfolgt und z. B. durch die Teilnahme an ambulanten Herzgruppen, ärztlich geleiteten Sportgruppen für Koronarkranke, ergänzt werden kann.

In der stationären kardiologischen Rehabilitation nehmen die Patienten an einem umfassenden Behandlungsangebot teil. Dieses beinhaltet sowohl die medizinische und psychosoziale Versorgung als auch die Hilfe zur späteren Wiedereingliederung in den Beruf und wird von Ärzten, Psychologen, Diätassistentinnen, Physiotherapeuten und Sozialarbeitern angeboten. Der Erfolg der stationären kardiologischen Rehabilitation im Sinne eines effektiv reduzierten Risikostatus zum Zeitpunkt der Entlassung ist mittlerweile durch Studien gut belegt (z. B. Völler et al. 2000). Allerdings zeigt sich auch, dass diese Erfolge nach Entlassung aus der Rehabilitation zumeist nicht aufrechterhalten werden können. Bereits ein Jahr nach Entlassung sind bei der Mehrzahl der Patienten die meisten Risikofaktoren wieder deutlich ungünstiger ausgeprägt als zum Zeitpunkt der Entlassung. Dies liegt vermutlich weniger an der unzureichenden medizinischen Versorgung der Patienten, sondern eher an der mangelnden Umsetzung der Empfehlungen zur Lebensstiländerung (2000).

*stationäre Reha*

Insgesamt findet sich bei der Prävention und Behandlung/Rehabilitation der koronaren Herzkrankheit ein wichtiges Anwendungsfeld der Gesundheitspsychologie. So müssen Risikoverhaltensweisen abgebaut und dafür Gesundheitsverhaltensweisen aufgebaut werden, um eine Erkrankung oder eine Verschlimmerung derselben zu verhindern oder sogar um den Rückgang der Krankheit zu begünstigen (s. Ornish et al. 1998). Da dies offenbar kein leichtes Unterfangen ist, können

*KHK und Gesundheitspsychologie*

hier die theoretischen Grundlagen und empirischen Erkenntnisse der Forschung zur Gesundheitsverhaltensänderung (s. Kap. 2) zur Anwendung kommen. Weiterhin stehen auch die psychosozialen Faktoren, beispielsweise die Depressivität der Patienten, im Blickfeld der Gesundheitspsychologen.

Im nächsten Abschnitt wenden wir uns nun zunächst der Forschung zur Gesundheitsverhaltensänderung bei Koronarpatienten zu. Im Anschluss daran beschäftigen wir uns mit der Forschung zu den psychosozialen Risikofaktoren und der Bewältigung.

## 7.4 Verhaltensänderung bei KHK-Patienten

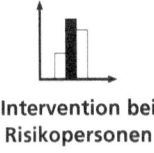
Intervention bei Risikopersonen

Es gibt zahlreiche Studien zur Verhaltensänderung bei Personen, die ein hohes Risiko für die Genese einer KHK aufweisen, aber noch nicht daran leiden. Diese Verhaltensänderungen haben vor allem präventiven Charakter. Beispielsweise haben Steptoe und Kollegen (2001) in einer Studie, an der 883 Personen mit erhöhtem Risiko für eine KHK teilnahmen, die Wirksamkeit von kurzen Beratungsgesprächen durch eine dafür geschulte Krankenschwester auf die Verhaltensänderung untersucht. Betrachtet wurden drei Risikoverhaltensweisen: Rauchen, Ernährung und körperliche Aktivität. Alle Teilnehmenden der Studie wiesen mindestens in einem dieser Bereiche ein Risiko auf. Die Beratungsgespräche wurden dann an das Risikoprofil der Patienten und Patientinnen angepasst durchgeführt. Beispielsweise wurden die teilnehmenden Raucher und Raucherinnen beraten, wie sie am besten mit dem Rauchen aufhören könnten, inklusive verschiedener Hinweise auf Nikotinersatztherapien.

Tatsächlich wechselten die Personen, die die kurze Beratung erhielten, nach vier Monaten eher in das Handlungsstadium des Transtheoretischen Modells, das hier als Grundlage diente (Prochaska/DiClemente 1983; s. Kap. 2), als die Kontrollgruppe. Dies war allerdings abhängig von dem Stadium, in dem sich die Personen zur Zeit des Beratungsgesprächs befanden: Für Personen in der Vorbereitungsphase war es am wahrscheinlichsten, in die Handlungsphase überzuwechseln. Dagegen waren Personen im präkontemplativen Stadium nach vier Monaten seltener ins Handlungsstadium eingetreten.

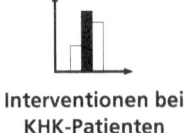
Interventionen bei KHK-Patienten

Weiterhin lassen sich Studien finden, die sich mit der Verhaltensänderung bei Patienten befassen, die bereits unter einer KHK leiden. Es hat sich gezeigt, dass die gängigen Gesundheitsverhaltensmodelle, wie etwa die Theorie des geplanten Verhaltens von Ajzen (1991) oder das sozial-kognitive Prozessmodell gesundheitlichen Handelns, HAPA, von Schwarzer (1992; s. a. Kap. 2), ohne Probleme bei Koronarpatienten zur Modellierung der Verhaltensänderung angewendet werden können (z. B. Blanchard et al. 2002; Sniehotta et al. 2005). Ebenso unterstreichen mehrere Studien die wichtige Rolle der Selbstwirksamkeit bei der Verhaltensänderung in Koronarpatienten (z. B. Bock et al. 1997).

Eine interessante Studie zur Verhaltensänderung bei Herzinfarktpatienten haben Bennett und Kollegen durchgeführt (1999). In dieser Studie wurden nicht nur die üblichen sozial-kognitiven Variablen (Selbstwirksamkeit, Handlungsergebniserwartung und Intentionen) zur Verhaltensänderung als Prädiktoren herangezogen. Darüber hinaus wurde auch der Einfluss des Affekts der Patienten auf die Veränderung des Rauchens, der Ernährung und des Aktivitätsverhaltens betrachtet. Tatsächlich zeigte sich, dass die sozial-kognitiven Prädiktoren vor allem die Aufnahme von körperlicher Aktivität drei Monate nach der Entlassung aus dem Krankenhaus vorhersagen konnten. Negativer Affekt der Personen wies einen eigenständigen Effekt auf das Verhalten auf, da er auch nach Kontrolle der genannten Faktoren noch negativ mit dem Verhalten assoziiert war.

In einer Interventionsstudie zur körperlichen Aktivität bei Rehabilitationspatienten mit koronarer Herzkrankheit konnte gezeigt werden, dass eine Kombination aus Ausführungsplanung und Bewältigungsplanung die Aufnahme und Aufrechterhaltung von körperlicher Aktivität nach Entlassung aus der Rehabilitation fördert (Sniehotta et al. 2006). In dieser Studie wurde ähnlich wie in den in Kap. 2 beschriebenen Studien zur Ausführungsplanung (z. B. Gollwitzer / Brandstätter 1997) eine Kontrollgruppe, die keine Planungsintervention erhielt, mit zwei Experimentalgruppen hinsichtlich ihrer körperlichen Aktivität nach Entlassung aus der Rehabilitation verglichen. Teilnehmer der Studie waren 211 KHK-Patienten, davon 78 % männlich, und das Durchschnittsalter betrug knapp 60 Jahre. Alle Teilnehmer füllten einen ersten Fragebogen in der Klinik und einen zweiten zwei Monate nach Entlassung aus. Die Experimentalgruppe nahm noch während des Klinikaufenthalts zusätzlich an einer Kurzintervention teil, in Form eines Einzelgesprächs mit einer geschulten Interviewerin. Dabei stellten die Teilnehmer der Ausführungsplanungsgruppe bis zu drei Ausführungspläne und diejenigen der kombinierten Planungsgruppe zusätzlich zu den Ausführungsplänen noch bis zu drei Bewältigungspläne auf. Es wurde deutlich, dass die Teilnehmer der kombinierten Planungsgruppe zwei Monate nach Entlassung am aktivsten waren. Dies kann nicht auf Unterschiede in der Motivation der Patienten zurückgeführt werden, da sich die Gruppen in den motivationalen Variablen nicht unterschieden. Darüber hinaus zeigte sich kein statistisch bedeutsamer Unterschied zwischen der Kontrollgruppe und der Ausführungsplanungsgruppe in der körperlichen Aktivität. Diese Erfolge der kombinierten Planungsintervention sind auch deshalb beachtlich, weil alle Teilnehmer (also auch die der Kontrollgruppe) an der weiter oben beschriebenen umfassenden Rehabilitationsmaßnahme teilnahmen. Weiterhin sprechen die Ergebnisse dafür, dass neben der Ausführungsplanung, die offenbar bereits im Rehacurriculum repräsentiert ist, auch weitere volitionale Strategien, wie beispielsweise die Bewältigungsplanung, in die Programme aufgenommen werden sollten.

*psychosoziale Faktoren* Neben den verhaltensbezogenen Faktoren werden seit einiger Zeit auch psychosoziale Faktoren diskutiert, die zur Entwicklung der koronaren Herzkrankheit beitragen sowie den Verlauf einer schon bestehenden KHK beeinflussen. Die Deutsche Gesellschaft für Kardiologie hat diese bereits in ihren Risikokatalog mitaufgenommen. Zu den diskutierten psychosozialen Faktoren gehören depressive Symptome, Feindseligkeit, Stress und soziale Unterstützung (Krantz/Lundgren 2001). Auf die gesundheitspsychologische Forschung zur Feindseligkeit und Depression bei KHK-Patienten wollen wir im nächsten Abschnitt etwas genauer eingehen.

## 7.5 Feindseligkeit und Depression: Welche Rolle spielen sie bei der Entwicklung der KHK?

*Feindseligkeit als KHK-Risiko?* Wie bereits im Kap. 4 beschrieben, wird mittlerweile angenommen, dass weniger das komplexe Typ A-Konstrukt, sondern eher die Ärger-Feindseligkeits-Komponente des Typ A-Konzepts der eigentliche Risikofaktor für die Entwicklung einer KHK ist. Feindseligkeit ist ein breit gefasstes Konstrukt, das Eigenschaften wie Zynismus, Ärgerneigung und Misstrauen einschließt. Tatsächlich erwies sich die Feindseligkeit in verschiedenen Studien als wichtiger Prädiktor für das Auftreten eines Herzinfarkts und ebenso weitere Koronarereignisse bei bestehender KHK (Chida/Steptoe 2009; Wong et al. 2013).

Diese direkten Effekte der Feindseligkeit auf die Entstehung einer KHK sind gepaart mit indirekten Wirkungen, die über verhaltensbezogene Risikofaktoren vermittelt sind. Zum Beispiel rauchen feindseligere Personen häufiger, sie ernähren sich ungesünder und sind weniger körperlich aktiv als weniger feindselige Personen (Chida/Steptoe 2009). Auch geht eine erhöhte Feindseligkeit mit stärker ausgeprägter sozialer Isolation einher, die sich ebenso als Risiko für die Entwicklung einer KHK erwiesen hat (Rozanski et al. 1999). Dennoch gibt es auch Studien, die einen Zusammenhang der Feindseligkeit mit der Entstehung von KHK nicht nachweisen konnten (z. B. Maruta et al. 1993).

Somit sind auch hier die Ergebnisse uneinheitlich. Dies mag allerdings auch an der recht losen Definition und uneinheitlichen Messung der Feindseligkeit liegen (Donker 2000). Dadurch, dass immer wieder andere Komponenten der Feindseligkeit erfasst und auf ihren Zusammenhang mit der KHK getestet werden, ergeben sich natürlich leicht widersprüchliche Befunde. Hier wäre es angebracht, die bedeutsamen Komponenten der Feindseligkeit zu identifizieren und deren Messung zu standardisieren.

Die Depressivität ist ein weiterer psychosozialer Risikofaktor der koronaren Herzkrankheit (z. B. Rugulies 2002). Das Vorkommen depressiver Verstimmungen liegt bei KHK-Patienten mit einer Prävalenz von fast 20 % deutlich höher als in der Normalbevölkerung (Prävalenz von 3 bis 5 %; Kapfhammer 2002). Dafür gibt es zwei mögliche Erklärungen: 1. Die Depression beeinflusst die Genese und weitere Entwicklung der KHK oder 2. die Depression wird durch die Krankheit ausgelöst, ist also eher eine Reaktion darauf.

**Depressivität als KHK-Risiko**

Wenden wir uns zunächst der ersten Möglichkeit zu. Tatsächlich können Studien zeigen, dass schon depressive Verstimmungen mit nicht klinischem Ausmaß sowohl mit einem früheren Beginn der koronaren Herzkrankheit in vorher gesunden Personen (Glassman/Shapiro 1998) als auch mit einem ungünstigeren Verlauf und einem höheren Mortalitätsrisiko bei Patienten mit bereits etablierter KHK verbunden sind (z. B. Rugulies 2002). Die Ergebnisse zum Beitrag der Depression zur Entwicklung einer KHK sind durch Langzeitstudien gut abgesichert. Beispielsweise wurde in einer Studie von Ford und Kollegen (1994) ein Befragungszeitraum von 35 Jahren abgedeckt: Ursprünglich gesunde Personen entwickelten mit größerer Wahrscheinlichkeit eine koronare Herzkrankheit, wenn sie depressive Verstimmungen aufwiesen, als nicht depressive Personen. Die Tatsache, dass die Depressivität der KHK zeitlich vorausgeht, deutet also auf den Risikofaktorstatus der Depressivität für KHK hin.

Allerdings sind die Mechanismen noch relativ ungeklärt, durch die die Depressivität auf die KHK wirkt (Carney et al. 2002). Ebenso wie bei der Feindseligkeit gibt es Hinweise darauf, dass die Effekte der Depressivität auf die KHK durch bestimmte Risikoverhaltensweisen vermittelt sind. Zum Beispiel rauchen depressivere Personen häufiger als nicht depressive (Glassman et al. 1990), sie sind weniger gewissenhaft bei der Medikamenteneinnahme (Ziegelstein et al. 1998), und sie führen ein körperlich inaktiveres Leben als nicht depressive Personen (Fox 1999).

Jedoch fanden sich bei einigen Studien keine Zusammenhänge zwischen Depression und Risikoverhalten (z.B. Frasure-Smith et al. 1993). Bei anderen Studien konnte auch noch nach statistischer Kontrolle für diese Risikoverhaltensweisen und weiterer Risikofaktoren wie sozioökonomischer Status ein eigenständiger Einfluss der Depression auf die KHK gesichert werden (Anda et al. 1993; Glassmann/Shapiro 1998). Diese Ergebnisse sprechen *gegen* die vollständige Vermittlung durch Risikoverhalten und eher *für* einen direkten Einfluss depressiver Symptome auf die KHK.

**Pfade von Depressivität zu KHK**

Wie depressive Symptome direkt zur Entstehung oder zum Fortschreiten einer KHK beitragen könnten, wird seit einiger Zeit diskutiert. Beispielsweise hat man bei depressiven Personen einen erhöhten Kortisol- und Katecholamin-Spiegel (Adrenalin und Noradrenalin) festgestellt (Carney et al. 2002). So kommt es durch die erhöhte Ausschüttung von Katecholaminen zu einer Reduzierung der parasympathischen und einer Steigerung der sympathischen Aktivität. Dadurch ändert sich z.B. der autonome Herztonus, und Gerinnungs- und Entzündungsprozesse werden angeregt. Dies wiederum begünstigt das Fortschreiten der koronaren Herzkrankheit und macht koronare Ereignisse, wie etwa Herzinfarkt, plötzlicher Herztod, wahrscheinlich (Carney et al. 2002).

Ein weiterer möglicher direkter Wirkmechanismus, der angenommen wird, ist die bei depressiven Personen stärker ausgeprägte *Aggregation der Blutplättchen*, die die Arteriosklerose und somit die Entstehung der KHK begünstigt (Carney et al. 2002). Musselman und Kollegen (1996) berichten, dass bei depressiven KHK-Patienten die Aggregationsaktivität der Blutplättchen um 41% höher war als bei nicht depressiven Patienten. Worauf genau diese erhöhte Aktivierung der Blutplättchenaggregation zurückzuführen ist, ist allerdings noch ungeklärt. Es wird übrigens auch vermutet, dass die Depression die Effekte anderer Risikofaktoren, z.B. Rauchen, auf die KHK potenziert (Carney et al. 2002). Jedoch sind auch hier die Wirkmechanismen noch relativ ungeklärt.

**Depressivität als Reaktion auf KHK**

Trotz der oben berichteten Befunde bleibt nicht ausgeschlossen, dass die Depressivität auch als eine *Reaktion* auf die KHK auftritt. Tatsächlich bestätigen Studien, dass 15 bis 20% der Patienten, die einen Herzinfarkt erlitten, eine depressive Episode entwickelten (z. B. Hance et al. 1996). Dies wiederum steht im Zusammenhang mit einer deutlich erhöhten Mortalität. In einer Langzeitstudie von Frasure-Smith und Kollegen (1993) waren 17 % der depressiven Patienten nach sechs Monaten verstorben, verglichen mit nur 3 % Todesfällen bei den nicht depressiven Patienten. Wieder andere Studien weisen darauf hin, dass es nicht unbedingt eine diagnostizierte depressive Episode sein muss, die diese negativen Effekte erzielt. Personen mit einer milden depressiven Verstimmung weisen auch nach einem Zeitraum von 18 Monaten die gleiche Mortalitätswahrscheinlichkeit auf wie die Patienten mit einer diagnostizierten depressiven Episode (Frasure-Smith et al. 1995).

Die theoretischen Modelle zur Entwicklung einer depressiven Episode nach einem koronaren Ereignis sind zahlreich, allerdings gibt es zurzeit für keine Annahme klare empirische Ergebnisse. Zum einen besteht wahrscheinlich eine höhere Vulnerabilität bei Koronarpatienten, eine depressive Verstimmung oder klinische Depression auszubilden. Denn die Prävalenzraten der Depression bei KHK-Patienten sind deutlich höher (Davidson et al. 2004). Weiterhin stellt ein akutes koronares Ereignis, wie z. B. der Herzinfarkt, ein kritisches Lebensereignis dar und ist demnach mit möglichen Anpassungsschwierigkeiten verbunden, die zu depressiven Verstimmungen führen können (2004). Die Bewältigung der Herzerkrankung als ein kritisches Lebensereignis scheint in jedem Falle ein wichtiges Anliegen zu sein, zu dem auch die Gesundheitspsychologie einen Beitrag leisten kann. Darauf wollen wir im nächsten Abschnitt etwas genauer eingehen.

## 7.6 Bewältigung der KHK

Insbesondere die Manifestation der KHK in Form eines Herzinfarkts kann als kritisches Lebensereignis angesehen werden, das von den Betroffenen bewältigt werden muss. So sind Herzinfarkt-Patienten z. B. einem höheren Risiko ausgesetzt, eine posttraumatische Belastungsstörung zu entwickeln. Ebenso ist für KHK-Patienten insgesamt das Erlernen eines positiven Umgangs mit Stress und Belastungssituationen eine wichtige Aufgabe. Denn ein maladaptiver Umgang könnte zu depressiven Symptomen führen, die sich wiederum als Risikofaktoren für die KHK herausgestellt haben.

Es gibt eine Reihe von Studien, die die Wirkung verschiedener Bewältigungsstrategien auf die Anpassung an einen Myokardinfarkt un- **problemorientierte Bewältigung** tersucht haben. Beispielsweise haben Lowe und Kollegen in einer Studie mit Herzinfarkt-Patienten gefunden, dass sich vor allem problemfokussierte Bewältigung im Sinne Lazarus' (1993; s. Kap. 3) positiv auf die emotionale Anpassung sowie auf die wahrgenommene Gesundheit auswirkte (Lowe et al. 2000). Dieser Befund ist im Einklang mit Ergebnissen vieler Studien zur Stressbewältigung bei Herzinfarktpatienten (z. B. Terry 1992; Holahan et al. 1995).

**repressive Bewältigung**  Allerdings gibt es auch Studien, die zu einem etwas anderen Schluss kommen. Beispielsweise konnten Ginzburg und Kollegen (2002) in einer Studie zeigen, dass ein repressiver, d. h. vermeidender, Bewältigungsstil bei Herzinfarktpatienten als Stresspuffer zu wirken schien. Diejenigen Personen, die dispositionell repressiv bewältigten, litten sieben Monate nach einem Herzinfarkt seltener unter einer posttraumatischen Belastungsstörung als hochängstliche Personen oder Personen, die ohne Erfolg ihre Angst zu unterdrücken versuchten.

Ergebnisse, die diese Befunde noch unterstreichen, stammen aus einer Studie von Frasure-Smith und Kollegen (2002). Hier wurde deutlich, dass Herzpatienten, die einen eher repressiven Bewältigungsstil verfolgten, mit größerer Wahrscheinlichkeit nach fünf Jahren verstorben waren, wenn sie an einem eher vigilanzfördernden Interventionsprogramm teilgenommen hatten. Bei repressiven Patienten, die nur die herkömmliche ärztliche Versorgung in Anspruch nahmen, war dies nicht der Fall. Das Interventionsprogramm bestand aus einer monatlichen telefonischen und in manchen Fällen auch persönlichen Betreuung durch eine Krankenschwester, die das Wohlbefinden der Patienten erfragte. Es zeigte sich, dass die repressiven Patienten in der Interventionsgruppe häufiger einen ärztlichen Notdienst aufsuchten und häufiger Beruhigungsmittel einnahmen, diese Patienten also offenbar mehr Stress erlebten als die Patienten der Kontrollgruppe. Nach den Autoren behinderte die Teilnahme an dem Interventionsprogramm die eigenständige Bewältigungs- und somit Anpassungsleistung der repressiven Patienten und erhöhte so das Stressniveau der Patienten. Dies wirkte sich wiederum ungünstig auf die Überlebenswahrscheinlichkeit der Patienten aus.

Die Bedeutung der repressiven vs. vigilanten Bewältigung wird auch in einer Studie von Kohlmann und Kollegen (2001) unterstrichen. Diese Autoren haben eine Skala zur Erfassung des kardiologischen Bewältigungsstils entwickelt und validiert. Dabei zeigte sich entgegen Erwartung, dass die vigilanten Herzpatienten nicht besser in der Entdeckung kardiologischer Symptome waren. Dennoch maßen die vigilanten Herzpatienten kardiologischen Symptomen mehr Bedeutung bei, was wiederum zu einem schnelleren Aufsuchen medizinischer Hilfe führte.

Insgesamt sind die Befunde zur adaptiven Bewältigung bei Herzpatienten also etwas uneinheitlich. Allerdings liefern sie einmal mehr die Erkenntnis, dass man nicht von einer generell adaptiven oder maladaptiven Bewältigung sprechen kann. Die Beurteilung der Angemessenheit der Bewältigung hängt vielmehr immer von den betrachteten Kriterien ab, sowie von der Situation, in der sich die betroffenen Personen befinden (Folkman 1991; s. Kap. 3).

## 7.7 Zusammenfassung

Die koronare Herzkrankheit ist die Haupttodesursache in unserer Gesellschaft. Dabei handelt es sich um eine Krankheit, die in erster Linie durch ungesunde Verhaltensweisen verursacht wird. Ein koronarfreundliches Verhalten wäre beispielsweise, nicht zu rauchen, nicht übermäßig tierische Fette zu verzehren, sich regelmäßig körperlich zu bewegen und auf sein Gewicht zu achten. Aber auch ein guter Umgang mit Stress und eine gute Emotionsregulation sind bei der Prävention und bei der Behandlung einer KHK bedeutsam, da sich z. B. Ärger, Feindseligkeit und Depressivität als weitere Risikofaktoren herauskristallisieren. Im Vergleich zu diesen relativ gut zu kontrollierenden und modifizierbaren Risikofaktoren, spielen die nicht modifizierbaren Risikofaktoren, wie z. B. Alter, Geschlecht und Familiengeschichte, eine weitaus geringere Rolle.

Die gesundheitspsychologische Forschung setzt an vielen Stellen im Verlauf einer KHK an. Eine Veränderung des Gesundheitsverhaltens spielt beispielsweise für gesunde Personen zur Verringerung ihres Risikos, aber auch für bereits erkrankte Personen eine bedeutsame Rolle. Daher können hier die Erkenntnisse der Gesundheitsverhaltensforschung in allen Phasen des Krankheitsverlaufs genutzt und umgesetzt werden.

Weiterhin geht es bei der Betrachtung der psychosozialen Risikofaktoren um die Identifizierung der Wirkmechanismen und um einen erfolgreichen Umgang mit der Krankheit. Zum einen zeigt sich zwar, dass die Effekte der Feindseligkeit und der Depressivität auf die KHK durch ungünstige Gesundheitsverhaltensweisen vermittelt sind. Aber dennoch bleiben eigenständige Effekte dieser Faktoren übrig, so dass es wichtig ist, auch direkt an der Veränderung der Depressivität und Feindseligkeit anzusetzen.

## 7.8 Fragen zum Lernstoff

**40.** Was versteht man unter einer koronaren Herzkrankheit?

**41.** Welche Risikofaktoren gibt es für eine KHK?

**42.** Was wird den Koronarpatienten bei der Behandlung der KHK immer empfohlen?

**43.** Welche Rolle spielt Depressivität bei der koronaren Herzkrankheit?

**44.** Welchen Einfluss haben Bewältigungsstile auf die Anpassung an akute Koronarereignisse?

# 8 Krebserkrankungen

In Deutschland sind Krebserkrankungen nach kardiovaskulären Erkrankungen die zweithäufigste Todesursache. Sie treten vermehrt im höheren Lebensalter auf. Bei Männern liegt das mittlere Erkrankungsalter bei etwa 70 Jahren, bei Frauen bei 69 Jahren. Im Jahr 2012 starben in Deutschland 220.923 Menschen oder genauer 119.717 Männer und 101.206 Frauen aufgrund von Krebserkrankungen. Im selben Jahr erkrankten schätzungsweise 252.060 Männer und 225.890 Frauen neu an Krebs. Bei den Männern entfielen dabei 25,3% der Neuerkrankungen auf Prostatakrebs, 13,7% auf Lungenkrebs und 13,4% auf Darmkrebs. In dieser Gruppe waren sie die drei häufigsten Krebsneuerkrankungen. Bei den Frauen waren die drei häufigsten Krebsneuerkrankungen der Brustkrebs (30,8% der Neuerkrankungen bei Frauen), der Darmkrebs (12,6%) und der Lungenkrebs (8,0%). Ebenfalls im Jahr 2012 waren die häufigsten krebsbedingten Todesursachen bei Männern der Lungenkrebs (24,8%), der Darmkrebs (11,5%) und der Prostatakrebs (10,8%). Bei Frauen waren die drei häufigsten krebsbedingten Todesursachen im Jahr 2012 in Deutschland der Brustkrebs (17,5%), der Lungen- (14,6%) und der Darmkrebs (12,1%; alle Zahlen Robert Koch-Institut und Gesellschaft der Epidemiologischen Krebsregister in Deutschland 2015).

**Krebsstatistiken**

In den letzten Jahren wurde ein Anstieg der Krebsneuerkrankungen beobachtet, der neben anderen Faktoren sowohl auf veränderte Maßnahmen bei der Diagnostik von Krebserkrankungen als auch auf die veränderte Altersstruktur der Bevölkerung zurückgeführt wird. Ebenso wird wegen der demographischen Entwicklung in den kommenden Jahren bis 2030 mit einem Anstieg der Krebsneuerkrankungen um mindestens 20% gerechnet (Robert Koch-Institut und Gesellschaft der Epidemiologischen Krebsregister in Deutschland 2015).

Die folgenden Abschnitte beschreiben die vielen Arten unterschiedlicher Krebserkrankungen im Sinne ihrer physiologischen und vor allem psychologischen Gemeinsamkeiten. Sie erläutern anhand verschiedener Forschungsergebnisse die Rolle psychosozialer Variablen bei der Entstehung und dem Verlauf dieser Erkrankungen.

## 8.1 Krebserkrankungen: Merkmale

*gemeinsames Merkmal*

Krebserkrankungen sind eine sehr heterogene Diagnosegruppe, die durch ein wichtiges gemeinsames Merkmal gekennzeichnet ist, nämlich durch Wucherungen bösartiger (maligner) Geschwülste oder Neubildungen (synonym: Neoplasien, Neubildungen, Tumoren). Solche Geschwülste, die *nicht* unkontrolliert wuchern und sich auf ihren Entstehungsort beschränken, nennt man gutartige (benigne) Neubildungen. Sie werden nicht den Krebserkrankungen zugeordnet. Bösartige Neubildungen wuchern autonom und unkontrolliert, ein Prozess, der auch Proliferation genannt wird (s. Kasten 8.1). „Autonom" bezieht sich dabei auf die Störung bzw. den Verlust der physiologischen Regulationsmechanismen, die den Lebens- und Teilungszyklus einer Zelle kontrollieren. Bei gesundem Gewebe sind Zellteilung, Zelldifferenzierung und Zelltod in einem physiologisch regulierten Gleichgewicht. Bei Krebserkrankungen bricht dieses Gleichgewicht zusammen (Stockhorst 2003).

**Kennzeichen bösartigen Gewebes**

1. Die *Blockade der Differenzierung* der Zelle in frühen Stadien: Die Zelle kehrt in ein wenig differenziertes Ausgangsniveau zurück (Dedifferenzierung) und hat keine Ähnlichkeit mit dem Muttergewebe.
2. Die *Wucherung* (Proliferation) bleibt auch bei den unausgereiften Zellen erhalten. Die Zellen teilen sich unkontrolliert.
3. Bei der *Infiltration* dringt das Geschwulstgewebe in das Nachbargewebe ein und zerstört es.
4. Im Rahmen der *Metastasierung* erreichen die bösartigen Zellen über die Lymphe oder das Blut entfernte Stellen des Körpers. Dort kommt es nach Ansiedlung zu weiteren Neubildungen.
5. Bei der *Rezidivbildung* kommt es zu einem Nachwachsen des Tumorgewebes z. B. nach unvollständiger oder nur teilweiser operativer Entfernung.

Kasten 8.1: Kennzeichen bösartigen Gewebes nach Erbar (2000, zit. nach Stockhorst 2003)

*Tumorformen*

Man unterscheidet verschiedene Formen von Tumoren oder Neubildungen nach der Art des Muttergewebes. *Karzinome* sind bösartige Neubildungen aus Epithelgewebe oder Deckgewebe, also ein- oder mehrzellige Schichten von Zellen, die innere oder äußere

Oberflächen des Körpers begrenzen, wie etwa Haut. *Sarkome* sind bösartige Neubildungen aus Bindegewebe (z. B. blutbildendes Gewebe oder „Füllgewebe" im Körper) und Stützgewebe (Knochen oder Knorpel, Stockhorst 2003).

Der Schweregrad oder der Grad der Ausbreitung eines Tumors wird unter anderem anhand der so genannten *TNM- Klassifikation* bestimmt. „T" (**T**umor) bezeichnet dabei die Größe eines Tumors. „N" (**N**odes) beschreibt den Grad des Befalls regionaler Lymphknoten durch bösartige Zellen und „M" (**M**etastases) den Metastasenstatus. **Schweregrad**

## 8.2 Was können psychosoziale Faktoren zum besseren Verständnis von Krebserkrankungen beitragen?

Das Spektrum der Krebserkrankungen umfasst rund 100 verschiedene Diagnosen, die über die Lokalisation oder das beteiligte Gewebe differenziert werden. Warum werden diese vielfältigen Diagnosen im Rahmen gesundheitspsychologischer Forschungsarbeiten oft als eine homogene Diagnosegruppe behandelt?

Vom psychologischen Standpunkt weisen diese Erkrankungsformen Ähnlichkeiten auf. Aus der Sicht der Betroffenen geht von allen Krebserkrankungsformen eine große Bedrohung aus (z. B. Antoni 2013). Es handelt sich um chronische Erkrankungen, die oft mit langwierigen und schmerzhaften Therapiemaßnahmen verbunden sind, deren Ausgang in vielen Fällen ungewiss ist. Zudem sind viele Formen der Krebserkrankung trotz Behandlung lebensbedrohlich. Unzureichende Kontrolle über den Erkrankungsverlauf und die Unvorhersehbarkeit desselben sind zentrale psychische Faktoren, die Stress bei Krebspatienten induzieren. Dieser wird in vielen therapeutischen Programmen gezielt in Bewertungsinterventionen aufgegriffen und bearbeitet (z. B. Antoni 2013). **psychische Merkmale**

Weitere Punkte, die zur psychologischen Ähnlichkeit verschiedener Krebserkrankungen beitragen, sind Risikoverhaltensweisen, die unspezifisch, d.h. für die Entstehung verschiedenster Krebserkrankungen, Bedeutung tragen.

## 8.3 Die Genese von Krebserkrankungen: Risiken und Mechanismen

**Krebsrisiken**  Für die verhaltensrelevanten Risikofaktoren bei der Entstehung von Krebserkrankungen gelten weitgehend die gleichen Bedingungen wie für die Herz-Kreislauf-Risiken (s. Kap. 7). Risikoverhaltensweisen für Krebserkrankungen umfassen nur ein vergleichsweise weiteres Spektrum, wie z. B. auch übermäßige Sonneneinstrahlung, und (selten) sind Risikofaktoren für Krebserkrankungen Schutzfaktoren für KHK, wie etwa gemäßigter Alkoholkonsum. Ansonsten gelten für verschiedene Krebsarten und auch kardiovaskuläre Erkrankungen ähnliche Risiken und die damit verbundenen notwendigen Verhaltensänderungen. Deshalb fällt der Abschnitt zu Forschungsergebnissen über Risikoverhaltensweisen, die zu Krebserkrankungen führen, in diesem Kapitel nur kurz aus.

Die Entstehung von Krebserkrankungen ist multifaktoriell, d. h. sie wird zurückgeführt auf das Zusammenwirken unterschiedlicher Faktoren. Zu diesen Risikofaktoren gehören die erbliche Veranlagung, Immundefekte, bestimmte Viren, Umwelteinflüsse, wie z. B. Expositionen krebsauslösender Stoffe am Arbeitsplatz, oder gesundheitsabträgliches Verhalten (Robert-Koch-Institut und Gesellschaft der Epidemiologischen Krebsregister in Deutschland 2015).

**Rauchen**  Zu den wichtigsten Risikoverhaltensweisen bei der Entstehung von Krebs zählt das Zigarettenrauchen, das Schätzungen zufolge z. B. im Jahr 2008 ca. 15% aller Krebserkrankungen mit verursacht hat (Robert Koch-Institut und Gesellschaft der Epidemiologischen Krebsregister in Deutschland 2015). Zigarettenrauchen erhöht das Risiko für Lungenkrebs, für bösartige Neubildungen im Mund- und Rachenbereich, in der Speiseröhre, der Bauchspeicheldrüse, der Harnblase sowie der Nieren und des Gebärmutterhalses (Stockhorst 2003).

**Ernährung**  Krebserkrankungen können u. a. auf falsche Ernährung zurückgeführt werden. Dabei sind konkrete Risiken die Überernährung, ein zu hoher Anteil tierischer Fette in der Nahrung und ein zu geringer Anteil bestimmter Vitamine oder Mineralien (Robert-Koch-Institut und Gesellschaft der Epidemiologischen Krebsregister in Deutschland 2015).

**Alkohol**  Einige Krebserkrankungen konnten auch mit Alkoholkonsum in Verbindung gebracht werden. Ein erhöhtes Risiko zeigt sich für Erkrankungen im Mund- und Rachenbereich, der Speiseröhre, des Kehlkopfs, der Leber, des Magens und der Brust. Als besonders gefährdend hat sich der kombinierte Alkohol- und Zigarettenkonsum erwiesen (Stockhorst 2003).

## 8.3.1 Prävention von Krebserkrankungen

Um diesen Risikoverhaltensweisen vorzubeugen, bedarf es verschiedener Präventionsprogramme, die gezielt unterschiedliche Bevölkerungsgruppen ansprechen und aufklären. Ziele solcher Programme sind u. a.: den Tabakkonsum zu verringern, insbesondere schon bei Kindern und Jugendlichen, Übergewicht und Fehlernährung zu vermeiden, den Alkoholkonsum zu verringern, Sonnenbestrahlung zu minimieren oder geeignete Schutzmittel zu verwenden, die Einhaltung von Sicherheits- und Gesundheitsvorschriften zu vergrößern, bei Schmerzen oder anderen körperlichen Veränderungen (z. B. Schwellungen oder Blutungen) einen Arzt aufzusuchen, regelmäßig an Früherkennungsuntersuchungen teilzunehmen und für Frauen, die regelmäßige Brustselbstuntersuchung durchzuführen (Europa gegen den Krebs 2004). Im Rahmen der sekundären Prävention haben Früherkennungsuntersuchungen und Tests der Erbanlagen insbesondere für Risikogruppen einen hohen Stellenwert.

**Prävention**

Gesundheitspsychologische Modelle zur Veränderung von Risikoverhaltensweisen wurden in vorangegangenen Kapiteln schon vorgestellt. Einige Arbeiten zu krebsspezifischem Vorsorgeverhalten sollen im Folgenden dargestellt werden. Um ganz unterschiedliche Formen von Vorsorgeverhalten zu beforschen und zu erklären, wird häufig ein bestimmtes Gesundheitsmodell der Studie zugrunde gelegt (z. B. die Theorie des geplanten Verhaltens, TPB) und manchmal mit weiteren potenziellen Prädiktoren ausgestattet, etwa mit sozialer Unterstützung oder Ausführungsplänen. Die Untersuchungen können korrelativer oder experimenteller Natur sein. Situationen oder Populationen werden aufgesucht oder bestimmt, in denen die interessierende Gesundheitsverhaltensweise wahrscheinlich mit großer Varianz zu erfassen ist. Bei krebsspezifischen Präventionsmaßnahmen wären das beispielsweise bestimmte Risikogruppen oder auch ein repräsentativer Ausschnitt aller Menschen ab einer bestimmten Altersstufe. Die Studienteilnehmenden werden dann gebeten, Informationen zu den ausgewählten Variablen zu geben.

Orbell und Sheeran (2002) führten drei experimentelle Studien zu präventivem Verhalten in Bezug auf die Brustselbstuntersuchung, die Einnahme wichtiger Vitaminsupplemente und das Aufsuchen einer gynäkologischen Krebsvorsorgeuntersuchung durch. Ein Ziel war es, den Einfluss von Ausführungsplänen (s. Kap. 2) auf die Verhaltensänderung zu bestimmen. Als Rahmenmodell wurde jeweils die Theorie des geplanten Verhaltens mit den Prädiktoren Einstellung, sub-

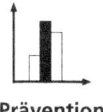

**Prävention**

jektive Norm, Verhaltenskontrolle und Intention (TPB; Ajzen 1985; s. Kap. 2) eingesetzt.

In der Studie zum Aufsuchen der gynäkologischen Krebsvorsorgeuntersuchung z. B. wurden Frauen gebeten, Fragebogen zu den zentralen TPB-Variablen auszufüllen (Sheeran/Orbell 2000). Danach wurde die Hälfte der Gruppe aufgefordert, Ausführungspläne zu formulieren, also Pläne darüber wann, wo und wie die Untersuchung durchgeführt werden sollte. Aus den medizinischen Unterlagen der Frauen wurde dann entnommen, ob sie sich tatsächlich der Untersuchung unterzogen hatten. Wie die Autoren berichten, wiesen die Variablen des TPB und das Ausmaß vorangegangener Verzögerung des Verhaltens schon eine gute Vorhersageleistung für das Durchführen der Untersuchung auf. Weiterhin konnte in dieser und den beiden anderen Studien gefunden werden, dass konkrete Ausführungspläne die Umsetzung der Verhaltensänderung bei motivierten Personen darüber hinaus positiv beeinflussten. In der Studie zur gynäkologischen Krebsvorsorge unterzogen sich 92% der Frauen aus der Experimentalgruppe (mit Ausführungsplänen) der Untersuchung. Hingegen gingen nur 69% der Frauen aus der Kontrollgruppe (ohne Ausführungspläne) zur Untersuchung.

Diese Befunde legen nahe, dass einfache, aber konkrete Pläne wichtige Faktoren für die Initiation des erwünschten Verhaltens sein können. Der Vermittlung von Planungsstrategien kommt deshalb in Interventionen zur Risikoverhaltensänderung eine zentrale Rolle zu. Allerdings greift Planung erst dann, wenn Individuen bereits motiviert sind, ihr Verhalten zu ändern. Wenn noch keine Intention vorliegt, Verhalten, welches das Krebsrisiko erhöht, zu verändern, dann können auch Planungsinterventionen nicht fruchten.

### 8.3.2 Stress und die Genese von Krebserkrankungen – mögliche Mechanismen

Können psychologische Variablen – neben psychosozialen Determinanten der Ausführung gesundheitsrelevanter Verhaltensweisen – noch mehr zur Aufklärung der Ätiologie von Krebserkrankungen beitragen? Die psychoneuroimmunologische Forschung hat sich mit dieser Frage in den vergangenen Jahren verstärkt auseinandergesetzt und findet Vermittlermechanismen, die für die Entstehung einiger, vor allem immunsensitiver, Krebserkrankungen relevant sein könnten. Dabei werden stress-assoziierte Veränderungen des Immunsystems in neuen Studienkontexten am Tiermodell und bei Menschen untersucht und mit Mechanismen der Tumorbildung in Verbindung gebracht.

Der physiologischen Stressantwort wird bei der Entstehung immunsensitiver Krebserkrankungen eine wichtige Rolle zugeschrieben (Kiecolt-Glaser et al 2002b; Powell et al. 2013). Durch die Ausschüttung von Glukokortikoiden, Katecholaminen und Entzündungsmediatoren kommt es vor allem bei chronischem Stress zu teilweise erheblichen Veränderungen der Immunabwehr, auch zu eingeschränkten Immunfunktionen wie vermindertem Auftreten von Antigenen, verringerter T-Zellen-Proliferation oder abgeschwächten hormonell und zell-vermittelten Immunantworten. Bei sehr langanhaltendem Stress können chronische Fehlregulationen der Immunantwort entstehen, wodurch die Entstehung von Tumoren nicht nur weniger gut verhindert, sondern mitunter auch noch aktiv unterstützt werden könnte (Fagundes et al. 2013; Powell et al. 2013).

**Immunfunktionen**

Wie Powell und Kollegen (2013) in ihrer Übersichtsarbeit zu stress-assoziierten Mechanismen der Tumorentstehung zusammenfassen, kann eine veränderte Aktivität von cytotoxischen T-Zellen (CTL) und Natural-Killer (NK)-Zellen bei langfristigem Stress die Entwicklung von Tumoren begünstigen. Vor allem NK-Zellen haben die besondere Fähigkeit, Tumorzellen zu erkennen und auszuschalten. Stress bringt Veränderungen bestimmter Zytokine wie Interferon-γ und Interleukin-2 mit sich, die die Ausprägung und Funktion von NK-Zellen maßgeblich steuern. Auch konnte gezeigt werden, dass Stress die Fähigkeit von NK-Zellen vermindert, auf das Vorkommen bestimmter Zytokine mit einem Aktivitätsanstieg zu reagieren (Kiecolt-Glaser et al. 2002a). Eine verringerte NK-Zell-Aktivität unter langanhaltendem Stress kann den frühen Erkennungs- und Eliminierungsprozess von Tumorzellen abschwächen und so zu deren Vervielfältigung beitragen. Powell und Kollegen (2013) weisen jedoch darauf hin, dass mehrere der von ihnen gesichteten Studien auch gezeigt haben, dass eher kurzfristige Stressantworten zu einer Aktivierung und Stärkung der NK-Zellen Funktionen beitragen können (s. Kap. 3).

Bei der Frage, ob stresskompromittierte Immunparameter auf psychologische Interventionen ansprechen, geben Übersichtsarbeiten mittlerweile eine eingeschränkt positive Antwort. Subnis und Kollegen (2014) kommen in ihrem systematischen Review zu Auswirkungen psychotherapeutischer Interventionen auf psychoneuroimmunologische Kriterien bei Krebspatientinnen und -patienten zu dem Schluss, dass kognitiv-verhaltenstherapeutische Maßnahmen die vergleichsweise konsistentesten positiven Auswirkungen auf die Ausprägungen von Stresshormonen und Immunparametern der Teilnehmenden zeigten. Allerdings beklagten die Autoren auch die stark variierende

Methodik und Qualität der diskutierten Interventionsstudien, die es zum Beispiel nicht erlaubten, die Ergebnisse quantitativ in Form einer Meta-Analyse zusammenzufassen.

**Zellzyklus**  Über Immunprozesse hinaus identifizieren Kiecolt-Glaser und Kollegen (2002b) weitere Zellzyklus-Mechanismen, die für die Tumorbildung wichtig sein könnten und deren Funktionieren durch Stress beeinträchtigt wird. So gibt es Hinweise darauf, dass körpereigene Prozesse, bei denen beschädigte DNS repariert wird, durch Stress beeinträchtigt werden. Die meisten Karzinogene manifestieren ihre schädliche Wirkung, indem sie die DNS in Zellen verändern. Eigentlich stehen dem Körper verschiedene Enzyme zur Verfügung, die sowohl chemische Karzinogene bekämpfen als auch beschadete DNS identifizieren, reparieren oder zerstören können. Werden diese Prozesse z. B. durch Stress behindert, sollte das langfristig die Bildung von Tumorzellen begünstigen.

**Zelltod**  Weiterhin scheint der Prozess der Apoptose (Zelltod) durch Stress gestört zu werden. Bei der Apoptose kommt es zu genetisch programmierten Veränderungen in der Zellstruktur, die dazu führen, dass Proliferation und Differenzierung gestoppt werden und die Zelle schließlich stirbt. Wie man annimmt, soll die Apoptose das Vorkommen von vererbbaren genetischen Veränderungen verhindern und somit zur zellulären Immunität beitragen. In diesem Sinne könnte die Apoptose einen Beitrag zum natürlichen Schutz vor Krebs leisten (Kiecolt-Glaser et al. 2002b), durch Stress gestörte Apoptose-Prozesse hingegen könnten der Tumorentstehung Vorschub leisten.

Einschränkend muss angemerkt werden, dass diese möglichen Pfade, entlang derer es zur Entstehung von Tumorzellen kommen könnte, bislang noch nicht eindeutig mit der Ätiologie von Krebserkrankungen in Verbindung gebracht wurden. Ähnliches gilt auch für andere psychosoziale Faktoren, die im Zusammenhang mit der Krebsätiologie diskutiert und empirisch untersucht wurden. Der nächste Abschnitt gibt einen Überblick.

### 8.3.3 Stress, Depression, Bewältigung als Prädiktoren der Krebsentstehung: Spielen sie eine Rolle?

Die oben dargestellten Pfade zwischen Stress und Mechanismen, die die Tumorentstehung begünstigen könnten, sind zwar gut belegt. Allerdings ist ihr Zusammenhang mit der Ätiologie verschiedener Krebserkrankungen bislang noch weitgehend theoretisch. Es liegen keine ausreichenden Befunde vor (Butow et al. 2000), die das Auftreten von

Stress oder kritischen Lebensereignissen tatsächlich prospektiv mit der Entstehung von Krebserkrankungen in Verbindung bringen. Es liegen sogar einige Befunde vor, die dagegen sprechen, dass es diese Verbindung gibt (Tiersma et al. 2004). Ähnliches gilt auch für andere psychosoziale Faktoren, die mit der Entstehung von Krebserkrankungen in Verbindung gebracht wurden, allen voran, die berühmte Krebspersönlichkeit (Typ C), die schon in Kap. 4 besprochen wurde.

Welche anderen Faktoren werden als mögliche Prädiktoren für Krebserkrankungen angesehen? Eine Übersichtsarbeit von Butow und Kollegen (2000) bespricht die Relevanz von Bewältigungsstrategien, Depression und einigen Persönlichkeitsfaktoren bei der Entstehung von Brustkrebs. In dieser Arbeit wird argumentiert, dass hormonelle Veränderungen bei der Entstehung speziell dieser Erkrankung eine große Rolle spielen. Dies soll wiederum die Möglichkeiten begünstigen, psychosoziale Einflussfaktoren zu finden, da deren Verbindung zu hormonellen Veränderungen relativ gut abgesichert ist. In fast allen Fällen kommen die Autoren jedoch zu dem Schluss, dass entweder die Methodik der zugrunde gelegten Studien unzureichend ist oder kaum bis gar kein Effekt der untersuchten Variablen auf die Entstehung von Krebs nachzuweisen ist. Diese Aussage stimmt mit weiteren Übersichtsarbeiten zu diesem Thema überein (z. B. Faller 2004).

**psychosoziale Faktoren der Krebsgenese**

Wie bei den Befunden zum Brustkrebsrisiko gibt es auch für andere Krebserkrankungen kaum eindeutige Hinweise auf prädisponierende psychosoziale Faktoren (Holland 2003). Zur Rolle von Persönlichkeitsfaktoren, Bewältigungsstilen, Depression und kritischen Lebensereignissen lässt sich die Befundlage allenfalls als schwach und uneinheitlich klassifizieren (Faller 2004). Zusammenfassend scheinen die einzigen gut abgesicherten psychosozialen Prädiktoren für die Entstehung von Krebserkrankungen gesundheitsrelevante Verhaltensweisen sowie ein weniger gutes soziales Netzwerk zu sein (Holland 2003).

## 8.4 Psychische Faktoren bei der Diagnose und Behandlung von Krebserkrankungen

Die meisten Patientinnen und Patienten werden mit der Diagnose der Krebserkrankung in eine Lebensphase entlassen, bei der es zu enormen Bewältigungsanstrengungen kommt (Holland 2003). Bei vielen Krebserkrankungen ist es darüber hinaus notwendig, Behandlungsschritte einzuleiten, die ebenfalls mit enormen Anstrengungen, Anpassungen und Zielreformulierungen verbunden sind.

**Behandlung von Krebserkrankungen**  Die drei wichtigsten Behandlungsansätze bei Krebserkrankungen sind die Operation, die Bestrahlung und die medikamentöse Behandlung mit zellwachstumshemmenden Substanzen (Chemotherapie). Die älteste und wichtigste Methode stellt der chirurgische Eingriff mit kurativem Operationsziel dar. Kurativ meint, dass es sich um eine radikale, großflächige Entfernung allen Tumorgewebes mit Heilungsabsicht handelt. Palliative operative Eingriffe hingegen werden primär zur Linderung der Beschwerden oder Tumorverkleinerung durchgeführt. Bei palliativen Eingriffen kann die Heilungsabsicht nicht mehr aufrechterhalten werden. Dabei wird Tumorgewebe belassen und meist eine ergänzende Anschlussbehandlung in Form von Strahlen- oder Chemotherapie durchgeführt.

### 8.4.1 Die Diagnose und Behandlung von Krebs: Psychische Folgen

Die Diagnose einer Krebserkrankung stellt ein kritisches Lebensereignis dar. Einige Patientinnen und Patienten zeigen infolge der Diagnosestellung Anzeichen posttraumatischer Belastung (z. B. Flatten et al. 2003). Es kommt hierbei z. B. zu anhaltenden oder wiederkehrenden Erinnerungen an die Diagnosesituation, bedrohlichen Trauminhalten, Vermeidungsreaktionen bei bestimmten an die Belastungssituation erinnernden Reizen und anderen Reaktionen (ICD-10; WHO 1993).

**psychische und körperliche Belastung**  Auch nach der Diagnosestellung und während der Therapie erleben viele Patientinnen und Patienten erhöhte Belastungsanzeichen, negativen Affekt und Stresssymptome (Antoni 2013). Häufig berichtete psychische und körperliche Symptome umfassen erhöhte Angst, Depressivität, Erschöpfung, Verlust an Vitalität oder Schmerzen, die sich entsprechend auf die Ausübung sozialer Rollenverpflichtungen auswirken. Obwohl sich die zum Teil stark erhöhte Belastungssymptomatik während der Zeit der Diagnosestellung und Therapie bei vielen Patientinnen und Patienten innerhalb der ersten zwei Folgejahre wieder bessert, weisen Überblicksarbeiten auf die sehr große Varianz bei der längerfristigen Anpassung an Krebserkrankungen hin (Antoni 2013; Stanton 2006).

Darüber hinaus gehen mit den unterschiedlichen Therapiemethoden zum Teil gravierende Nebenwirkungen und die Entstehung neuer Erkrankungen einher, die eine starke Belastung für die Patientinnen und Patienten darstellen und bewältigt werden müssen. Beispiele solcher Nebenwirkungen oder Folgen bestimmter therapeutischer Maßnahmen sind Übelkeit, Fatigue, Verlust der Haare, Inkontinenz,

Unfruchtbarkeit, Impotenz, chronische Schmerzen, schwerwiegende emotionale Veränderungen und kognitive Schwierigkeiten.

Selbst wenn eine Krebserkrankung remittiert ist, bleiben zum Teil stark erhöhte Belastungsreaktionen im Zusammenhang mit regelmäßigen Kontrolluntersuchungen. Bei diesen kann es infolge antizipierter Bedrohung zu erheblichen Angstanstiegen kommen (für eine Übersicht s. Holland 2003). Versuche, die Rolle verschiedener Stressbewältigungsstrategien beim Umgang mit Krebserkrankungen näher zu beleuchten, werden im nächsten Abschnitt dargestellt.

### 8.4.2 Die Bewältigung von Krebserkrankungen

Stressbewältigung spielt in verschiedenen Phasen von Krebserkrankungen eine wichtige Rolle, vor allem in Bezug auf die emotionale Anpassung an die Erkrankung. Manche Diagnoseverfahren müssen bei Krebserkrankungen mehrstufig abgesichert werden (z. B. Tumorwachstum bei der Brustkrebsdiagnose). Daher wird Stressbewältigung schon wichtig, bevor die Erkrankung tatsächlich diagnostiziert wird.

In einer Studie mit 98 Frauen, die einen uneindeutigen Mammografiebefund aufwiesen und erneut getestet werden mussten, stellten die Autoren einen signifikanten Angstanstieg zwischen dem ersten und dem zweiten Mammografietermin fest. Ein wichtiger Regulationsmechanismus, der diesen Angstanstieg zu reduzieren schien, war die vermeidende oder repressive Bewältigung (Heckman et al. 2004). Sich zwischen zwei diagnostischen Teilschritten abzulenken und noch nicht mit den möglichen Folgen der endgültigen Diagnose auseinander zu setzen kann also kurzfristig entlasten. Allerdings scheinen repressive oder vermeidende Bewältigungsstrategien nicht zu allen Zeitpunkten angemessen. Eine Arbeit von Hack und Degner (2004) konnte zeigen, dass vermeidende Bewältigungsbemühungen kurz nach der Diagnose einer Brustkrebserkrankung die schlechtere emotionale Befindlichkeit der Patientinnen zu einem drei Jahre späteren Zeitpunkt vorhersagte. Solche Patientinnen, die zum Zeitpunkt der Therapieplanung depressiv waren und initial mit vermeidenden oder resignierenden Bewältigungsstrategien reagierten, berichteten drei Jahre später ein wesentlich geringeres Wohlbefinden als Patientinnen, die zu Beginn der Erkrankung eher vigilant bewältigten.

**vermeidende Bewältigung**

Zu ähnlichen Ergebnissen kamen auch Kershaw und Kollegen (2004). In dieser Studie mit 189 Brustkrebspatientinnen und je einem ihrer engen Familienangehörigen konnte gezeigt werden, dass vermeidende Bewältigungsstrategien bei Patientinnen und Angehörigen

**andere Bewältigungsstrategien**

mit niedrigerer Lebensqualität zusammenhingen. Dagegen waren aktive, nicht vermeidende Strategien mit besserem Wohlbefinden assoziiert.

Ähnliche Hinweise wurden in vielen Studien zum Umgang mit Prostatakrebs gefunden (Roesch et al. 2005). Beginnend einige Zeit nach der Diagnose eines Prostatakarzinoms und meist über den Verlauf mehrerer Jahre hinweg haben sich bestimmte problemorientierte und dabei eher vigilante Strategien wie aktive Auseinandersetzung mit der Erkrankung, Konfrontation der Erkrankung, Informationssuche oder Unterstützungssuche als Korrelate besseren Wohlbefindens herausgestellt. Hingegen schienen in der Zeit nach der Diagnose repressive Bewältigung, Selbstbeschuldigung oder Distanzierung hinsichtlich des Wohlbefindens eher ungünstige Strategien zu sein (Roesch et al. 2005).

Eine weitere wichtige Bewältigungsform, die vor allem im Rahmen der Traumaforschung intensiv bearbeitet wurde und auch Einzug in die Krankheitsbewältigungsforschung gehalten hat, ist die Sinnfindung (Schwarzer/Knoll 2003).

### 8.4.3 Bewältigung von Krebserkrankungen: Die vielen Gesichter der Sinnfindung

Sinnfindung wird in Krankheitsbewältigungsmodellen ganz unterschiedlich definiert. Dem Verständnis in der Traumaforschung entsprechend wird Sinnfindung oft als *Bewältigungsstrategie* konzipiert, bei der es darum geht, Ursachen für die Erkrankung zu identifizieren (z. B. Taylor 1983). Andere Autoren definieren Aspekte der Sinnfindung als *Überzeugungen* und leiten eine Bewältigungsstrategie aus ihnen ab, die sie „benefit reminding" nennen (übers. etwa: „sich an Gewinne erinnern"; Tennen/Affleck 2002). In Modellen zu subjektiven Krankheitstheorien wiederum wird die Ursachenzuschreibung als eine Komponente der Sinnfindung als *Prädiktor für Bewältigung* postuliert (Leventhal et al. 1980; 1984; s. Kasten 8.2).

> Gerade bei schwerwiegenden Erkrankungen, bei denen das eigene Wohlbefinden und vielleicht sogar das eigene Leben bedroht ist, scheinen Menschen bestrebt zu sein, eine Antwort auf die Frage: *Warum gerade ich?* zu finden (Filipp/Aymanns 1997). Dabei geht es nicht nur darum, eine Ursache für die eingetretene Krise zu finden.

Es gilt auch, das Ausmaß noch verfügbarer Kontrolle über das Ereignis zu eruieren (Hagger/Orbell 2003). Leventhal und Kollegen (1980; 2001) haben in den 80er Jahren ein Modell dazu formuliert, wie sich **subjektive Krankheitstheorien**, hier nicht als Bewältigungsstrategien, sondern als direkte Prädiktoren von Bewältigungsstrategien, auf die Anpassung und die Verarbeitung von Erkrankungen auswirken können. Unter subjektiven Krankheitstheorien verstehen die Autoren komplexe Wissenssysteme, die aufgrund krankheitsassoziierter Kognitionen und Emotionen zustande kommen (1980). Subjektive Krankheitstheorien wurden zunächst anhand von vier Dimensionen beschrieben:

- *Identität* (verschiedene Symptome und Label einer Erkrankung),
- *Kausalattributionen* (Ursachenzuschreibung),
- *Erwartungen zu den Konsequenzen* der Erkrankung (z. B. sozial oder finanziell) sowie
- *Annahmen über ihre zeitliche Erstreckung* (z. B. chronisch, zyklisch oder akut).

Später wurde noch eine fünfte Dimension der Kontrolle bzw. *Annahmen über Heilungschancen* in das Modell aufgenommen (Leventhal/Nerenz 1985). Diese Dimensionen sind selten unabhängig voneinander (Hagger/Orbell 2003). In einer Studie mit Personen, die an Krebs erkrankt waren, wurde beispielsweise gezeigt, dass Annahmen über Identität und Dauer der Erkrankung eng positiv zusammenhängen (etwa: je schwerer die Symptomatik, desto länger die Dauer; Leventhal et al. 1984).

Wie nun die einzelnen Bestandteile subjektiver Krankheitsmodelle mit Anpassung und Bewältigung von Erkrankungen zu tun haben, spezifizieren Leventhal und Kollegen im *Common Sense Model of Illness Representation* (1980; 1984). Ausgehend von der Wahrnehmung der Erkrankungssymptome und ihrer Integration in bereits bestehendes Wissen werden vom Betroffenen emotionale und kognitive Krankheitstheorien, auf den postulierten fünf Dimensionen, gebildet oder erinnert. Diese Krankheitstheorien lösen spezifisches Bewältigungsverhalten aus, welches wiederum auf unterschiedliche krankheits- oder emotionsbezogene Kriterien wirkt. In diesem Modell wird also erwartet, dass die Bewältigung den Effekt der Krankheitstheorien auf die Kriterien vermittelt (Mediatormodell). Darüber hinaus nehmen Leventhal und Kollegen (1980) an, dass der Erfolg des

Kasten 8.2:
Subjektive
Krankheitstheorien

Bewältigungsprozesses vom Individuum bewertet wird und diese Bewertungen, und andere Kriterien, auf die Bewältigungsbemühungen, aber auch auf die subjektiven Krankheitstheorien zurückwirken.

Sinnfindung   Eine wichtige Theorie, die Sinnfindung als Bewältigungsstrategie versteht, stammt von der Gesundheitspsychologin Shelley Taylor (1983). Sie heißt „cognitive adaptation to threatening events" (übers. etwa: „kognitive Anpassung an bedrohliche Situationen"). Taylor nimmt drei zentrale Komponenten der Bewältigung bedrohlicher Situationen an, die sich alle durch einen gewissen Anteil positiver Illusionen auszeichnen sollen: Sense of Mastery (übers. etwa: Kontrollüberzeugungen), Self Enhancement (übers. etwa: Stärkung des Selbst) und Search for Meaning (übers. etwa: Sinnfindung).

- *Sense of Mastery* bezeichnet dabei vor allem internale Kontrollüberzeugungen in Bezug auf Prozesse der Krankheitsentstehung und -bewältigung. Solche Kontrollversuche können sich auf verschiedene Weisen bemerkbar machen. In ihrer klassischen Studie mit Brustkrebspatientinnen erwähnt Taylor (1983) Teilnehmerinnen, die ihre Ernährungsweise veränderten oder sich eingehend mit ihrer Erkrankung befassten, um die Vorgänge in ihrem Körper besser zu verstehen. Das Überkommen des Gefühls der Hilflosigkeit und der Unkontrollierbarkeit bei der Diagnose einer Krebserkrankung hält Taylor für einen zentralen Mechanismus bei der Anpassung an die neue Situation.
- *Self Enhancement*-Strategien betreffen meistens soziale Vergleichsprozesse, die zur Verbesserung des Wohlbefindens eingesetzt werden. In Taylors Studie mit Brustkrebspatientinnen waren vor allem Abwärtsvergleiche mit Personen, denen es vergleichsweise schlechter ging als einem selbst, selbstwert- und wohlbefindensdienlich. Aufwärtsvergleiche hingegen erwiesen sich bei der Modellsuche für konkretes Bewältigungsverhalten als hilfreich (Taylor 1983). Bei sozialen Vergleichen geht es also nicht nur darum, sich besser zu fühlen, sondern auch Inspiration für das eigene Bewältigungsverhalten zu finden.
- Unter *Search for Meaning* versteht Taylor das Bedürfnis herauszufinden, warum einem ein Schicksalsschlag widerfährt und welche Auswirkungen er auf das eigene Leben hat. Den Bewältigungsmechanismus vermutet Taylor in Folgendem: Sobald ein Ereignis verstanden

wird, hat man die Möglichkeit, den Symbolgehalt dieses Ereignisses für das eigene Leben zu reflektieren und so zu einer Neubewertung des eigenen Lebens und zentraler Ereignisse darin zu gelangen. In ihrer Studie mit Brustkrebspatientinnen fand Taylor, dass 95 % der erkrankten Patientinnen eine Erklärung für das Zustandekommen ihrer Erkrankung angaben. Dabei war das Wohlbefinden der Patientinnen nicht vom Inhalt dieser Erklärungen abhängig.

**Sinnfindung und Emotionen**

Sinnfindung wird in vielen kritischen Lebensereigniskontexten und auf verschiedenen Auflösungsebenen untersucht. Folkman und Greer (2000) verstehen den Prozess der Sinnfindung als zentrales Bewältigungskonstrukt in ihrer Erweiterung des transaktionalen Stressmodells von Lazarus auf den Fall der Bewältigung lebensbedrohlicher Erkrankungen (s. Abb. 8.1). Die Autoren betonen dabei die Wichtigkeit der Aufrechterhaltung und des Schaffens positiver Emotionen und positiver Kognitionen bei der Bewältigung von Krebserkrankungen. Ihre Erweiterung des transaktionalen Stressmodells betrifft vor allem eine Situation, in der bereits vorgenommene Bewältigungsversuche gescheitert sind oder nicht effektiv waren. In diesem Fall argumentieren Folkman und Greer, setzt eine verstärkte Suche nach Sinnfindung ein, die dazu führt, die Situation erneut zu bewerten. Sinnfindung wird in diesem Rahmen als wichtiger Prädiktor für das Entstehen und die Aufrechterhaltung positiver Emotionen gesehen.

Befunde, die diese Annahme indirekt unterstützen, liefert eine Studie von Taubert (2003). Hier wurde im Rahmen des Modells von Folkman und Greer das Konstrukt der Sinnfindung als Form der

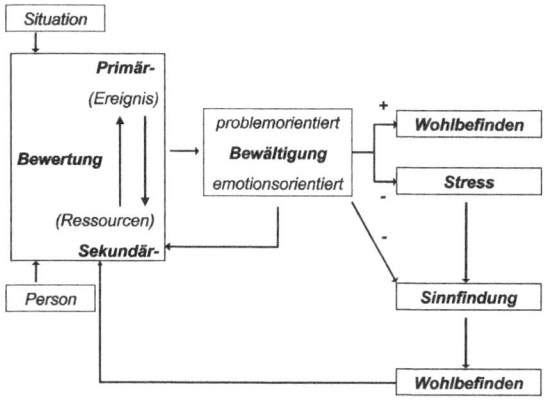

Abb. 8.1: Sinnfindung im transaktionalen Stressmodell (nach Folkman/Greer 2000

Krankheitsbewältigung bei Tumorpatientinnen und -patienten längsschnittlich von *vor* bis *einem halben Jahr nach* einer Tumoroperation untersucht. Es zeigte sich, dass nicht die Zustandsausprägungen, sondern der Verlauf der Ausprägung von Sinnfindung über diesen Zeitraum für die Vorhersage von Depressivität ausschlaggebend war. Eine Entwicklung hin zu mehr Sinnfindung in den ersten Monaten nach der Tumoroperation war ein halbes Jahr nach der OP mit niedrigeren Depressionswerten der Patienten verbunden.

## 8.5 Rezidiv und Überleben: Psychosoziale Prädiktoren?

Wie bereits dargestellt, sind Stress und vor allem dessen Bewältigung wichtige Prädiktoren der Lebensqualität beim Umgang mit Krebserkrankungen. Zeigen diese Variablen aber auch prädiktiven Wert in Bezug auf die Überlebensdauer oder das Auftreten eines Rezidivs bei Krebspatienten? Etwas allgemeiner gefragt: Tragen neben konkreten Risikoverhaltensweisen auch noch andere psychologische Variablen zur Vorhersage des objektiven Krankheitsverlaufs bei?

*Depressive Bewältigung*   In Studien von Faller und Kollegen (Faller/Schmidt 2004; Faller et al. 1999) wurde untersucht, ob Depressionen und depressive Bewältigung einen Einfluss auf die Prognose bei Patientinnen und Patienten mit Lungenkrebs ausüben. Depressive Bewältigung umfasst Verhaltensweisen wie Grübeln, mit seinem Schicksal hadern, Selbstmitleid, seine Emotionen an anderen auslassen oder sich von anderen Menschen zurückziehen (Muthny 1989). In einer Untersuchung wurden knapp 60 Teilnehmende von der Diagnose ihrer Erkrankung an bezüglich ihrer Bewältigungsstile und ihrer depressiven Symptome untersucht. In dieser wie auch in den anderen Studien aus dieser Gruppe stellte sich heraus, dass solche Teilnehmenden, die nach ihrer Diagnose depressive Bewältigungsstrategien berichteten, nicht so lange überlebten wie Patientinnen und Patienten, die diese Form der Bewältigung nicht angaben (Faller/Schmidt 2004). Dieser Effekt war unabhängig von klassischen Prädiktoren der Prognose, wie z.B. Alter, Geschlecht, Schweregrad der Erkrankung, histologische Klassifikation und Grad der Aufrechterhaltung von Alltagsfunktionen. Befunde aus anderen Untersuchungen liefern bislang kein so klares Bild.

*Prädiktoren des Überlebens*   In einer frühen Übersichtsarbeit fassen DeBoer und Kollegen (1999) Ergebnisse zu psychischen Faktoren zusammen, die im Zusammenhang mit der Überlebensdauer nach Krebserkrankungen untersucht wurden. Die untersuchten Faktoren umfassten Depression, Bewältigung, Ängstlichkeit, Hoffnungslosigkeit, Hilflosigkeit, Feindseligkeit, Familienstand (als Indikator für soziale Integration) und soziale Unterstützung. Relativ konsistente Befunde konnten bereits hier nur für Indikatoren der sozialen Unterstützung und sozialen Integration gefunden werden. In 7 von 15 Studien hatten soziale Integration und/oder soziale Unterstützung einen positiven Einfluss auf die Prognose der untersuchten Patienten (vgl. auch Pinquart/Duberstein 2010).

Bei Bewältigungsstrategien wie Kampfgeist und stoischer Akzeptanz ergab sich hingegen kein eindeutiges Ergebnis in Bezug auf die Länge des Überlebenszeitraums (vgl. auch Coyne/Tennen 2010). Auch die Anzahl kritischer Lebensereignisse als Indikator für den erlebten Stress sowie die anderen untersuchten Variablen wirkten sich nicht eindeutig oder allenfalls sehr schwach auf die Prognose der Patienten aus. Für diese inkonsistenten Befunde machen die Autoren vor allem methodische Unzulänglichkeiten der mitaufgenommenen Studien verantwortlich (z. B. Stichprobengröße, Design der Studien oder Operationalisierungsprobleme).

Kritisch zusammengefasst, scheint sich in Bezug auf die Vorhersage von Prognose und Überlebensdauer durch psychische Faktoren ein ähnlich inkonsistentes Bild abzuzeichnen wie für die Vorhersage der Genese von Krebserkrankungen.

## 8.6 Zusammenfassung

Holland (2003) beschreibt die Befundlage zu psychosozialen Prädiktoren der Entstehung und des Verlaufs von Krebserkrankungen als heterogen. Bislang scheinen ausschließlich Faktoren wie soziale Unterstützung, soziale Integration sowie Risikoverhaltensweisen zuverlässige Prädiktoren zu sein. Hingegen klären Stress, Bewältigung, bestimmte Persönlichkeitsfaktoren (z. B. Typ C, s. Kap. 4) oder Depression allenfalls geringe Anteile der Varianz an der Ätiologie und dem Krankheitsverlauf bei Krebs auf. Der augenscheinlich geringe Einfluss dieser Faktoren könnte auf unterschiedliche Gründe zurückzuführen sein.

Zunächst fehlt es an prospektiven Studien, die diese Variablen an einer noch gesunden Population untersuchen und dann mit dem Auftreten einer zukünftigen Krebserkrankung in Beziehung setzen. Auf diese Weise können Konfundierungen mit Situationseinflüssen, wie einer bereits vorliegenden Diagnose oder der Erwartung derselben, vermieden werden. Zum zweiten ist es wahrscheinlich nötig, der Heterogenität der unterschiedlichen Krebserkrankungen trotz ihrer psychologischen Ähnlichkeit Rechnung zu tragen. Gezielte Studien zur Vorhersage spezifischer Krebserkrankungen, die vor allem aufgrund von Immunschwächen oder hormonalen Veränderungen entstehen, könnten eine stärkere Vorhersageleistung psychosozialer Variablen zu Tage fördern (Kiecolt-Glaser et al. 2002b). Letztlich könnte auch die heterogene Operationalisierung der psychosozialen Faktoren in den unterschiedlichen Studien für die bislang schwachen Befunde verantwortlich sein. Ein Paradebeispiel hierfür sind die unterschiedlichen Operationalisierungsformen von Stressbewältigung. Kaum zwei Studien stimmen in der Methode der Erfassung von Bewältigung überein.

Die Mängel bei der konkreten Vorhersage von Krankheitsentstehung und Krankheitsverlauf durch Variablen wie Stress, Bewältigung, Depression oder Persönlichkeit sind evident. Allerdings liefern diese Variablen für die Entwicklung des subjektiven Wohlbefindens im Vorfeld und während der Erkrankung wichtige Informationen und so die Basis für lebensqualitätsorientierte Interventionen.

Starke gesundheitspsychologische Prädiktoren von Krebserkrankungen sind neben der sozialen Unterstützung und sozialen Integration vor allem Risikoverhaltensweisen, wie z. B. Rauchen, Ernährung oder mangelnder Sonnenschutz (Holland 2003). Die Forschung um die Veränderung von Risikoverhaltensweisen leistet somit durch ihre Umsetzung in Präventionsprogramme einen wichtigen Beitrag zur Bekämpfung von Krebserkrankungen unterschiedlicher Art.

## 8.7 Fragen zum Lernstoff

45. Charakterisieren Sie die Befundlage zu psychosozialen Prädiktoren bei der Entstehung von Krebserkrankungen.

46. Welche Charakteristika tragen zur psychologischen Ähnlichkeit unterschiedlicher Krebserkrankungen bei?

47. Was sind subjektive Krankheitstheorien und wie hängen sie mit dem Sinnfindungskonstrukt zusammen?

48. Welche methodischen Probleme werden in der psychologischen Forschung zu Krebserkrankungen diskutiert?

# 9 Von der Theorie zur Praxis: Gesundheitsprogramme

Psychologische Gesundheitsprogramme haben die Erhaltung und Wiederherstellung von Gesundheit zum Ziel. Dabei steht die Förderung von Gesundheits*verhaltensweisen* – mit Bezug auf theoretische Modelle der Verhaltensänderung (s. Kap. 2) – im Vordergrund. Bei chronischen Erkrankungen ist zudem die Vermittlung von Bewältigungsstrategien zur Stressreduktion ein wichtiges Ziel.

## 9.1 Was ist Gesundheitsförderung?

Die Ottawa-Charta der World Health Organization (WHO), die auf der ersten Internationalen Konferenz zur Gesundheitsförderung im November 1986 verabschiedet wurde, definiert Gesundheitsförderung folgendermaßen:

**Ottawa-Charta**

„Gesundheitsförderung zielt auf einen Prozess, allen Menschen ein höheres Maß an Selbstbestimmung über ihre Gesundheit zu ermöglichen und sie damit zur Stärkung ihrer Gesundheit zu befähigen. ... Gesundheit steht für ein positives Konzept, das in gleicher Weise die Bedeutung sozialer und individueller Ressourcen für die Gesundheit betont wie die körperlichen Fähigkeiten. Die Verantwortung für Gesundheitsförderung liegt deshalb nicht nur bei dem Gesundheitssektor sondern bei allen Politikbereichen und zielt über die Entwicklung gesünderer Lebensweisen hinaus auf die Förderung von umfassenden Wohlbefinden hin." (WHO 1986; autorisierte Übersetzung von Hildebrandt/Kickbusch) (http://www.euro.who.int/de/publications/policy-documents/ottawa-charter-for-health-promotion,-1986; abgerufen am 3.11.2016)

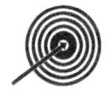

Diese Definition betont gleichermaßen die *individuelle* und *soziale* Verantwortung bei der Gesundheitsförderung. Im Einklang mit der WHO-Gesundheitsdefinition wird auch hier die Förderung des körperlichen, seelischen und sozialen Wohlbefindens als Ziel miteingeschlossen, was über die bloße Vermeidung von Krankheit hinausgeht. Als grundlegende Voraussetzungen für Gesundheit werden Frieden, angemessene Wohnbedingungen, Bildung, Ernährung, ein stabiles Ökosystem, eine sorgfältige Verwendung vorhandener Naturressourcen, soziale Gerechtigkeit und Chancengleichheit genannt.

**Prävention in Deutschland**

Vier Jahre nach der Verabschiedung der Ottawa-Charta zur Gesundheitsförderung der WHO wurde in Deutschland in der Gesetzlichen Krankenversicherung „Prävention und Gesundheitsförderung" im damaligen § 20 SGB V verankert. So haben sich als Reaktion auf die steigenden Kosten im Gesundheitswesen neben Therapie, Rehabilitation und Pflege die Gesundheitsförderung und Prävention als vierte Säule der öffentlichen Versorgung etabliert (Hurrelmann & Razum, 2012).

**Präventionsgesetz**

Dennoch hat es über 25 Jahre gedauert, bis der Deutsche Bundestag am 18.6.2015 das über drei Legislaturperioden geplante „Gesetz zur Stärkung der Gesundheitsförderung und der Prävention" (Präventionsgesetz) verabschiedet hat. Dieses Gesetz stärkt die Zusammenarbeit der verschiedenen staatlichen und halbstaatlichen Akteure mit dem Ziel der Gesundheitsförderung in den sogenannten Lebenswelten (KiTa, Schule, Kommune, Betriebe und Pflegeeinrichtungen).

Seit 2000 besteht ein *Forum zur Entwicklung und Umsetzung von Gesundheitszielen in Deutschland* – eine gemeinsame Initiative des Bundesministeriums für Gesundheit und soziale Sicherung und der Gesellschaft für Versicherungswissenschaft und -gestaltung e. V. Ziel dieses Forums ist die Koordination von Aktivitäten zur Entwicklung und Umsetzung von Gesundheitszielen. Diese Aktivitäten können strukturelle Maßnahmen umfassen sowie direkt auf die Prävention von bestimmten Krankheiten abzielen. Mittlerweile ist dieses Forum übergegangen in einen Kooperationsverbund zur Weiterentwicklung des nationalen Gesundheitszieleprozesses. Unter www.gesundheitsziele.de (29.5.2016) sind die aktuellen nationalen Gesundheitsziele definiert (s. Kasten 9.1). Zusätzlich zu diesen Zielen informiert die Webseite über einen Katalog an empfohlenen Startmaßnahmen, Modellprojekte, Projektdatenbanken, Publikationen und Evaluationsberichten.

**Nationale Gesundheitsziele (Stand Mai 2016)**

1. Diabetes mellitus Typ 2: Erkrankungsrisiko senken, Erkrankte früh erkennen und behandeln
2. Brustkrebs: Mortalität vermindern, Lebensqualität erhöhen
3. Tabakkonsum reduzieren
4. Gesund aufwachsen: Lebenskompetenz, Bewegung, Ernährung
5. Gesundheitliche Kompetenz erhöhen, Patient(inn)ensouveränität stärken
6. Depressive Erkrankungen: verhindern, früh erkennen, nachhaltig behandeln
7. Gesund älter werden
8. Alkoholkonsum reduzieren

Kasten 9.1: Nationale Gesundheitsziele (Stand Mai 2016)

## 9.2 Was ist Prävention?

Prävention zielt auf die Verhinderung von Krankheiten und deren negativen Folgen. Man unterscheidet zwischen primärer, sekundärer und tertiärer Prävention (Caplan 1964; s. a. Kap. 7).

*Primärpräventive* Maßnahmen zielen auf die Verringerung der Inzidenz (Neuauftreten) von Krankheiten in der Gesamtbevölkerung ab. Auf breiter Ebene involvieren diese Maßnahmen z. B. Gesetze zur Einhaltung von Umweltstandards in der Industrie, Impfungen und die Kostenübernahme von Vorsorgeuntersuchungen durch die gesetzliche Krankenversicherung. Gesundheitspsychologische Prävention umfasst verhaltensbezogene Strategien, mit denen krankheitsspezifische Risikofaktoren vermindert werden, etwa durch Aufklärung über Risiken wie Rauchen und protektive Faktoren wie gesunde Ernährung.

Präventionsformen

*Sekundäre Prävention* greift in den frühen Stadien einer Erkrankung mit dem Ziel, ihren Verlauf zu dämpfen, die Dauer zu verringern, oder eine schlimmere Folgeerkrankung zu vermeiden. Typische sekundärpräventive Maßnahmen sind so genannte „*screening-tests*", z. B. zur Früherkennung von Krebs.

*Tertiäre Prävention* beinhaltet rehabilitative Maßnahmen, um Komplikationen bei schweren Erkrankungen zu vermeiden, und Behinderungen im Alltag zu minimieren. Beispiele sind Physiotherapie nach schweren Verletzungen, aber auch psychologische Programme für chronisch Kranke wie Stressbewältigung und Aufklärung zählen dazu. Während Gesundheitsförderung einen allgemeinen, salutogenetischen Ansatz verfolgt (Stärkung von Ressourcen zum Erhalt von Gesundheit), haben präventive Maßnahmen ganz spezielle Erkrankungen im Fokus. Dennoch ist eine strikte Trennung dieser beiden Handlungsbereiche nicht immer möglich und wird auch in der Praxis nicht vorgenommen. Auch im sogenannten Präventionsgesetz (s. o.) stehen „klassische" Präventionsbereiche wie Impfungen und Gesundheitsförderung nebeneinander.

## 9.3 Settings von Gesundheitsförderung und Prävention

Gesundheitsförderung und Prävention können in vielen Kontexten stattfinden. Zum Beispiel im Bereich der *primärärztlichen Versorgung* durch gezielte individuelle Patientenberatung und Aufklärung. Die Schulung von Allgemeinärzten in Techniken der effektiven Beratung

primärärztliche Versorgung

und die Bereitstellung von adäquaten Aufklärungsmaterialien wie Broschüren, Bücher, Videos kann dazu beitragen. Eine Metaanalyse von primären Präventionsstudien in klinischen Settings kam zu dem Ergebnis, dass Patientenaufklärung und Beratung bezüglich Rauchen/Alkohol und Übergewicht/Ernährung im Schnitt sehr effektiv sind (Mullen et al. 1997). Besonders effektive Maßnahmen beinhalten nach dieser Analyse die Vermittlung von Verhaltenstechniken wie „*self-monitoring*" (die bewusste „Überwachung" und Steuerung eigener Verhaltensweisen) und den Gebrauch von multimedialen Mitteln, z. B. Video verbunden mit persönlicher Beratung.

Ein großes Problem ist allerdings die Implementierung derartiger Programme in die allgemeinärztliche Versorgungsstruktur. Hohe Kosten und zeitliche Einschränkungen limitieren deren breite Anwendbarkeit.

**Arbeitsplatz** Interventionen am *Arbeitsplatz* hingegen sind weitaus kostengünstiger und haben das Potenzial, weite Bevölkerungsschichten unabhängig von ihrem Inanspruchnahmeverhalten ärztlicher Angebote zu erreichen. Historisch gesehen sind zunächst die Implementierung von Sicherheitsstandards in Betrieben zur Vermeidung von Arbeitsunfällen und der Verringerung von Schadstoffexposition wichtige präventive Maßnahmen. Mit zunehmendem Bewusstsein für gesundheitliche Risikofaktoren haben darüber hinaus viele Betriebe Rauchverbote am Arbeitsplatz eingeführt. Gesundheitsförderung findet somit auf vielen Ebenen statt, z. B. auch durch Angebote gesunder Kost in betrieblichen Kantinen und die Förderung von sportlichen Aktivitäten außerhalb der Arbeitszeit. In manchen Betrieben wird weiterhin individuelle Beratung bei physischen und psychischen Problemen angeboten. Konfliktlöse- und Stressreduktionsseminare gehören mittlerweile zum Standardrepertoire der Mitarbeiterschulung.

Anreize für Unternehmen, Kosten für derartige Maßnahmen zu übernehmen, sind die Verringerung krankheitsbedingter Fehlzeiten, die Erhöhung der Produktivität und ein verbessertes Image (O'Donnell/Harris 1994). Betriebliche Gesundheitsförderung gilt als ein besonders vielversprechendes Setting, um verhaltenspräventive Maßnahmen erfolgreich umzusetzen (Goldgruber/Ahrens 2009), und hat somit einen hohen Stellenwert im aktuellen Präventionsgesetz der Bundesregierung erhalten.

**Schulen und Kindergärten** *Schulen und Kindergärten* sind ein weiterer Kontext für gesundheitsfördernde Interventionen. Der Vorteil hier ist, dass Interventionen dort ansetzen, wo sie im Hinblick auf Gesundheit über die gesamte Lebensspanne am effektivsten sind: im Kindes- und Jugendalter. Ferner passen gesundheitliche Aufklärungsinhalte in den erzieherischen

Kontext und können von geschultem Lehrpersonal vermittelt werden. Dabei spielen wiederum strukturelle Maßnahmen zur Förderung „gesunder" individueller Verhaltensweisen eine große Rolle, z. B. Bereitstellung von Automaten mit gesunden Lebensmitteln, Integration von sportlichen Aktivitäten oder gesundheitlicher Aufklärung in den Unterrichtsplan. Idealerweise wird das familiäre Umfeld in die Erziehungsmaßnahmen miteingebunden. Zum einen sind Eltern bis zu einem gewissen Alter ihrer Kinder in hohem Maße für deren gesundheitliche Versorgung verantwortlich, z. B. regelmäßige Zahnarztbesuche, Impfungen, Ernährung betreffend. Zum anderen wird so die Übertragung gelernter Verhaltensweisen in den Alltag erleichtert.

Letztlich sind noch *gemeindebasierte Interventionen* zu nennen. **Gemeindeebene** Diese haben zum Ziel, bei einem breiten Teil der Bevölkerung weit verbreitete Risikofaktoren zu vermindern. Die volkswirtschaftliche Überlegung dabei ist, dass auf einer breiten Bevölkerungsbasis sogar kleine Veränderungen effektiver sind als große Veränderungen bei kleinen Subgruppen (Rose 1994). Derartige Interventionen involvieren Medienkampagnen und/oder die Veränderung von Gesetzen. Sie sind kostspielig und erfordern extensive Planung, Koordination, Zusammenarbeit zwischen verschiedenen Organisationen sowie kontinuierliche Evaluation.

Die Erfassung von „Erfolgen" ist ein weiteres Problem. Oft zeigt sich die Abnahme eines Risikofaktors oder der damit assoziierten Erkrankungen erst nach Jahren. Bleiben die gewünschten Erfolge aus, ist es schwierig bis unmöglich, eine Intervention von wissenschaftlicher Seite als Fehlschlag zu interpretieren. Viele gesellschaftliche Veränderungen stehen außerhalb der Kontrolle derer, die breit angelegte Präventions- und Gesundheitsförderungskampagnen planen (z. B. Steuererhöhungen, graduelle Veränderungen sozialer Normen, Kriege und Naturkatastrophen).

Dennoch lassen sich Erfolge messen. Schätzungsweise 450 Millionen Euro werden jährlich durch umfangreiche Präventionsangebote für das deutsche Gesundheitswesen eingespart. Zum Beispiel wird der Erfolg der medialen landesweiten Aufklärungskampagne „Gib AIDS keine Chance" mit ca. 25.000 verhinderten HIV-Infektionen bemessen, und die Gesamt-HIV-Rate in Deutschland liegt deutlich niedriger als in vergleichbaren europäischen Ländern. Weitere landesweite Anzeigen- und Präventionskampagnen zur Raucher- und Alkoholreduktion richten sich gezielt an Jugendliche (www.BZgA.de).

## 9.4 Zielbereiche von Gesundheitsförderung und Prävention

Im Folgenden werden konkrete Beispiele gesundheitspsychologischer Programme dargestellt. Dabei beschränken wir uns auf die Darstellung von Interventionen, die Verhaltensänderungen und Stressreduktion beinhalten.

### 9.4.1 Verhaltensänderung

Schätzungsweise ein Drittel aller Todesfälle weltweit werden durch koronare Herzerkrankungen (KHK) oder zerebrovaskuläre Erkrankungen verursacht. Insgesamt steigt in den westlichen Industrienationen die Prävalenz nicht übertragbarer, chronischer Erkrankungen drastisch an. Oft kann deren Auftreten verhindert, zumindest um Jahre hinausgezögert oder durch Früherkennung rechtzeitig behandelt werden. Dies erfordert die Mitarbeit auf Seiten des Einzelnen, und es wird deutlich, warum Verhaltensänderung ein wesentlicher Bestandteil primärer Prävention ist. Primäre Verhaltens-Risikofaktoren für KHK und vaskuläre Erkrankungen sind z. B. Tabakkonsum, Übergewicht und Bewegungsmangel (s. Kap. 7). In Kasten 9.2 wird beispielhaft eine erfolgreiche landesweite Kampagne zur Gewichtsreduktion in der Bevölkerung dargestellt.

> Ungesunde Ernährung ist neben dem Rauchen die häufigste Ursache vermeidbarer Erkrankungen und Todesfälle. Schätzungsweise 6 bis 8 % aller Kosten im Gesundheitssystem entstehen direkt oder indirekt durch Übergewicht. Die **Pfundskur** (Pudel/Schlicht 2004) ist ein zehnwöchiges kombiniertes Bewegungs- und Ernährungsprogramm mit dem Ziel der Reduktion des Gesamtgewichts durch Verminderung der Fettmasse und gleichzeitigem Aufbau der Muskulatur. Das Grundprinzip der Ernährungsumstellung ist die Normalisierung des Fettkonsums auf 60 bis 70 Gramm am Tag, dabei sind Kohlenhydrate zum Sattessen erlaubt. Das Grundprinzip der körperlichen Aktivitätssteigerung ist der Ausbau an alltäglichen Aktivitäten wie Treppensteigen, längere Strecken zu Fuß oder mit dem Fahrrad zurückzulegen etc. Zusätzlich sollen Ausdauer, Beweglichkeit und Kraft durch die Teilnahme an gezielten Fitnessprogrammen systematisch aufgebaut werden. Dadurch sollen im Schnitt pro Tag ca. 140 Kilokalorien verbrannt werden.

Psychologisch setzt die Pfundskur in der *Volitionsphase* an, also der Unterstützung der Handlungsinitiierung und -ausführung. Verschiedene konkrete Interventionen helfen bei der *Planung* und *Aufrechterhaltung* der Ernährungsumstellung und Aktivitätssteigerung. So werden schrittweise, realistische und flexible *Intentionen* gefördert, die sich an der Ausgangssituation des Einzelnen orientieren („Diese Woche esse ich mal nur 2 statt 4 Tafeln Schokolade").

Teilnehmer werden aufgefordert, sich mit einem Vertrag an ihre Vorsätze zu binden, zur höheren Vertragsbindung werden Bewegungs- oder Trainingstermine festgelegt. Sowohl für die Ernährung als auch für Bewegung werden konkrete *Wochenpläne* aufgestellt (z. B. erlaubte Anzahl an „Fettaugen" pro Tag). Um die Aufrechterhaltung der Pläne zu fördern, sollen sich die Teilnehmer kleine Belohnungen ausdenken. „*Fehltritte*" in der Wochenplanung werden als normal betrachtet, um ein vorzeitiges Ausscheiden durch negative Gedanken und Gefühle zu vermeiden. Zusätzlich werden den Teilnehmern vielfältige *Informationen* zu Ernährung und Stoffwechselvorgängen gegeben. Diese sollen einerseits die *Risikowahrnehmung* steigern, andererseits den Einzelnen zum Experten seines gesunden Lebensstils machen und somit die *Selbstwirksamkeit* fördern (s. a. Kap. 2).

In einer groß angelegten Aktion, die von der AOK und mehreren Radiosendern unterstützt wurde, stellte man 2003 in den Bundesländern Sachsen und Baden-Württemberg die Pfundskur in einer Multimedia-Show vor. Interessenten konnten sich daraufhin bei einer AOK-Pfundskur-Übungsgruppe anmelden. Mehr als 10.000 Personen schrieben sich dafür ein. Einer Befragung der TU-Dresden (N = 8.100) zufolge, achten 94 % der Pfundskur-Teilnehmer seither auf fettarme Ernährung und verzeichnen eine Gewichtsabnahme von durchschnittlich acht Pfund pro Kopf (Haufe/Scheuch 2001).

Kasten 9.2:
Die Pfundskur (nach Pudel/Schlicht 2004)

Verhaltensänderungen setzen eine grundsätzliche Motivation auf Seiten der Zielperson voraus (s. a. Kap. 2). In vielen theoretischen Modellen umfasst der Prozess der Verhaltensänderung verschiedene Stadien, die von der Zielsetzung über die Bildung einer Intention zur spezifischeren Handlungsplanung und tatsächlichen Umsetzung des Verhaltens reichen (s. a. Kap. 2).

Lippke und Kollegen (2004a) konnten zeigen, dass die erfolgreiche Umsetzung von Interventionen davon abhängt, ob eine Intervention auf das jeweilige Handlungsstadium einer Person oder Personen-

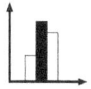

gruppe abgestimmt ist. Sie befragten 560 ambulante Rehabilitationspatienten nach ihrer bisherigen körperlichen Aktivität und ihrer Absicht, Sport zu treiben. Nach zwei bis drei Wochen erhielt die Hälfte dieser Patienten die Instruktion, Handlungspläne zu spezifizieren (s. a. Kap. 2), die andere Hälfte der Patienten erhielt als Kontrollgruppe keine derartige Intervention.

Vier Wochen nach Ende der Rehabilitation fanden sich dann signifikante Unterschiede zwischen den Gruppen bezüglich ihrer selbstberichteten Sportaktivitäten: Im Vergleich zur Kontrollgruppe waren in der Interventionsgruppe mehr Patienten sportlich aktiv (mind. 2x20 Minuten pro Woche). Dabei profitierten Personen im intentionalen und aktionalen Stadium (also Personen mit bereits bestehender Absicht zum Sporttreiben oder solche, die bereits sportlich aktiv waren) zu Beginn der Reha am meisten von der Intervention, während die Planungsintervention auf nicht intentionale Patienten keinen Einfluss hatte. Für nicht intentionale Patienten war also die Planungsintervention zu früh angesetzt. Für diese Patienten hätte zunächst eine motivationale Intervention stattfinden müssen, z. B. durch Vermittlung von Wissen über Risiken von Inaktivität und Nutzen von Aktivität.

### 9.4.2 Stressbewältigungsprogramme

Interventionen zur individuellen Stressreduktion, d. h. Stressbewältigungs- oder Stressmanagementprogramme, basieren zumeist auf der transaktionalen Stresstheorie von Lazarus (1993; s. Kap. 3), nach der *kognitive Bewertungsprozesse* maßgeblich zur Initiierung von Stress beitragen. Kaluza (2002) unterscheidet drei Ziele von Stressbewältigungsprogrammen:

1. Reduktion der subjektiv belastenden Situationen (*instrumentelles Stressmanagement*; z. B. durch Zeitplanung oder Stärkung sozialkommunikativer Kompetenzen)
2. Erkennung und Modifizierung von stressbezogenen Bewertungen (*kognitives Stressmanagement*; z. B. durch Einstellungsänderung, Sinngebung, Relativierung oder das Setzen von Prioritäten)
3. Regulation von körperlichen und psychischen Stressreaktionen (*palliativ-regeneratives Stressmanagement*; z. B. durch autogenes Training, Muskelentspannung, körperliche Aktivität oder Freizeitgestaltung)

Neben ihrem klinisch-therapeutischen Einsatz werden Stressreduktionsinterventionen häufig im Rahmen von Gesundheitsförderprogrammen am Arbeitsplatz angeboten („Live for Life", Wilbur 1983). Sie finden aber auch ihre Anwendung in Interventionen zum besseren Umgang mit körperlichen Einschränkungen oder chronischen Erkrankungen (Bennett 2004). Ein Beispiel aus diesem letzten Anwendungsfeld findet sich in Kasten 9.3.

---

In einer Interventionsstudie von Antoni und Kollegen (2002) wurden 25 HIV-infizierte homosexuelle Männer zwischen 18 und 55 Jahren einem extensiven, mehrstufigen **Stressmanagementprogramm** zugeführt. Das Programm erstreckte sich über zehn Wochen. Es wurden wöchentliche, 135-minütige Sitzungen abgehalten. In jeder Sitzung wurden sowohl Entspannungstrainings (45 Minuten pro Sitzung) als auch kognitive Stressinterventionen (90 Minuten pro Sitzung) durchgeführt. Die Entspannungskomponenten beinhalteten progressive Muskelentspannung, autogenes Training, Meditation und Atemübungen. Die kognitive Stressintervention beinhaltete die Modifizierung stressbezogener Bewertungen, das Training bestimmter Bewältigungsstrategien, Ärgermanagement und Strategien zur Förderung des Erhalts sozialer Unterstützung. Die Teilnehmer wurden zusätzlich instruiert, zwischen den Sitzungen zweimal täglich Entspannungsübungen durchzuführen.

Eine Komponente der Evaluation beinhaltete das Ausmaß der Bildung bestimmter wichtiger Immunzellen (so genannte naive T-Zellen) ein Jahr nach der Intervention. Antoni und Kollegen konnten zeigen, dass Teilnehmer der Interventionsgruppe im Zeitraum vom Ende des Trainings bis zu einem Jahr nach dem Training einen Anstieg der Anzahl dieser Immunzellen aufwiesen. Teilnehmer der Kontrollgruppe hingegen zeigten eine 25%ige Abnahme dieser Zellen über den gleichen Zeitraum.

Kasten 9.3:
Stressmanagementerfolge bei HIV-Patienten

---

## 9.5 Zusammenfassung

Dieses Kapitel lieferte eine kurze Einführung in die Kriterien, Ziele und Anwendungsbereiche von Programmen der Gesundheitsförderung. Es wurden unterschiedliche Kontexte der gesundheitlichen Förderung, z. B. auf schulischer Ebene, auf Gemeindeebene oder am Arbeitsplatz, vorgestellt. Präventive Verhaltensänderung und Stressbewältigungstrainings wurden als zentrale Ziele der Gesundheitsförderung identifiziert und anhand von Programmen und Evaluationsbefunden erläutert.

## 9.6 Fragen zum Lernstoff

**49.** Was versteht man unter primärer, sekundärer und tertiärer Prävention?

**50.** In welchen Kontexten und auf welchen Ebenen wird Gesundheitsförderung realisiert?

**51.** Verschiedene Verhaltensänderungsmodelle nehmen Phasen der Änderung von gesundheitsrelevantem Verhalten an. Was bedeutet das für die Entwicklung und Implementierung von Interventionsprogrammen?

**52.** Nennen Sie drei Ziele von Stressbewältigungstrainings nach Kaluza.

# Literatur

Abraham, C., Sheeran, P. (2015): The Health Belief Model. In: Conner/Norman (2015), 30–70

Ader, R., Cohen, N. (1975): Behaviorally Conditioned Immunosuppression. Psychosomatic Medicine 37/4, 333–340

Ajzen, I. (1985): From Intentions to Actions: A Theory of Planned Behavior. In: Kuhl, J., Beckmann, J. (Eds.): Action Control: From Cognition to Behavior. Springer, Berlin, 11–39

Ajzen, I. (1991): The Theory of Planned Behavior. Organisational Behavior and Human Decision Processes 50, 179–211

Ajzen, I. (2002): Perceived Behavioral Control, Self-Efficacy, Locus of Control, and the Theory of Planned Behavior. Journal of Applied Social Psychology 32, 665–683

Ajzen, I., Fishbein, M. (1980): Understanding Attitudes and Predicting Social Behavior. Prentice-Hall, Engelwood Cliffs, NJ

Albarracin, D., Gillette, J.C., Earl, A.N., Glasman, L.R., Durantini, M.R., Ho, M.-H. (2005): A Test of Major Assumptions About Behavior Change: A Comprehensive Look at the Effects of Passive and Active HIV-Prevention Interventions Since the Beginning of the Epidemic. Psychological Bulletin 131, 856–897

Aldwin, C.M., Revenson, T.A. (1987): Does Coping Help? A Reexamination of the Relation Between Coping and Mental Health. Journal of Personality and Social Psychology 53, 337–348

Alexander, F. (1950): Psychosomatic Medicine: Its Principles and Applications. W.W. Norton, New York

American Heart Association (2013). http://www.heart.org/HEARTORG/Conditions/More/MyHeartandStrokeNews/Coronary-Artery-Disease---The-ABCs-of-CAD_UCM_436416_Article.jsp. Aufgerufen am 29.05.2013

Anda, R., Williamson, D., Jones, D., Macera, C., Eaker, E., Glassman, A., Marks, J. (1993): Depressed Affect, Hopelessness, and the Risk of Ischemic Heart Disease in a Cohort of U.S. Adults. Epidemiology 4, 285–294

Anderson, H.R., Cook, D.G. (1997): Passive Smoking and Sudden Infant Death Syndrome: Review of the Epidemiological Evidence. Thorax 52, 1003–1009

Anthony, E.J. (1987): Risk, Vulnerability, and Resilience. In: Anthony, E.J., Cohler, B.J. (Eds.): Invulnerable Child. Guilford Press, New York, 3–48

Antoni, M. (2013): Psychosocial Intervention Effects on Adaptation, Disease Course and Biobehavioral Processes in Cancer. Brain, Behavior, and Immunity 30, 88–98

Antoni, M.H., Cruess, D.G., Klimas, N., Maher, K., Cruess, S., Kumar, M., Lutgendorf, S., Ironson, G., Schneiderman, N., Fletcher, M.A. (2002): Stress Management and Immune System Reconstruction in Symptomatic HIV-Infected Gay Men Over Time: Effects on Transitional Naive T Cells (CD4+CD45RA+CD29). American Journal of Psychiatry 159, 143–144

Antonovsky, A. (1979): Health, Coping and Stress. Jossey-Bass, San Francisco

Antonovsky, A. (1987): Unraveling the Mystery of Health: How People Manage Stress and Stay Well. Jossey-Bass, San Francisco

Antonovsky, A. (1993): The Structure and Properties of the Sense of Coherence Scale. Social Science and Medicine 36, 725–733

Antonucci, T. (2001): The Psychology of Social Support. In: Smelser/Baltes (2001), 14465–14469

Armitage, Ch. J., Conner, M. (2001): Efficacy of the Theory of Planned Behavior: A Meta-Analytic Review. British Journal of Social Psychology 40, 471–499

Assmann, G., Cullen, P., Schulte, H. (2002): Simple Scoring Scheme for Calculating the Risk of Acute Coronary Events Based On the 10-Year Follow-Up of the Prospective Cardiovascular Münster (PROCAM) Study. Circulation 105, 310–315

Aymanns, P., Filipp, S., Winkeler, M. (2003): Age Differences in Supportive Reactions Toward a Person in Need: A Quasi-Experimental Study. International Journal of Behavioral Development 27, 232–243

Baker, T.B., Brandon, T.H., Chassin, L. (2004): Motivational Influences on Cigarette Smoking. Annual Review of Psychology 55, 463–491

Baltes, M.M. (1996): The Many Faces of Dependency in Old Age. Cambridge University Press, Cambridge, UK

Bandura, A. (1977): Self-Efficacy: Toward a Unifying Theory of Behavioral Change. Psychological Review 84, 191–215

Bandura, A. (1986): Social Foundations of Thought and Action: A Social Cognitive Theory. Prentice-Hall, Engelwood Cliffs, NJ

Bandura, A. (1997): Self-Efficacy: The Exercise of Control. Freeman, New York

Bandura, A. (2001): Social Cognitive Theory: An Agentic Perspective. Annual Review of Psychology 52, 1–26

Barbarin, O.A. (1983): Coping with Ecological Transitions by Black Families: A Psychosocial Model. Journal of Community Psychology 11, 308–322

Barbarin, O.A., Hughes, D., Chesler, M.A. (1985): Stress, Coping, and Marital Functioning Among Parents of Children with Cancer. Journal of Marriage and the Family 47, 473–480

Barling, N., Lehmann, M. (1999): Young Men's Awareness, Attitudes and Practice of Testicular Self-Examination: A Health Action Process Approach. Psychology, Health, and Medicine 4, 255–263

Batson, C.D. (1990): How Social an Animal? The Human Capacity for Caring. American Psychologist 45, 336–346

Batson, C.D., Ahmad, N., Lishner, D.A. (2002): Empathy and Altruism. In: Snyder/Lopez (2002), 485–498

Baumeister, R.F., Heatherton, T.F., Tice, D.M. (1994): Losing Control: How and Why People Fail at Self-Regulation. Academic Press, San Diego

Becker, M.H. (Ed.) (1974): The Health Belief Model and Personal Health Behavior. Slack, Thorofare, NJ

Becker, P., Bös, K., Woll, A. (1994): Ein Anforderungs-Ressourcen-Modell der körperlichen Gesundheit: Pfadanalytische Überprüfungen mit latenten Variablen. Zeitschrift für Gesundheitspsychologie 2, 25–48

Becker, M.H., Haefner, D.P., Maiman, L.A.

(1977): The Health Belief Model in the Prediction of Dietary Compliance: A Field Experiment. Journal of Health and Social Behaviour 18, 348–366

Beiträge zur Gesundheitsberichterstattung des Bundes (2011): Daten und Fakten: Ergebnisse der Studie „Gesundheit in Deutschland aktuell 2009" (GEDA). Herausgeber: Robert Koch-Institut

Benecke, A., Vogel, H. (2003): Übergewicht und Adipositas. In: Robert Koch Institut (Hrsg.): Gesundheitsberichterstattung des Bundes, Berlin

Bennett, P. (2004). Psychological Interventions in Patients with Chronic Illness. In: Kaptein/Weinman (2004), 337–357

Bennett, P., Mayfield, T., Norman, P., Lowe, R., Morgan, M. (1999): Affective and Social-Cognitive Predictors of Behavioural Change Following First Myocar-Dial Infarction. British Journal of Health Psychology 4, 247–256

Berkman, L.F., Syme, S.L. (1979): Social Networks, Host Resistance, and Mortality: A Nine-Year Follow-Up Study of Alameda County Residents. American Journal of Epidemiology 109, 186–204

Berkman, L.F., Glass, T., Brissette, I., Seeman, T.E. (2000): From Social Integration to Health: Durkheim in the New Millenium. Social Science and Medicine 51, 843–857

Blalock, S.J., DeVellis, R.F., Giorgino, K.B., DeVellis, B.M., Gold, D.T., Dooley, M.A., Anderson, J.J.B., Smith, S.L. (1996): Osteoporosis Prevention in Premenopausal Women: Using a Stage Model Approach to Examine the Predictors of Behavior. Health Psychology 15, 84–93

Blanchard, C.M., Courneya, K.S., Rodgers, W.M., Daub, B., Knapik, G. (2002): Determinants of Exercise Intention and Behavior During and After Phase 2 Cardiac Rehabilitation: An Application of the Theory of Planned Behavior. Rehabilitation Psychology 47, 308–323

Bock, B.C., Albrecht, A.E., Traficante, R.M., Clark, M.M., Pinto, B.M., Tilkemeier, P., Marcus, B.H. (1997): Predictors of Exercise Adherence Following Participation in a Cardiac Rehabilitation Program. International Journal of Behavioral Medicine 4, 60–75

Bodenmann, G. (2000): Stress und Coping bei Paaren. Hogrefe, Göttingen

Bodenmann, G. (2002): Krankheitsbewältigung: Dyadisches Coping. In: Schwarzer/Jerusalem/Weber (2002), 314–317

Bodenmann, G. Perrez, M. (1996): Stress- und Ärgerinduktion bei Paaren: Ein experimenteller Ansatz. Zeitschrift für Differentielle und Diagnostische Psychologie 16, 237–250

Bolger, N., Amarel, D. (2007): Effects of Social Support Visibility on Adjustment to Stress: Experimental evidence. Journal of Personality and Social Psychology 92, 458–475

Bond, J., Kaskutas, L.A., Weisner, C. (2003): The Persistent Influence of Social Networks and Alcoholics Anonymous on Abstinence. Quarterly Journal of Studies on Alcohol 64, 579–588

Booth-Kewley, G., Freedman, H.G. (1987): Psychological Predictors of Heart Disease. A Quantitative Review. Psychological Bulletin 101, 340–362

Brandtstädter, J. (1992): Personal Control Over Development: Implications of Self-Efficacy. In: Schwarzer, R. (Ed.): Self-Efficacy: Thought Control of Action. Hemisphere, Washington D.C., 127–145

Brandtstädter, J. (1999): The Self in Action and Development: Cultural, Biosocial, and Ontogenetic Bases of Intentional Self-Development. In: Brandtstädter, J., Lerner, R. M. (Hrsg.): Action and Self-Development: Theory and Research throughout the Life Span. Sage, Thousand Oaks, 37–65

Brandtstädter, J., Renner, G. (1990): Tenacious Goal Pursuit and Flexible Goal Adjustment: Explication and Age-Related Analyses of Assimilative and Accomodative Strategies of Coping. Psychology and Aging 5, 58–67

Bruce, T. J., Spiegel, D. A., Hegel, M. T. (1999): Cognitive-Behavioral Therapy Helps Prevent Relapse and Recurrence of Panic Disorder Following Alprazolam Discontinuation: A Long-Term Follow-Up of the Peroia and Dartmouth Studies. Journal of Consulting and Clinical Psychology 67, 151–156

Buske-Kirschbaum, A., Kirschbaum, C., Hellhammer, D. H. (1994): Conditioned Modulation of NK Cells in Humans: Alteration of Cell Activity and Cell Number by Conditioning Protocols. Psychologische Beiträge 36, 100–105

Buske-Kirschbaum, A., Jobst, S., Wustmans, A., Kirschbaum, C., Rauh, W., Hellhammer, D. H (1997): Attenuated Free Cortisol Response to Psychosocial Stress in Children with Atopic Dermatitis. Psychosomatic Medicine 59, 419–426

Butow, P. N., Hiller, J. E., Price, M. A., Thackway, S. V., Kricker, A., Tennant, C. C. (2000): Epidemiological Evidence for a Relationship Between Life Events, Coping Style, and Personality Factors in the Development of Breast Cancer. Journal of Psychosomatic Research 49, 169–181

Byrne, D. (1961): The Repression-Sensitization Scale: Rationale, Reliability, and Validity. Journal of Personality 29, 334–349

Byrne, D., Barry, J., Nelson, D. (1963): Relation of the Revised Repression-Sensitization Scale to Measures of Self-Description. Psychological Reports 13, 323–334

Cannon, W. B. (1915): Bodily Changes in Pain, Hunger, Fear, and Rage. Appleton, New York

Cannon, W. B. (1932): The Wisdom of the Body. Norton, New York

Caplan, G. (1964): An Approach to Community Mental Health. Tavistock, London

Carlson, L. E., Goodey, E., Bennett, M. H., Taenzer, P., Kopmans, J. (2002): The Addition of Social Support to a Community-Based Large-Group Behavioral Smoking Cessation Intervention: Improved Cessation Rates and Gender Differences. Addictive Behaviors 27, 547–559

Carlson, M., Charlin, V., Miller, N. (1988): Positive Mood and Helping Behavior: A Test of Six Hypotheses. Journal of Personality and Social Psychology 55, 211–229

Carmelli, D., Swan, G. E. (1996): The Relationship of Type A Behavior and Its Components to All-Cause Mortality in an Elderly Subgroup of Men from the Western Collaborative Group Study. Journal of Psychosomatic Research 40, 475–483

Carmelli, D., Rosenman, R. H., Swan, G. E. (1988): The Cook and Medley Hostility Scale: A Heritability Analysis in Adult Male Twins. Psychosomatic Medicine 50, 165–174

Carmelli, D., Dame, A., Swan, G. E. (1991): Long-Term Changes in Type A Behavior: A 27-year Follow-Up of the Western Collaborative Group Study. Journal of Behavioral Medicine 14, 593–606

Carney, R. M., Freedland, K. E., Miller, G. E., Jaffe, A. S. (2002): Depression as a Risk Factor for Cardiac Mortality and Morbidity: A Review of Potential Mechanisms. Journal of Psychosomatic Research 53, 897–902

Carver, C. S. (1997): You Want to Measure Coping but Your Protocol's Too Long: Consider the Brief COPE. International Journal of Behavioral Medicine 4, 92–100

Carver, C. S., Scheier, M. F. (1981): Attention and Self Regulation: A Control Theory Approach to Human Behaviors. Springer, New York

Carver, C. S., Scheier, M. F. (1994): Situational Coping and Coping Dipositions in a Stressful Transaction. Journal of Personality and Social Psychology 66, 184–195

Carver, C. S., Scheier, M. F., Weintraub, J. K. (1989): Assessing Coping Strategies: A Theoretically Based Approach. Journal of Personality and Social Psychology 56, 267–283

Charmandari, E., Tsigos, C., Chrousos, G. (2005): Endocrinology of the Stress Response. Annual Review of Physiology 67, 259–284

Chida, Y., Steptoe, A. (2009): The Association of Anger and Hostility with Future Coronary Heart Disease: A Metaanalytic Review of Prospective Evidence. Journal of the American College of Cardiology 53, 936–946

Cialdini, R. B., Schaller, M., Houlihan, D., Arps, K., Fultz, J., Beaman, A. (1987): Empathy-Based Helping: Is it Selflessly of Selfishly Motivated? Journal of Personality and Social Psychology 52, 749–758

Cohen, L., Ardjoen, R. C., Sewpersad, K. S. M. (1997): Type A Behaviour Pattern As a Risk Factor after Myocardial Infarction: A Review. Psychology and Health 12, 619–632

Cohen, S. (2004): Social Relationships and Health. American Psychologist 59, 676–684

Cohen, S., Doyle, W. J., Skoner, D. P., Rabin, B. S., Gwaltney, J. (1997): Social Ties and Susceptability to the Common Cold. Journal of the American Medical Association 277, 1940–1944

Cohen, S., Lichtenstein, E., Mermelstein, R., Kingsolver, K., Baer, J. S., Karmack, W. (1988): Social Support Interventions for Smoking Cessation. In: Gottlieb, B. H. (Ed.): Marshalling Social Support. Formats, Processes, and Effects. Sage, Beverly Hills, CA, 211–249

Conner, M., Norman, P. (Eds.) (2015): Predicting and changing Health Behaviour: Research and Practice with Social Cognition Models. (2nd ed. rev.) Open University Press, Buckingham, UK

Conner, M., Sparks, P. (2015): The Theory of Planned Behaviour and Health Behaviour. In: Conner/Norman (2015), 170–222

Conner, M., Norman, P., Bell, R. (2002): The Theory of Planned Behavior and Healthy Eating. Health Psychology 21, 194–201

Coyne, J. C., Smith, D. A. F. (1991): Couples Coping with Myocardial Infarction: A Contextual Perspective on Wives' Distress. Journal of Personality and Social Psychology 61, 404–412

Coyne, J. C., Tennen, H. (2010): Positive Psychology in Cancer Care: Bad Science, Exaggerated Claims and Unproven Medicine. Annals of Behavioral Medicine 39, 16–26

Coyne, J.C., Ellard, J.H., Smith, D.A.F. (1990): Social Support, Interdependence, and the Dilemmas of Helping. In: Sarason/Sarason/Pierce (1990), 129–149

Cramer, P. (1998): Coping and Defense Mechanisms: What's the Difference? Journal of Personality 66, 919–946

Cramer, P. (2000): Defense Mechanisms in Psychology Today: Further Processes for Adaptation. American Psychologist 55, 637–646

Cramer, P. (2015): Defense Mechanisms: 40 Years of Empirical Research. Journal of Personality Assessment 97, 114–122

Cutrona, C. E. (1996): Social Support in Couples: Marriage As a Resource in Times of Stress. Sage Publications, Thousand Oaks, CA

Darley, J.M., Batson, C.D. (1973): From Jerusalem to Jericho: A Study of Situational and Dispositional Variables in Helping Behavior. Journal of Personality and Social Psychology 27, 100–108

Davidson, K.W., Rieckmann, N., Lesperance, F. (2004): Psychological Theories of Depression: Potential Application for the Prevention of Acute Coronary Syndrome Recurrence. Psychosomatic Medicine 66, 165–173

DeBoer, M.F., Ryckman, R.M., Pruyn, J.F.A. (1999): Psychosocial Correlates of Cancer Relapse and Survival: A Literature Review. Patient Education and Counseling 37, 215–230

Deinzer, R., Kirschbaum, C., Gresele, C., Hellhammer, D.H. (1997): Adrenocortical Regulation in Response to Parachute Jumping in Unexperienced Healthy Subjects. Physiology and Behavior 61, 507–511

DeLongis, A., Folkman, S., Lazarus, R.S. (1988): The Impact of Daily Stress on Health and Mood: Psychological and Social Resources as Mediators. Journal of Personality and Social Psychology 54, 486–495

Dembroski, T.M., MacDougall, J.M., Costa, P.T. (1989): Components of Hostility as Predictors of Sudden Death and Myocardial Infarction in the Multiple Risk Factor Intervention Trial. Psychosomatic Medicine 51, 514–522

Deutsche Gesellschaft für Kardiologie (DGK) (2007): Pocket-Leitlinien: Risikoadjustierte Prävention von Herz- und Kreislauferkrankungen. Vorstand der Deutschen Gesellschaft für Kardiologie – Herz- und Kreislaufforschung e.V. Bad Krozingen

Deutsche Gesellschaft für Kardiologie (DGK) (2012): ESC Pocket Guidelines. Prävention von Herz-Kreislauf-Erkrankungen. Deutsche Gesellschaft für Kardiologie – Herz- und Kreislaufforschung e.V.

Deutsches Krebsforschungszentrum (2002): Gesundheit fördern, Tabakkonsum verringern: Handlungsempfehlung für eine wirksame Tabakkontrollpolitik in Deutschland. Heidelberg

Ditzen, B., Heinrichs, M. (2007): Psychobiologische Mechanismen sozialer Unterstützung: Ein Überblick. Zeitschrift für Gesundheitspsychologie 15, 143–157

Doll, R., Peto, R., Wheatley, K., Gray, R., Sutherland, I. (1994): Mortality in Relation to Smoking: 40 Years' Observations on Male British Doctors. British Medical Journal 309, 901–911

Donker, F.J.S. (2000): Cardiac Rehabilitation. A Review of Current Developments. Clinical Psychology Review 20, 923–943

Dowda, M., Ainsworth, B.E., Addy, C. (2003): Correlates of Physical Activity Among U.S. Young Adults, 18 to 30 Years of Age, from NHANES III. Annals of Behavioral Medicine 26, 15–23

Drossaert, C.H.C., Boer, H., Seydel, E.R. (2003): Prospective Study of the Determinants of Repeat Attending and Attendance Patterns in Breast Cancer Screening Using the Theory of Planned Behaviour. Psychology and Health 18, 551–565

Dunkel-Schetter, C., Bennett, T.L. (1990): Differentiating the Cognitive and Behavioral Aspects of Social Support. In: Sarason/Sarason/Pierce (1990), 267–269

Dunkel-Schetter, C., Skokan, L.A. (1990): Determinants of Social Support Provision in Personal Relationships. Journal of Social and Personal Relationships 7, 437–450

Dunkel-Schetter, C., Blasband, D.E., Feinstein, L.G., Bennett, T.L. (1992): Elements of Supportive Social Interactions: When Are Support Attempts Effective? In: Spacapan, S., Oskamp, S. (Eds.): Helping and Being Helped in the Real Wworld. Sage, Newbury Park, CA

Dunn, J., Lynch, B., Dip, G. (2001): Climatic Conditions and the Reporting of Sun-Protective Behavior Survey Data: A Brief Report. American Journal of Health Promotion 15, 241–243

Edwards, R. (2004): ABC of Smoking Cessation – The Problem of Tobacco Smoking. British Medical Journal 328, 217–219

Egloff, B., Krohne, H.W. (2003): Angstbewältigungs-Inventar (ABI). In: Hoyer, J., Margraf, J. (Eds.): Angstdiagnostik – Grundlagen und Testverfahren. Springer, Berlin, 98–100

Eisenberger, N.I., Lieberman, M.D., Williams, K.D. (2003): Does Rejection Hurt? An fMRI Study of Social Exclusion. Science 302, 290–292

Elbert, T., Rockstroh, B. (1993): Psychopharmakologie. Hogrefe, Göttingen

Engel, G.L. (1977): The Need for a New Medical Model: A Challenge for Biomedicine. Science 196, 129–136

Engel, G.L. (1980): The Clinical Application of the Biopsychosocial Model. American Journal of Psychiatry 137, 535–544

Erbar, P. (2000): Onkologie. Schattauer, Stuttgart

Estabrooks, P.A., Glasgow, R.E., Dzewaltowski, D.A. (2003): Physical Activity Promotion Through Primary Care. Journal of the American Medical Association 289, 2913–2916

Europa gegen den Krebs (2004): Abgerufen am 9. Juli 2004 von http://www.krebsinfo.de/ki/pat/nachsorge/regeln.html

Eysenck, H.J. (1991): Personality, Stress and Disease: An Interactionist Perspective. Psychological Inquiry 2, 221–232

Fagundes, C., Glaser, R., Kiecolt-Glaser, J.K. (2013): Stressful Early Life Experiences and Immune Dysregulation Across the Lifespan. Brain, Behavior and Immunity 27, 8–12

Faller, H. (2004): Beeinflussen psychologische Faktoren den Verlauf einer Krebserkrankung? Zeitschrift für Medizinische Psychologie 13, 99–108

Faller, H., Schmidt, M. (2004): Prognostic Value of Depressive Coping and Depression in Survival of Lung Cancer Patients. Psycho-Oncology 13, 359–364

Faller, H., Buelzebruck, H., Drings, P., Lang, H. (1999): Coping, Distress, and Survival

Among Patients with Lung Cancer. Archives of General Psychiatry 56, 756–762

Ferri, M., Amato, L., Davoli, M. (2006): Alcoholics Anonymous and other 12-step programmes for alcohol dependence. Cochrane Database of Systematic Reviews 3. Art. No.: CD005032

Filipp, S. H., Aymanns, P. (1997): Subjektive Krankheitstheorien. In: Schwarzer (1997), 3–22

Finch, J. F., Okun, M. A., Pool, G. J., Ruehlman, L. S. (1999). A Comparison of the Influence of Conflictual and Supportive Interactions on Psychological Distress. Journal of Personality 67, 581–621

Fishbein, M. (1993): Introduction. In: Terry, T. J., Gallois, C., McCamish, M. (Eds.): The Theory of Reasoned Action: Its Application to AIDS-Preventive Behavior. Pergamon, Oxford, 15–25

Fishbein, M., Ajzen, I. (1975): Belief, Attitude, Intention, and Behavior: An Introduction to Theory and Research. Addison-Wesley, Reading, MA

Flanders Dunbar, H. (1943): Psychosomatic Diagnosis. Hoeber, Medical Book Dept. of Harper and Brothers, New York

Flatten, G., Junger, S., Gunkel, S., Singh, J., Petzold, E. (2003): Traumatic and Psychosocial Distress in Patients with Acute Tumors. Psychotherapie, Psychosomatik und Medizinische Psychologie 53, 191–201

Floyd, D. L., Prentice-Dunn, S., Rogers, R. W. (2000): A Meta-Analysis of Research on Protection Motivation Theory. Journal of Applied Social Psychology 30, 407–429

Folkman, S. (1991): Coping across the Life Span: Theoretical Issues. In: Cummings, E. M., Greene, A. L., Karraker, K. H. (Eds.): Life-Span Developmental Psychology: Perspectives on Stress and Coping. Lawrence Erlbaum, Hillsdale, NJ, 3–19

Folkman, S., Greer, S. (2000): Promoting Psychological Well-Being in the Face of Serious Illness: When Theory, Research and Practice Inform each other. Psycho-Oncology 9, 11–20

Folkman, S., Lazarus, R. S. (1988): The Ways of Coping Questionnaire. Manual. Consulting Psychologists Press, Palo Alto, CA

Ford, D. E., Mead, L. A., Chang, P. P., Levine, D. M., Klag, M. J. (1994): Depression Predicts Cardiovascular Disease in Men: the Precursors Study. Circulation 90, 614–617

Forum Gesundheitsziele Deutschland (2004): Gesundheitsziele.de. Abgerufen am 02. August 2004 von http://www.gesundheitsziele.de

Fox, K. R. (1999): The Influence of Physical Activity on Mental Well-Being. Public Health and Nutrition 2, 411–418

Frasure-Smith, N., Lesperance, F., Talajic, M. (1993): Depression Following Myocardial Infarction: Impact on 6month Survival. Journal of the American Medical Association 270, 1819–1825

Frasure-Smith, N., Lesperance, F., Talajic, M. (1995): Depression and 18-month Prognosis After Myocardial Infarction. Circulation 91, 999–1005

Frasure-Smith, N., Lesperance, F., Gravel, G., Masson, A., Juneau, M., Bourassa, M. G. (2002): Long-Term Survival Differences Among Low-Anxious, High-Anxious and Repressive Copers Enrolled in the Montreal Heart Attack Readjustment Trial. Psychosomatic Medicine 64, 571–579

Freud, A. (1937): The Ego and the Mechanisms of Defense. Hogarth, London

Freud, S. (1894/1964): The Neuropsychoses of Defense. In: Strachey J. (Ed.): The Standard Edition of the Complete Psychological Works of Sigmund Freud. Hogarth, London, 45–61

Friedman, M. (1996): Type A Behavior: Its Diagnosis and Treatment. Plenum Press, New York

Friedman, M., Rosenman, R. H. (1959): Association of Specific Behavior Pattern with Blood and Cardiovascular Findings. Journal of the American Medical Association 169, 1286–1296

Friedman, M., Rosenman, R. H. (1974): Type A Behavior and Your Heart. Knopf, New York

Fuchs, R. (2003): Sport, Gesundheit und Public Health. Hogrefe, Göttingen

Fuchs, R., Schwarzer, R. (1997): Tabakkonsum: Erklärungsmodelle und Interventionsansätze. In: Schwarzer (1997), 209–245

Funk, S. C. (1992): Hardiness: A Review of Theory and Research. Health Psychology 11, 335–345

Garmezy, N. (1991): Resilience in Children's Adaptation to Negative Life Events and Stressed Environments. Pediatric Annals 2, 459–466

Ginzburg, K., Solomon, Z., Bleich A. (2002): Repressive Coping Style, Acute Stress Disorder, and Posttraumatic Stress Disorder After Myocardial Infarction. Psychosomatic Medicine 64, 748–757

Glaser, R., Kiecolt-Glaser, J. K. (2005): Stress-Induced Immune Dysfunction: Implications for Health. Nature Reviews 5, 243–251

Glassman, A. H., Shapiro, P. A. (1998): Depression and the Course of Coronary Artery Disease. American Journal of Psychiatry 155, 4–11

Glassman, A. H., Helzer, J. E., Covey, L. S., Cottler, L. B., Stetner, F., Tipp, J. E., Johnson, J. (1990): Smoking, Smoking Cessation, and Major Depression. Journal of the American Medical Association 264, 1546–1549

Glynn, L. M., Christenfeld, N., Gerin, W. (1999): Gender, Social Support, and Cardiovascular Responses to Stress. Psychosomatic Medicine 61, 234–242

Goldgruber, J., Ahrens, D. (2009): Gesundheitsbezogene Interventionen in der Arbeitswelt. Prävention und Gesundheitsförderung 4, 83–95

Gollwitzer, P. M. (1999): Implementation Intentions. Strong Effects of Simple Plans. American Psychologist 54, 493–503

Gollwitzer, P. M., Brandstätter, V. (1997): Implementation Intentions and Effective Goal Pursuit. Journal of Personality and Social Psychology 73, 186–199

Gollwitzer, P. M., Oettingen, G. (1998): The Emergence and Implementation of Health Goals. Psychology and Health 13, 687–715

Gollwitzer, P. M., Sheeran, P. (2006): Implementation Intentions and Goal Achievement: A Meta-Analysis of Effects and Processes. Advances in Experimental Social Psychology 38, 69–119

Greenglass, E. R. (2002): Proactive Coping. In: Frydenberg, E. (Ed.): Beyond Coping: Meeting Goals, Visions, and Challenges. Oxford University Press, New York, 37–62

Greenglass, E. R., Schwarzer, R., Taubert, S. (1999): The Proactive Coping Inventory (PCI): A Multidimensional Research Instrument. Abgerufen am 18. Juli 2004 von http://www.fu-berlin.de/gesund

Greer, S., Morris, T. (1978): The Study of Psychological Factors in Breast Cancer: Problems of Method. Social Science and Medicine 12, 129–134

Grossarth-Maticek, R. (1989): Disposition, Exposition, Verhaltensmuster, Organvorschädigung und Stimulierung des zentralen Nervensystems in der Ätiologie des Bronchial-, Magen- und Leberkarzinoms. Deutsche Zeitschrift für Onkologie 21, 62–78

Haan, N. (1977): Coping and Defending: Processes of Self-Environment Organization. Academic Press, New York

Haber, M. G., Cohen, J. L., Lucas, T., Baltes, B. B. (2007): The Relationship Between Self-Reported Received and Perceived Social Support: A Meta-Analytic Review. American Journal of Community Psychology 39, 133–144

Hack, T. F., Degner, L. F. (2004): Coping Responses Following Breast Cancer Diagnosis Predict Psychological Adjustment Three Years Later. Psycho-Oncology 13, 235–248

Haber, M. G., Cohen, J. L., Lucas, T., Baltes, B. B. (2007): The Relationship Between Self-Reported Received and Perceived Social Support: A Meta-Analytic Review. American Journal of Community Psychology 39, 133–144

Hagger, M. S., Chatzisarantis, N. L. D., Barkoukis, V., Wang, C. K. J., Baranowski, J. (2005): Perceived Autonomy Support in Physical Education and Leisure-Time Physical Activity: A Cross-Cultural Evaluation of the Trans-Contextual Model. Journal of Educational Psychology 97, 376–390

Hagger, M. S., Luszczynska, A. (2014): Implementation intention and action planning interventions in health contexts: State of the research and proposals for the way forward. Applied Psychology: Health and Well-Being 6, 1–47

Hagger, M., Orbell, S. (2003): A Meta-Analytic Review of the Common-Sense Model of Illness Representations. Psychology and Health 18, 141–185

Hance, M., Carney, R. M., Freedland, K. E., Skala, J. (1996): Depression in Patients with Coronary Heart Disease: A 12-Month Follow-Up. General Hospital Psychiatry 18, 61–65

Harrison, J. A., Mullen, P. D., Green, L. W. (1992): A Meta-Analysis of Studies of the Health Belief Model with Adults. Health Education Research 7, 107–116

Haufe, E., Scheuch, K. (2001): Pfundskur – Stichproben zu je 1.000 aus beiden Befragungen. Medizinische Fakultät der Technischen Universität Dresden, Dresden

Haynes, S. G., Feinleib, M., Cannel, W. B. (1980): The Relationship of Psychosocial Factors to Coronary Heart Disease in the Framingham Study – III. Eight Year Incidence of Coronary Heart Disease. American Journal of Epidemiology 111, 37–58

Hecker, M. H., Chesney, M. A., Black, G. W., Frautschi, N. (1988): Coronary-Prone Behaviors in the Western Collaborative Group Study. Psychosomatic Medicine 50, 153–164

Heckhausen, H. (1989): Motivation und Handeln. Springer, Berlin

Heckman, B. D., Fisher, E. B., Monsees, B. (2004): Coping and Anxiety in Women Recalled for Additional Diagnostic Procedures Following an Abnormal Screening Mammogram. Health Psychology 23, 42–48

Heinrichs M., Neumann, I., Ehlert, U. (2002): Lactation and Stress: Protective Effects of Breast-Feeding in Humans. Stress 5, 195–203.

Hemingway, H., Marmot, M. (1999): Psychosocial Factors in the Aetiology and Prognosis of Coronary Heart Disease: Systematic Review of Prospective Cohort Studies. British Medical Journal 318, 1460–1467

Hennig, J. (2002): Psychoneuroimmunologie. In: Schwarzer/Jerusalem/Weber (2002), 416–419

Herz, M. I., Lamberti, J. S., Mintz, J., Scott, R., O'Dell, S. P., McCartan, L., Nix, G. (2000): A Program for Relapse Prevention in Schizophrenia: A Controlled Study. Archives of General Psychiatry 57, 277–283

Heuser, I. (2002): Psychosomatik. In: Schwarzer/Jerusalem/Weber (2002), 420–423

Higgins, A., Conner, M. (2003): Understanding Adolescent Smoking: The Role of the Theory of Planned Behaviour and Implementation Intentions. Psychology, Health and Medicine 8, 173–186

Hillhouse, J. J., Adler, C. M., Drinnon, J., Turrisi, R. (1997): Application of Azjen's Theory of Planned Behavior to Predict Sunbathing, Tanning Salon Use, and Sunscreen Use Intentions and Behaviors. Journal of Behavioral Medicine 20, 365–378

Hillhouse, J. J., Turrisi, R., Kastner, M. (2000): Modeling Tanning Salon Behavioral Tendencies Using Appearance Motivation, Self-Monitoring and the Theory of Planned Behavior. Health Education Research 15, 405–414

Hirsch, B. (1980): Natural Support Systems and Coping with Major Life Events. American Journal of Community Psychology 8, 159–172

Hobfoll, S. E. (1989): Conservation of Resources: A New Attempt at Conceptualizing Stress. American Psychologist 44, 513–524

Hobfoll, S. E. (2001): The Influence of Culture, Community, and the Nested Self in the Stress Process: Advancing Conservation of Resources Theory. Applied Psychology: An International Review 50, 337–421

Hobfoll, S. E., Freedy, J. R. (1990): The Availability and Effective Use of Social Support. Journal of Social and Clinical Psychology 9, 91–103

Hobfoll, S. E., Cameron, R. P., Chapman, H. A. (1998): Social Support and Social Coping in Couples. In: Pierce, G. R., Sarason, B. R. (Eds.): Handbook of Social Support and the Family. Plenum Press, New York, 413–433

Holahan, C. J., Moos, R. H., Holahan, C. K., Brennan, P. L. (1995): Social Support, Coping, and Depressive Symptoms in a Late-Middle-Aged Sample of Patients Reporting Cardiac Illness. Health Psychology 14, 152–163

Holland, J. C. (2003): Psychological Care of Patients: Psycho-Oncology's Contribution. Journal of Clinical Oncology 21, 253–265

Holmes, T. H., Rahe, R. H. (1967): The Social Readjustment Rating Scale. Journal of Psychosomatic Research 11, 213–218

Holt-Lunstad, J., Smith, T. B., Layton, J. B. (2010): Social Relationships and Mortality Risk: A Meta-Analytic Review. PLoS Medicine 7, e1000316

House, J. S., Landis, K. R., Umberson, D. (1988): Social Relationships and Health. Science 241, 540–545

Hurrelmann, K., Razum, O. (Hrsg.) (2012):

Handbuch Gesundheitswissenschaften. 5., vollständig überarbeitete Auflage. Juventa, Weinheim

Ievers-Landis, C. E., Burant, C., Drotar, D. (2003): Social Support, Knowledge, and Self-Efficacy as Correlates of Osteoporosis Preventive Behaviors Among Preadolescent Females. Journal of Pediatric Psychology 28, 335–345

International Task Force for Prevention of Coronary Heart Disease (2003): Prävention der Koronaren Herzkrankheit. Börm Bruckmeier, Grünwald

Irvin, J. E., Bowers, C. A., Dunn, M. E., Wang, M. C. (1999): Efficacy of Relapse Prevention: A Meta-Analytic Review. Journal of Consulting and Clinical Psychology 67, 563–570

Isen, A. M., Simmonds, S. F. (1978): The Effect of Feeling Good on a Helping Task Txhat is Incompatible with Good Mood. Social Psychology 41, 346–349

Jacobs, D. R. Jr., Adachi, H., Mulder, I., Kromhout, D., Menotti, A., Nissinen, A., Blackburn, H. (1999): Cigarette Smoking and Mortality Risk: Twenty-Five-Year Follow-Up of the Seven Countries Study. Archives of Internal Medicine 159, 733–740

Janke, W., Erdmann, G., Kallus, W. (1985): Stressverarbeitungsfragebogen (SVF). Hogrefe, Göttingen

Janz, N. K., Becker, M. H. (1984): The Health Belief Model: A Decade Later. Health Education Quarterly 11, 1–47

Jarvis, M. J., Sutherland, G. (2001): Tobacco Smoking. In: Johnston, D., Johnston, M. (Eds.): Health Psychology. Elsevier Science, Amsterdam, 645–674

Jellinek, E. M. (1960): The Disease Concept in Alcoholism. Hill House, New Brunswick, NJ

Jenkins, C. D., Zyzanski, S. J., Rosenman, R. H. (1979): The Jenkins Activity Survey Manual. Psychological Corporation, New York

Jerusalem, M., Weber, H. (Hrsg.) (2003): Psychologische Gesundheitsförderung. Hogrefe, Göttingen

Johnston, K. L., White, K. M. (2003): Binge-Drinking: A Test of the Role of Group Norms in the Theory of Planned Behaviour. Psychology and Health 18, 63–77

Jones, F., Abraham, C., Harris, P., Schulz, J., Chrispin, C. (2001): From Knowledge to Action Regulation: Modeling the Cognitive Prerequisites of Sun Screen Use in Australian and UK Samples. Psychology and Health 16, 191–206

Jones, J. L., Leary, M. R. (1994): Effects of Appearance-Based Admonitions Against Sun Exposure on Tanning Intentions in Young Adults. Health Psychology 13, 86–90

Kahn, R. L., Antonucci, T. C. (1980): Convoys Over the Life Course: Attachment, Roles and Social Support. In: Baltes, P. B., Brim, O. (Eds.): Life-Span Development and Behavior. Academic Press, New York, 253–286

Kaluza, G. (2002): Stressmanagementprogramme. In: Schwarzer/Jerusalem/Weber (2002), 578–581

Kanner, A. D., Coyne, J. C., Schaefer, C., Lazarus, R. S. (1981): Comparisons of Two Modes of Stress Measurement: Daily Hassles and Up-Lifts versus Major Life Events. Journal of Behavioral Medicine 4, 1–39

Kapfhammer, H. P. (2002): Organische depressive Störungen: Koronare Herzerkrankung, Diabetes mellitus, Krebs. In: Laux, L. (Hrsg.): Depression 2000. Springer, Berlin

Kaplan, M. S., Newsom, J. T., McFarland, B. H., Lu, L. (2001): Demographic and Psychosocial Correlates of Physical Activity in Late Life. American Journal of Preventive Medicine 21, 306–312

Kaptein, A., Weinman, J. (Eds.) (2004): Health Psychology. Blackwell, Oxford, UK

Katon, W., Rutter, C., Ludman, E. J., Korff, M. v., Lin, E., Simon, G., Bush, T., Walker, E., Unutzer, J. (2001): A Randomized Trial of Relapse Prevention of Depression in Primary Care. Archives of General Psychiatry 58, 241–247

Keller, S. (2002): Rückfall und Rückfallmanagement. In: Schwarzer/Jerusalem/Weber (2002), 479–483

Keller, S., Kreis, J., Huck, C. (2001): Fünf am Tag? Motivationale und psychosoziale Aspekte des Obst- und Gemüseverzehrs. Zeitschrift für Gesundheitspsychologie 9, 87–98

Kendrick, K. M., Keverne, E. B., Baldwin, B. A. (1987): Intracerebro-Ventricular Oxytocin Stimulates Maternal Behaviour in the Sheep. Neuro-Endocrinology 46, 56–61

Kershaw, T., Northouse, L., Kritpracha, C., Schafenacker, A., Mood, D. (2004): Coping Strategies and Quality of Life in Women with Advanced Breast Cancer and Their Family Caregivers. Psychology and Health 19, 139–156

Keverne, E. B., Nevison, C. M., Martel, F. L. (1999): Early Learning and the Social Bond. In: Carter, C. S., Lederhendler, I. I.,

Kirkpatrick, B. (Eds.): The Integrative Neurobiology of Affiliation. MIT Press, Cambridge, MA, 263–274

Kiecolt-Glaser, J. K., Newton, T. L. (2001): Marriage and Health: His and Hers. Psychological Bulletin 127, 472–503

Kiecolt-Glaser, J. K., McGuire, L., Robles, T. F., Glaser, R. (2002a): Psychoneuroimmunology: Psychological Influences on Immune Function and Health. Journal of Consulting and Clinical Psychology 70, 537–547

Kiecolt-Glaser, J. K., Robles, T. F., Heffner, K. L., Loving, T. J., Glaser, R. (2002b): Psychooncology and Cancer: Psychoneuroimmunology and Cancer. Annals of Oncology 13, 165–169

Kirschbaum, C., Prüssner, J. C., Stone, A. A., Federenko, I., Gaab, J., Lintz, D., Schommer, N., Hellhammer, D. H. (1995): Persistent High Cortisol Responses to Repeated Psychological Stress in a Subpopulation of Healthy Men. Psychosomatic Medicine 57, 468–474

Klauer, T., Winkeler, M. (2002): Gender, Mental Health Status, and Social Support During a Stressful Event. In: Weidner/Kopp/Kristenson (2002), 223–236

Knoll, N., Burkert, S. (2009): Soziale Unterstützung als Ressource der Krankheitsbewältigung. In: D. Schaeffer (Hrsg.): Bewältigung chronischer Krankheiten im Lebenslauf. Huber, Bern, 223–243

Knoll, N., Burkert, S., Luszczynska, A., Roigas, J., Gralla, O. (2011a): Predictors of Spousal Support Provision: A Study with Couples Adapting to Incontinence Following Radical Prostatectomy. British Journal of Health Psychology 16, 472–487

Knoll, N., Burkert, S., Roigas, J., Gralla, O.

(2011b): Changes in Reciprocal Support Provision and Need-Based Support from Partners of Patients Undergoing Radical Prostatectomy. Social Science and Medicine 73, 308–315

Knoll, N., Schwarzer, R. (2002): Gender and Age Differences in Social Support: A Study on East German Refugees. In: Weidner/Kopp/Kristenson (2002), 198–210

Knoll, N., Schwarzer, R. (2005): Soziale Unterstützung. In: Schwarzer, R. (Hrsg.): Gesundheitspsychologie. Enzyklopädie der Psychologie. Hogrefe, Göttingen, 333–349

Kobasa, S. C. (1979): Stressful Life Events, Personality, and Health: An Inquiry into Hardiness. Journal of Personality and Social Psychology 37, 1–11

Kohlmann, C. W., Ring, C., Carroll, D., Mohiyeddini, C., Bennett, P. (2001): Cardiac Coping Style, Heartbeat Detection, and the Interpretation of Cardiac Events. British Journal of Health Psychology 6, 285–301

Krantz, D. S., Lundgren, N. R. (2001): Cardiovascular Disorders. In: Johnston, D. W., Johnston, M. (Eds.): Health Psychology. Giethoorn Media Group, Amsterdam, 189–216

Krohne, H. W. (1986): Coping with Stress: Dispositions, Strategies, and the Problem of Measurement. In: Appley, M. H., Trumbull, R. (Eds.): Dynamics of Stress. Physiological, Psychological, and Social Perspectives. Plenum Press, New York

Krohne, H. W. (1996): Angst und Angstbewältigung. Kohlhammer, Stuttgart

Krohne, H. W. (2001): Stress and Coping Theories. In: Smelser/Baltes (2001), 15163–15170

Krohne, H. W. (2010): Psychologie der Angst. Kohlhammer, Stuttgart

Krohne, H. W. Rösch, W., Kürsten, F. (1989): Die Erfassung von Angstbewältigung in physisch bedrohlichen Situationen. Zeitschrift für Klinische Psychologie 18, 230–242

Krohne, H. W., Schumacher, A., Egloff, B. (1992): Das Angstbewältigungsinventar (ABI). In: Mainzer Berichte zur Persönlichkeitsforschung. Johannes Gutenberg Universität, Psychologisches Institut, Mainz

Kudielka, B.-M., Kirschbaum, C. (2001): Stress and Health Research. In: Smelser/Baltes (2001), 15170–15175

Kuhl, J. (1986): Motivation and information processing: A New Look at Decision Making, Dynamic Change, and Action Control. In: Sorrentino, R. M., Higgins, E. T. (Eds.): Handbook of Motivation and Cognition: Foundation of Social Behavior. The Guilford Press, New York, 404–434

Kulik, J. A., Mahler, H. I. M. (1989): Social Support and Recovery from Surgery. Health Psychology 8, 221–238

Kulik, J. A. (1993): Emotional Support as a Moderator of Adjustment and Compliance After Coronary Bypass Surgery: A Longitudinal Study. Journal of Behavioral Medicine 16, 45–63

Kwasnicka, D., Presseau, J., White, M., Sniehotta, F. F. (2013): Does Planning How to Cope with Anticipated Barriers Facilitate Health-related Behaviour Change? A Systematic Review. Health Psychology Review 7, 129–145

Laireiter, A. (Hrsg.) (1993): Soziales Netzwerk und soziale Unterstützung: Konzepte, Methoden und Befunde. Hans Huber, Bern

Larimer, M. E., Palmer, R. S., Marlatt, G. A.

(1999): Relapse Prevention: An Overview of Marlatt's Cognitive-Behavioral Model. Alcohol Research and Health 23, 151–160

Laux, L. (1983): Psychologische Stresskonzeptionen. In: Thomae, H. (Hrsg.): Enzyklopädie der Psychologie. Serie Motivation und Emotion. Hogrefe, Göttingen, 453–535

Law, M. R., Morris, J. K., Wald, N. J. (1997): Environmental Tobacco Smoke Exposure and Ischaemic Heart Disease: An Evaluation of the Evidence. British Medical Journal 315, 973–980

Lazarus, R. S. (1966): Psychological Stress and the Coping Process. McGraw-Hill, New York

Lazarus, R. S. (1984): Puzzles in the Study of Daily Hassles. Journal of Behavioral Medicine 7, 357–389

Lazarus, R. S. (1993): From Psychological Stress to Emotions: A History of Changing Outlooks. Annual Review of Psychology 44, 1–21

Lazarus, R. S., Eriksen, C. W. (1952): Effects of Failure Stress upon Skilled Performance. Journal of Experimental Psychology 43, 100–105

Lazarus, R. S., Folkman, S. (1984): Stress, Appraisal, and Coping. Springer, New York

Lazarus, R. S., Folkman, S. (1986): Cognitive Theories of Stress and the Issue of Circularity. In: Appley, M., Trumbull, R. (Eds.): Dynamics of Stress. Physiological, Psychological, and Social Perspectives. Plenum Press, New York, 63–80

Lazarus, R. S., Folkman, S. (1987): Transactional Theory and Research on Emotions and Coping. European Journal of Personality 1, 141–169

Lazarus, R. S., Launier, R. (1978): Stress-Related Transactions between Person and Environment. In: Pervin, L. A., Lewis, M. (Eds.): Perspectives in interactional psychology. Plenum Press, New York, 287–327

Le Melledo, J. M., Arthur, H., Dalton, J. (2001): The Influence of Type A Behavior Pattern on the Response to the Panicogenic Agent CCK-4. Journal of Psychosomatic Research 51, 513–520

Leppin, A., Schwarzer, R. (1990): Social Support and Physical Health: An Updated Meta-Analysis. In: Schmidt, L. R., Schwenkmezger, P. (Eds.): Theoretical and Applied Aspects of Health Psychology. Harwood Academic Publishers, Amsterdam, Netherlands, 185–202

Leventhal, H., Nerenz, D. (1985): The Assessment of Illness Cognition. In: Karoly, P. (Ed.): Measurement Strategies in Health Psychology. Wiley, New York, 517–554

Leventhal, H., Singer, R., Jones, S. (1965): Effects of Fear and Specificity of Recommendation upon Attitudes and Behavior. Journal of Personality and Social Psychology 2, 20–29

Leventhal, H., Meyer, D., Nerenz, D. (1980): The Common Sense Model of Illness Danger. In: Rachman, S. (Ed.): Medical Psychology. Pergamon, New York, 7–30

Leventhal, H., Nerenz, D. R., Steele, D. J. (1984): Illness Representations and Coping with Health Threats. In: Baum, A., Taylor, S. E., Singer, J. E. (Eds.): Handbook of Psychology and Health. Erlbaum, Hillsdale, NJ, 219–252

Leventhal, H., Leventhal, E. A., Cameron, L. (2001): Representations, Procedures, and Affect in Illness Self-Regulation: A Perceptual-Cognitive Model. In: Baum, A., Revenson, A. R., Singer, J. E. (Eds.): Handbook of Health Psychology. Lawrence, London, 19–47

Lewis, B.A., Marcus, B.H., Pate, R.R. (2003): Psychosocial Mediators of Physical Activity Behavior Among Adults and Children. American Journal of Preventive Medicine 23, 26–35

Lippke, S., Ziegelmann J.P., Schwarzer, R. (2004a): Initiation and Maintenance of Physical Exercise: Stage-Specific Effects of a Planning Intervention. Research in Sports Medicine 12, 221–240

Lippke, S. (2004b): Behavioral Intentions and Action Plans Promote Physical Exercise: A Longitudinal Study With Orthopedic Rehabilitation Patients. Journal of Sport and Exercise Psychology 26, 470–483

Longabaugh, R., Rubin, A., Stout, R.L., Zywiak, W.H., Lowman, C. (1996): The Reliability of Marlatt's Taxonomy for Classifying Relapses. Addiction 91, 73–88

Lowe, R., Norman, P., Bennett, P. (2000): Coping, Emotion and Perceived Health Following Myocardial Infarction: Concurrent and Predictive Associations. British Journal of Health Psychology 5, 337–350

Lüscher, J., Stadler, G., Ochsner, S., Rackow, P., Knoll, N., Hornung, R., Scholz, U. (2015): Daily Negative Affect and Smoking after a Self-Set Quit Attempt: The Role of Invisible Social Support in a Daily Diary Study. British Journal of Health Psychology 20, 708–723

Luszczynska, A., Schwarzer, R. (2015): Social Cognitive Theory. In: Conner/Norman (2015), 225–252

Luszczynska, A., Schwarzer, R. (2003): Planning and Self-Efficacy in the Adoption and Maintenance of Breast Self-Examination: A Longitudinal Study on Self-Regulatory Cognitions. Psychology and Health 18, 93–108

Luthar, S.S. (1993): Annotation: Methodological and Conceptual Issues in Research on Childhood Resilience. Journal of Child Psychology and Psychiatry and Allied Disciplines 34, 441–453

MacDougall, J.M., Dembroski, T.M., Musante, L. (1979): The Structured Interview and Questionnaire Methods of Assessing Coronary-Prone Behavior in Male and Female College Students. Journal of Behavioral Medicine 2, 71–83

Maddux, J.E., Rogers, R.W. (1983): Protection Motivation and Self-Efficacy: A Revised Theory of Fear Appeals and Attitude Change. Journal of Experimental Social Psychology 19, 469–479

Marlatt, A.G. (1996): Taxonomy of High-Risk Situations for Alcohol Relapse: Evolution and Development of a Cognitive-Behavioral Model. Addiction 91, 37–49

Marlatt, A.G., Gordon, J.R. (Eds.) (1985): Relapse Prevention. The Guilford Press, New York

Maruta, T., Hamburgen, M.E., Jennings, C.A., Offord, K.P., Colligan, R.C., Frye, R.L., Malinchoc, M. (1993): Keeping Hostility in Perspective: Coronary Heart Disease and the Hostility Scale on the Minnesota Multiphasic Personality Inventory. Mayo Clinic Proceedings 68, 109–114

Mason, J.W. (1975): A Historical View of the Stress Field. Journal of Human Stress 1, 6–12

Matarazzo, J.D. (1980): Behavioral Health and Behavioral Medicine: Frontiers for a

New Health Psychology. American Psychologist 35, 807–817

Matthews, K.A. (1982): Psychological Perspectives on the Type A Behavior Pattern. Psychological Bulletin 91, 293–323

Matthews, K.A., Krantz, D.S., Dembroski, T.M., MacDougall, J.M. (1982): Unique and Common Variance in Structured Interview and Jenkins Activity Survey Measures of the Type A Behavior Pattern. Journal of Personality and Social Psychology 42, 303–313

Matthews, K.A., Gump, B.B., Harris, K.F., Haney, T.L., Barefoot, J.C. (2004): Hostile Behaviors Predict Cardiovascular Mortality Among Men Enrolled in the Multiple Risk Factor Intervention Trial. Circulation 109, 66–70

McAuley, E., Jerome, G.J., Elavsky, S., Marquez, D.X., Ramsey, S.N. (2003): Predicting Long-Term Maintenance of Physical Activity in Older Adults. Preventive Medicine 37, 108–110

McEwen, B.S. (2000): Allostasis and Allostatic Load: Implications for Neuropsychopharmacology. Neuropsychopharmacology 22, 108–124

McEwen, B.S. (2002): Sex, Stress, and the Hippocampus: Allostasis, Allostatic Load, and the Aging Process. Neurobiology of Aging 23, 921–939

McMahon, S.D. (2000): Social Support in a Worksite Smoking Intervention: A Test of Theoretical Models. Behavior Modification 24, 184–201

McMorrow, M.J., Foxx, R.M. (1983): Nicotine's Role on Smoking: An Analysis of Nicotine Regulation. Psychological Bulletin 93, 302–327

Miller, E.D., Wortman, C.B. (2002): Gender Differences in Morbidity and Mortality Following a Major Stressor: The Case of Conjugal Bereavement. In: Weidner/Kopp/Kristenson (2002), 251–266

Milne, S., Sheeran, P., Orbell, S. (2000): Prediction and Intervention in Health-Related Behavior: A Meta-Analytic Review of Protection Motivation Theory. Journal of Applied Social Psychology 30, 106–143

Milne, S., Orbell, S., Sheeran, P. (2002): Combining Motivational and Volitional Interventions to Promote Exercise Participation: Protection Motivation Theory and Implementation Intentions. British Journal of Health Psychology 7, 163–184

Mischel, W. (1968): Personality and Assessment. Wiley, New York

Mudde, A.N., Kok, G., Strecher, V.J. (1995): Self-Efficacy as a Predictor for the Cessation of Smoking: Methodological Issues and Implications for Smoking Cessation Programs. Psychology and Health 10, 353–367

Mullen, P.D., Simons-Morton, D.G., Rameriz, G., Frankowski, R.F., Green, L.W., Mains, D.A. (1997): A Meta-Analysis of Trials Evaluating Patient Education and Counseling for Three Groups of Preventive Behaviors. Patient Education and Counseling 32, 157–173

Musselman, D.L., Tomer, A., Manatunga, A.K., Knight, B.T., Porter, M.R., Kasey, S., Marzec, U., Harker L.A., Nemeroff, C.B. (1996): Exaggerated Platelet Reactivity in Major Depression. American Journal of Psychiatry 153, 1212–1217

Muthny, F.A. (1989): FKV, Freiburger Fragebogen zur Krankheitsverarbeitung. Hogrefe, Göttingen

Mutrie, N. (2000): The Relationship between Physical Activity and Clinically Defined Depression. In: Biddle, S., Fox, S.,

Boutcher, S. (Eds.): Physical Activity and Psychological Well-Being. Routledge, London, 46–62

Myrtek, M. (2001): Meta-Analyses of Prospective Studies on Coronary Heart Disease, Type A Personality, and Hostility. International Journal of Cardiology 79, 245–251

Neff, L. A., Karney, B. R. (2005): Gender Differences in Social Support: A Question of Skill or Responsiveness? Journal of Personality and Social Psychology 88, 79–90

Netter, P., Hennig, J. (2002): Stress, Biopsychologische Perspektive. In: Schwarzer/Jerusalem/Weber (2002), 569–573

Norman, P., Boer, H., Seydel, E. R., Mullan, B. (2015): Protection Motivation Theory. In Conner/Norman (2015), 70–107

O'Donnell, M. P., Harris, J. S. (1994): Health Promotion in the Work-Place. Delmar, New York

Orbell, S., Sheeran, P. (1998): „Inclined Abstainers": A Problem for Predicting Health Behaviour. British Journal of Social Psychology 37, 151–166

Orbell, S. (2000): Motivational and Volitional Processes in Action Initiation: A Field Study of the Role of Implementation Intentions. Journal of Applied Social Psychology 30, 780–797

Orbell, S. (2002): Changing Health Behaviours: The Role of Implementation Intentions. In: Rutter, D. R., Quine, L. (Eds.): Changing Health Behaviour: Intervention and Research with Social Cognition Models. Open University Press, Buckingham, UK, 123–137

Ornish, D., Schwerwitz, L., Billings, J. H., Gould, K. L., Merritt, T. A., Sparler, S., Armstrong, W. T., Ports, T. A., Kirkeeide, R. L., Hogeboom, C., Brand, R. J. (1998): Intensive Lifestyle Changes for Reversal of Coronary Heart Disease. Journal of the American Medical Association 280, 2001–2007

Orth-Gomer, K. (2001): Social Support and Health. In: Smelser/Baltes (2001), 14452–14458

Oswald, P. A. (1996): The Effects of Cognitive and Affective Perspective Taking on Empathic Concern and Altruistic Helping. Journal of Social Psychology 136, 613–623

Paffenbarger, R. S., Kampert, J. B., Lee, I. M., Hyde, R. T., Leung, R. W., Wing, A. L. (1994): Changes in Physical Activity and Other Lifeway Patterns Influencing Longevity. Medicine and Science in Sports and Exercise 26, 857–865

Pakenham, K. I. (1998): Couple Coping and Adjustment to Multiple Sclerosis in Care Receiver-Carer Dyads. Family Relations 47, 269–277

Panksepp, J. (1998): Affective Neuroscience. Oxford University Press, London

Panksepp, J. (2003): Feeling the Pain of Social Loss. Science 302, 237–239

Park, E. W., Tudiver, F. G., Campbell, T. (2012): Enhancing Partner Support to Improve Smoking Cessation. Cochrane Database Systematic Review CD002928

Parschau, L., Barz, M., Richert, J., Knoll, N., Lippke, S., Schwarzer, R. (2014): Physical Activity Among Adults with Obesity: Testing the Health Action Process Approach. Rehabilitation Psychology 59, 42–49

Perry, M. G., Nezu, A. M., McKelvey, W. F., Shermer, R. L., Renjilian, D. A., Viegener,

B. J. (2001): Relapse Prevention and Problem-Solving Therapy in the Long-Term Management of Obesity. Journal of Consulting and Clinical Psychology 69, 722–726

Perz, C. A., DiClemente, C. C., Carbonari, J. P. (1996): Doing the Right Thing at the Right Time? The Interaction of Stages and Processes of Change in Successful Smoking Cessation. Health Psychology 15, 462–468

Pinquart, M., Duberstein, P. R. (2010): Associations of Social Networks with Cancer, Mortality: A Meta-Analysis. Critical Reviews in Oncology/Hematology 75, 122–137

Plotnikoff, R. C., Hotz, S. B., Birkett, N. J., Courneya, K. S. (2001): Exercise and the Transtheoretical Model: A Longitudinal Test of a Population Sample. Preventive Medicine 33, 441–452

Povey, R., Conner, M., Sparks, P., James, R., Shepherd, R. (2000): Application of the Theory of Planned Behaviour to Two Dietary Behaviours: Roles of Perceived Control and Self-Efficacy. British Journal of Health Psychology 5, 121–139

Powell, N. D., Tarr, A. J., Sheridan, J. F. (2013): Psychosocial Stress and Inflammation in Cancer. Brain, Behavior, and Immunity 30, 41–47

Prescott, E., Hippe, M., Schnohr, P., Hein, H. O., Vestbo, J. (1998): Smoking and Risk of Myocardial Infarction in Women and Men: Longitudinal Population Study. British Medical Journal 316, 1043–1047

Prochaska, J. O., DiClemente, C. C. (1983): Stages and Processes of Self-Change of Smoking: Toward an Integrative Model of Change. Journal of Consulting and Clinical Psychology 51, 390–395

Prochaska, J. O., Norcross, J. C. (1992): In Search of How People Change: Applications to Addictive Behaviors. American-Psychologist 47, 1102–1114

Prochaska, J. O., Johnson, S., Lee, P. (1998): The Transtheoretical Model of Behavior Change. In: Shumaker, S. A., Schron, E. B. (Eds.): The Handbook of Health Behavior Change. Springer, New York, 59–84

Prochaska, J. O., Velicier, W. F., Rossi, J. S., Goldstein, M. G., Marcus, B. H., Rakowski, W., Fiore, Ch., Harlow, L. L., Redding, C. A. A., Rosenbloom, D., Rossi, S. R. (1994): Stages of Change and Decisional Balance for 12 Problem Behaviors. Health Psychology 13, 39–46

Pudel, V., Schlicht, W. (2004): Die Pfundskur. Weltbild, Augsburg

Quaas, W. (1994): Arbeitswissenschaftlich orientierte Gesundheitsförderung in der Arbeit – konzeptionelle Aspekte und empirische Grundlagen. In: Bergmann, B., Richter, P. (Hrsg.): Die Handlungsregulationstheorie. Von der Praxis einer Theorie. Hogrefe, Göttingen, 175–197

Rackow, P., Scholz, U., Hornung, R. (2015): Received Social Support and Exercising: An Intervention Study to Test the Enabling Hypothesis. British Journal of Health Psychology 20, 763–776

Ragland, D. R., Brand, R. J. (1988): Type A Behavior and Mortality from Coronary Heart Disease. New England Journal of Medicine 318, 65–69

Renner, B. (2003): Risikokommunikation und Risikowahrnehmung. Zeitschrift für Gesundheitspsychologie, 11, 71–75

Renner, B., Hahn, A. (1996): Stereotype Vorstellungen über eine gefährdete Person und unrealistisch optimistische Risikoeinschätzungen. Zeitschrift für Gesundheitspsychologie 4, 220–240

Revenson, T. A. (1994): Social Support and Marital Coping With Chronic Illness. Annals of Behavioural Medicine 16, 122–130

Richter, V., Guthke, J. (1996): Das Leipziger Ereignis- und Belastungsinventar. Hogrefe, Göttingen

Rivis, A., Sheeran, P. (2003): Social Influences and the Theory of Planned Behaviour: Evidence for a Direct Relationship between Prototypes and Young People's Exercise Behaviour. Psychology and Health 18, 567–583

Robert Koch-Institut (2015): Epidemiologisches Bulletin Nr. 45. 9. November 2015. Robert Koch-Institut, Berlin

Robert Koch-Institut (Hrsg.) (2014a): Rauchen. Faktenblatt zu GEDA 2012: Ergebnisse der Studie „Gesundheit in Deutschland aktuell 2012". RKI, Berlin www.rki.de/geda (Stand: 25.10.2014)

Robert Koch-Institut (Hrsg.) (2014b): Obstverzehr. Faktenblatt zu GEDA 2012: Ergebnisse der Studie „Gesundheit in Deutschland aktuell 2012" RKI, Berlin www.rki.de/geda (Stand: 25.10.2014)

Robert Koch-Institut (Hrsg.) (2014c): Gemüseverzehr. Faktenblatt zu GEDA 2012: Ergebnisse der Studie „Gesundheit in Deutschland aktuell 2012" RKI, Berlin www.rki.de/geda (Stand: 25.10.2014)

Robert Koch-Institut (Hrsg.) (2014d): Übergewicht und Adipositas. Faktenblatt zu GEDA 2012: Ergebnisse der Studie „Gesundheit in Deutschland aktuell 2012". RKI, Berlin www.rki.de/geda (Stand: 25.10.2014)

Robert Koch-Institut (Hrsg.) (2014e): Körperliche Aktivität. Faktenblatt zu GEDA 2012: Ergebnisse der Studie „Gesundheit in Deutschland aktuell 2012". RKI, Berlin www.rki.de/geda (Stand: 25.10.2014)

Robert Koch-Institut und Gesellschaft der epidemiologischen Krebsregister in Deutschland e.V. (2015): Beiträge zur Gesundheitsberichterstattung des Bundes. Krebs in Deutschland 2011/2012. Robert Koch-Institut, Berlin.

Roesch, S.C., Adams, L., Hines, A., Palmores, A., Vyas, P., Tran, C., Pekin, S., Vaughn, A.A. (2005): Coping With Prostate Cancer: A Meta-Analystic Review. Journal of Behavioral Medicine 28, 281–293

Rogers, R.W. (1975): A Protection Motivation Theory of Fear Appeals and Attitude Change. Journal of Psychology 91, 93–114

Rogers, R.W. (1983): Cognitive and Physiological Processes in Fear Appeals and Attitude Change: A Revised Theory of Protection Motivation. In: Cacioppo, J.R., Petty, R.E. (Eds.): Social Psychology: A Sourcebook. The Guilford Press, New York, 153–176

Rosch, P.J. (2003): Reminiscences of Hans Selye, and the Birth of „Stress". Abgerufen am 15. August 2003 von http://www.stress.org/Mementos.htm.

Rose, G. (1994): The Strategy of Preventive Medicine. Oxford University Press, Oxford

Rosen, C.S. (2000): Is the Sequencing of Change Processes by Stage Consistent across Health Problems? A Meta-Analysis. Health Psychology 19, 593–604

Rosenman, R.H. (1978): The Interview Method of Assessment of the Coronary-Prone Behavior Pattern. In: Dembroski, T. M., Weis, S. M., Shields, J. L., Haynes, S. G., Feinleib, Y. M. (Eds.): Coronary-Prone Behavior. Springer, New York

Rosenman, R. H., Brand, R. J., Sholtz, R. I., Friedman, M. (1976): Multivariate Prediction of Coronary Heart Disease during 8.5 Year Follow-Up in the Western Collaborative Group Study. American Journal of Cardiology 37, 903–910

Rosenstock, I. M. (1966): Why People Use Health Services. Milbank Memorial Fund Quarterly 44, 94–95

Royal College of Physicians (1962): Smoking and Health. Pitman Medical Publishing, London

Rozanski, A., Blumenthal, J. A., Kaplan, J. (1999): Impact of Psychological Factors on the Pathogenesis of Cardiovascular Disease and Implications for Therapy. Circulation 99, 2192–2217

Rugulies, R. (2002): Depression as a Predictor for Coronary Heart Disease. A Review and Meta-Analysis. American Journal of Preventive Medicine 23, 51–61

Rutter, M. (1987): Psychosocial Resilience and Protective Mechanisms. American Journal of Orthopsychiatry 57, 316–331

Rutter, M., Champiom, L., Quinton, D., Maughan, B., Pickles, A. (1995): Understanding Individual Differences in Environmental-Risk Exposure. In: Moen, P., Elder, G. H., Lüscher, K. (Eds.): Examining Lives in Context: Perspectives on the Ecology of Human Development. American Psychological Association, Washington, DC, 61–97

Salim, Y. et al. (2004): Effect of Potentially Modifiable Risk Factors Associated with Myocardial Infarction in 52 Countries (The INTERHEART Study): Case-control Study. The Lancet 364, 937–952

Salmon, P. (2001): Effects of Physical Exercise on Anxiety, Depression, and Sensitivity to Stress: A Unifying Theory. Clinical Psychology Review 21, 33–61

Sanderman, R., Ranchor, A. V. (1997): The Predictor Status of Personality Variables: Etiological Significance and Their Role in the Course of Disease. European Journal of Personality 11, 359–383

Saraiya, M., Glanz, K., Briss, P., Nichols, P., White, C., Das, D. (2003): Preventing Skin Cancer: Findings of the Task Force on Community Preventive Services on Reducing Exposure to Ultraviolet Light. MMWR Recommendation Reports 52, 1–12

Sarason, B. R., Sarason, I. G., Pierce, G. R. (1990): Social Support: An Interactional View. John Wiley and Sons, Oxford, UK

Schächinger, H. (2003): Herz-Kreislauf-Erkrankungen. In: Ehlert, U. (Hrsg.). Verhaltensmedizin. Springer, Berlin

Schmidt, G., Weiner, B. (1988): An Attribution-Affect-Action Theory of Behavior: Replications of Judgments of Help-Giving. Personality and Social Psychology Bulletin 14, 610–621

Schmook, R., Damm, S., Frey, D. (1997): Psychosoziale Faktoren in der Genese und Rehabilitation des Herzinfarkts. In: Schwarzer (1997), 455–478

Scholz, U., Keller, R., Perren, S. (2009): Predicting Behavioral Intentions and Physical Exercise: A Test of the Health Action Process Approach at the Intrapersonal Level. Health Psychology 28, 702–708

Scholz, U., Ochsner, S., Hornung, R. Knoll, N. (2013): Does Social Support Really Help to Eat a Low-fat Diet? Main Effects and Gender Differences of Received Social Support within the Health Action Process Approach. Applied Psychology: Health and Well-being 5, 270–290

Scholz, U., Schwarzer, R. (2005): Modelle der Gesundheitsverhaltensänderung. In: Schwarzer (Hrsg.) (2005), 3889–405

Schröder, K. E. E., Schwarzer, R. (2001): Do Partners' Personality Resources Add to the Prediction of Patients' Coping and Quality of Life? Psychology and Health 16, 139–159

Schröder, K. E. E., Endler, N. S. (1997): Predicting Cardiac Patients' Quality of Life from the Characteristics of their Spouses. Journal of Health Psychology 2, 231–244

Schüz, B., Sniehotta, F. F., Schwarzer, R. (2007): Stage-Specific Effects of an Action Control Intervention on Dental Flossing. Health Education Research 22, 332–341

Schulz, U., Schwarzer, R. (2003): Soziale Unterstützung bei der Krankheitsbewältigung: Die Berliner Social Support Skalen (BSSS). Diagnostica 49, 73–82

Schumacher, J., Wilz, G., Gunzelmann, T., Brähler, E. (2000): Die Sense of Coherence Scale von Antonovsky. Teststatistische Überprüfung in einer repräsentativen Bevölkerungsstichprobe und Konstruktion einer Kurzskala. Psychotherapie, Psychosomatik und Medizinische Psychologie 50, 472–482

Schwarzer, R. (1992): Self-Efficacy in the Adoption and Maintenance of Health Behaviors: Theoretical Approaches and a New Model. In: Schwarzer, R. (Ed.): Self-Efficacy: Thought Control of Action. Hemisphere, Washington, DC, 217–242

Schwarzer, R. (Hrsg.) (1997): Gesundheitspsychologie – Ein Lehrbuch. Hogrefe, Göttingen

Schwarzer, R. (2000): Stress, Angst und Handlungsregulation. Kohlhammer, Stuttgart

Schwarzer, R. (2001): Gesundheitspsychologie. Abgerufen am 20. Juli 2004 von http://www.fu-berlin.de/gesund/gesu.htm

Schwarzer, R. (2002): Gesundheitspsychologie. In: Schwarzer/Jerusalem/Weber (2002), 175–179

Schwarzer, R. (2004): Psychologie des Gesundheitsverhaltens. Eine Einführung in die Gesundheitspsychologie. 3. Aufl. Hogrefe, Göttingen

Schwarzer, R. (2008): Modelling Health Behavior Change: How to Predict and Modify the Adoption and Maintenance of Health Behaviors. Applied Psychology 57, 1–29

Schwarzer, R. (Hrsg.) (2005): Gesundheitspsychologie. Enzyklopädie der Psychologie. Hogrefe, Göttingen

Schwarzer, R. Jerusalem, M. (Hrsg.) (1999): Skalen zur Erfassung von Lehrer- und Schülermerkmalen. Freie Universität Berlin, Berlin

Schwarzer, R., Weber, H. (Hrsg.) (2002): Gesundheitspsychologie von A bis Z. Hogrefe, Göttingen

Schwarzer, R., Knoll, N. (2003): Positive Coping: Mastering Demands and Searching for Meaning (Chpt. 25). In: Lopez, S. J., Snyder, C. R. (Eds.): Positive Psychological Assessment: A Handbook of Models and Measures. American Psychological Association, Washington, DC, 393–409

Schwarzer, R., Knoll, N., Rieckmann, N. (2004): Social Support. In: Kaptein/Weinman (2004), 158–181

Schwarzer, R., Leppin, A. (1989): Social Support and Health: A Meta-Analysis. Psychology and Health 3, 1–15

Schwarzer, R., Renner, B. (1997): Risikoeinschätzung und Optimismus. In: Schwarzer (1997), 43–66

Schwarzer, R., (2000): Social-Cognitive Predictors of Health Behavior: Action Self-Efficacy and Coping Self-Efficacy. Health Psychology 19, 487–495

Schwarzer, R., Rieckmann, N. (2002): Social Support, Cardiovascular Disease, and Mortality. In: Weidner/Kopp/Kristenson (2002), 185–197

Schwarzer, R., Schulz, U. (2003): Stressful Life Events. In: Weiner, I. B., Nezu, A. M., Nezu, C. M., Geller, P. A. (Eds.): Handbook of Psychology: Health Psychology. Wiley, New York, 27–49

Schwarzer, R., Weiner, B. (1990): Die Wirkung von Kontrollierbarkeit und Bewältigungsverhalten auf Emotionen und soziale Unterstützung. Zeitschrift für Sozialpsychologie 21, 113–117

Segan, C. J., Borland, R., Greenwood, K. M. (2002): Do Transtheoretical Model Measures Predict the Transition from Preparation to Action in Smoking Cessation? Psychology and Health 17, 417–435

Selye, H. (1936): A Syndrome Produced by Diverse Nocious Agents. Nature 138, 32

Selye, H. (1946): The General Adaptation Syndrome and the Diseases of Adaptation. Journal of Clinical Endocrinology 6, 117–230

Selye, H. (1976): The Stress of Life. Rev. ed. McGraw-Hill, New York

Sheeran, P. (2002): Intention-Behaviour Relations: A Conceptual and Empirical Review. In: Hewstone, M., Stroebe, W. (Eds.): European Review of Social Psychology. Wiley, Chichester, UK, 1–36

Sheeran, P., Orbell, S. (2000): Using Implementation Intentions to Increase Attendance for Crevical Cancer Screening. Health Psychology 18, 283–289

Shekelle, R. B., Gale, M., Norusis, M. (1985): Type A Score (Jenkins Activity Survey) and Risk of Recurrent Coronary Heart Disease in the Aspirin Myocardial Infarction Study. American Journal of Cardiology 56, 221–225

Smelser, N. J., Baltes, P. B. (Eds.) (2001): The International Encyclopedia of the Social and Behavioral Sciences. Elsevier, Oxford, UK

Smith, T. W., Anderson, N. B. (1986): Models of Personality and Disease: An Interactional Approach to Type-A Behavior and Cardiovascular Risk. Journal of Personality and Social Psychology 50, 1166–1173

Sniehotta, F. F., Schwarzer, R. (2003): Modellierung der Gesundheitsverhaltensänderung. In: Jerusalem/Weber (2003), 677–694

Sniehotta, F. F., Scholz, U., Schwarzer, R. (2005): Bridging the Intention-Behaviour Gap: Planning, Self-Efficacy, and Action Control in the Adoption and Maintenance of Physical Exercise. Psychology and Health 20, 143–160

Sniehotta, F. F. (2006): Action Plans and Coping Plans for Physical Exercise: A Longitudinal Intervention Study in Cardiac Rehabilitation. British Journal of Health Psychology 11, 23–37

Sniehotta, F. F., Schwarzer, R., Scholz, U., Schüz, B. (2005): Action Planning and Coping Planning for Long-Term Lifestyle Change: Theory and Assessment. European Journal of Social Psychology 35, 565–576

Snyder, C. R., Lopez, S. J. (Eds.) (2002):

Handbook of Positive Psychology. Oxford University Press, London

Soderstrom, M., Dolbier, C., Leiferman, J., Steinhardt, M. (2000): The Relationship of Hardiness, Coping Strategies, and Perceived Stress to Symptoms of Illness. Journal of Behavioral Medicine 23, 311–328

Stangl, V., Baumann, G., Stangl, K. (2003): Kardiovaskuläre Risikofaktoren bei Frauen. Deutsche Medizinische Wochenschrift 128, 1659–1664

Stanton, A. L. (2006): Psychosocial Concerns and Interventions for Cancer Survivors. Journal of Clinical Oncology 24, 5132–5173

Stanton, A.L., Danoff-Burg, S., Cameron, C.L., Ellis, A. (1994): Coping through Emotional Approach: Problems of Conceptualizaton and Confounding. Journal of Personality and Social Psychology 66, 350–362

Statistisches Bundesamt (2015): Gesundheit. Todesursachen in Deutschland. Statistisches Bundesamt, Wiesbaden

Statistisches Bundesamt (2012): https://www.destatis.de/DE/ZahlenFakten/GesellschaftStaat/Gesundheit/Krankheitskosten/Aktuell.html. Aufgerufen am 29.05.2013

Staudinger, U. M., Greve, W. (2001): Resilienz im Alter. In: Deutsches Zentrum für Altersfragen (Hrsg.): Personale, gesundheitliche und Umweltressourcen im Alter. Expertisen zum Dritten Altenbericht der Bundesregierung. Leske und Budrich, Opladen, 94–144

Steptoe, A. (2000): Stress, Social Support and Cardiovascular Activity over the Working Day. International Journal of Psychophysiology 37, 299–308

Steptoe, A., Kerry, S., Rink, E., Hilton, S. (2001): The Impact of Behavioral Counseling on Stage of Change in Fat Intake, Physical Activity, and Cigarette Smoking in Adults at Increased Risk of Coronary Heart Disease. American Journal of Public Health 91, 265–269

Stockhorst, U. (2003): Krebserkrankungen. In: Ehlert, U. (Hrsg.): Verhaltensmedizin. Springer, Berlin, 327–365

Stokes, J. P. (1985): The Relation of Social Network and Individual Differences in Loneliness. Journal of Personality and Social Psychology 48, 981–990

Stone, G., Cohen, F., Adler, N. (1979): Health Psychology. Jossey-Bass, San Francisco

Storheim, K., Brox, J. I., Holm, I., Koller, A. K., Bo, K. (2003): Intensive Group Training versus Cognitive Intervention in SubAcute Low Back Pain: Short Term Results from a Single-Blind Randomized Controlled Trial. Journal of Rehabilitation Medicine 35, 132–140

Stratakis, C. A., Chrousos, G. P. (1995): Neuroendocrinology and Pathophysiology of the Stress System. Annals of the New York Academy of Sciences 771, 1–18

Strayer, J. (1980): A Naturalistic Study of Empathic Behaviors and Their Relation to Affective States and Perspective-Taking Skills in Preschool Children. Child Deve-lopment 51, 815–822

Strecher, V. J., Kreuter, M. W., Kobrin, S. C. (1995): Do Cigarette Smokers Have Unrealistic Perceptions of Their Heart Attack, Cancer, and Stroke Risk? Journal of Behavioral Medicine 18, 45–54

Subnis, U. B., Starkweather, A. R., McCain, N. L., Brown, R. F. (2014): Psychosocial Therapies for Patients with Cancer: A Current Review of Interventions Using

Psychoneuroimmunology-based Outcome Measures. Integrative Cancer Therapies 13, 85–104

Surgeon General (1964): Smoking and Health. Report of the Advisory Committee to the Surgeon General of the Public Health Service. US Government Printing Office, Washington, DC

Sutton, S. (2001): Back to the Drawing Board? A Review of Applications of the Transtheoretical Model to Substance Use. Addiction 96, 175–186

Taubert, S. (2003): Sinnfindung, Krankheitsverarbeitung und Lebensqualität von Tumorpatienten im perioperativen Verlauf. Darwin, digitale Dissertation. Abgerufen am 20. Juli 2004 von http://www.diss.fu-berlin.de/2003/114/

Taylor, S. E. (1983): Adjustment to Threatening Events: A Theory of Cognitive Adaptation. American Psychologist 38, 1161–1173

Taylor, S. E., Dickerson, S. S., Klein, L. C. (2002): Toward a Biology of Social Support. In: Snyder/Lopez (2002), 556–569

Taylor, S. E., Klein, L. C., Lewis, B. P. (2000): Biobehavioral Responses to Stress in Females: Tend-and-Befriend, not Fight-or-Flight. Psychological Review 107, 411–429

Temoshok, L. (1987): Personality, Coping Style, Emotion and Cancer: Towards an Integrative Model. Cancer Surveys 6, 545–567

Temoshok, L., Dreher, H. (1994): Can type C Contribute to Cancer? The Journal of Mind – Body Health 10, 64–73

Tennen, H., Affleck, G. (2002): Benefit Finding and Benefit Reminding. In: Snyder/Lopez (2002), 584–597

Terry, D. J. (1992): Stress, Coping and Coping Resources as Correlates of Adaptation in Myocardial Infarction Patients. British Journal of Clinical Psychology 31, 215–225

Tiersma, E. S., van der Lee, M. L., Peters, A. A., Visser, A. P., Jan Fleuren, G., Garssen, B., van Leeuwen, K. M., le Cessie, S., Goodkin, K. (2004): Psychosocial Factors and the Grade of Cervical Intra-Epithelial Neoplasia: A Semi-Prospective Study. Gynecologic Oncology 92, 603–660

Trouton, K. J., Mills, C. J. (1997): A Place in the Shade: Reducing the Risks of UV Exposure. Canadian Medical Association Journal 157, 175–178

Tzoulaki, I., Liberopoulos, G., Ioannidis J. P. A. (2009): Assessment of Claims of Improved Prediction Beyond the Framingham Risk Score. JAMA 302, 2345–2352

Uchino, B. N., Cacioppo, J. T., Kiecolt-Glaser, J. K. (1996): The Relationship between Social Support and Physiological Processes: A Review with Emphasis on Underlying Mechanisms and Implications for Health. Psychological Bulletin 119, 488–531

Uchino, B. N., Uno, D., Holt-Lunstad, J. (1999): Social Support, Physiological Processes, and Health. Current Directions in Psychological Science 8, 145–148

Umberson, D. (1987): Family Status and Health Behaviors: Social Control as a Dimension of Social Integration. Journal of Health and Social Behavior 28, 306–319

Umberson, D. (1992): Gender, Marital Status and the Social Control of Health Behavior. Social Science and Medicine 34, 907–917

Vaillant, G. E. (1977): Adaptation to Life. Little Brown, Boston

Verplanken, B., Faes, S. (1999): Good Intentions, Bad Habits and the Effects of Forming Implementation Intentions on Behavior and Cognition. European Journal of Social Psychology 29, 591–604.

Völler, H., Klein, G., Gohlke, H., Dovifat, C., Binting, S., Müller-Nordhorn, J., Willich, S. N. (2000): Sekundärprävention Koronarkranker nach stationärer Rehabilitation. Deutsche Medizinische Wochenschrift 125, 1457–1461

Wadey, R., Evans, L., Hanton, S., Neil, R. (2012): An Examination of Hardiness Throughout the Sport Injury Process. British Journal of Health Psychology 17, 103–128

Wagner, J., Burg, M., Sirois, B. (2004): Social Support and the Transtheoretical Model: Relationship of Social Support to Smoking Cessation Stage, Decisional Balance, Process Use, and Temptation. Addictive Behaviors 29, 1039–1043

Weber, H. (1997): Zur Nützlichkeit des Bewältigungskonzepts. In: Tesch-Römer / Salewski / Schwarz (1997), 7–16

Weber, H., Loureiro de Assuncao, V., Martin, C., Westmeyer, H., Geisler, F. C. (2014): Reappraisal Inventiveness: The Ability to Create Different Reappraisals of Critical Situations. Cognition and Emotion 28, 345–360

Weidner, G. (2001): Gender and Cardiovascular Health. In: Smelser/Baltes (2001), 5904–5907

Weidner, G., Kopp, M., Kristenson, M. (Eds.): Heart Disease: Environment, Stress, and Gender. NATO Science Series, Series I: Life and Behavioural Sciences. IOS Press, Amsterdam

Weinberger, D. A., Schwartz, G. E., Davidson, R. J. (1979): Low Anxious, High Anxious, and Repressive Coping Styles: Psychometric Patterns and Behavioral Physiological Responses to Stress. Journal of Abnormal Psychology 88, 369–380

Weiner, B. (1979): A Theory of Motivation for Some Classroom Experiences. Journal of Educational Psychology 71, 3–25

Weinstein, N. D. (1980): Unrealistic Optimism About Future Life Events. Journal of Personality and Social Psychology 39, 806–820

Weinstein, N. D. (1987): Unrealistic Optimism About Susceptibility to Health Problems: Conclusions from a Community-Wide Sample. Journal of Behavioral Medicine 10, 481–500

Weinstein, N. D. (1988): The Precaution Adoption Process. Health Psychology 7, 355–386

Weinstein, N. D. (1993): Testing four Competing Theories of Health-Protective Behavior. Health Psychology 12, 324–333

Weinstein, N. D. (2003): Exploring the Links between Risk Perceptions and Preventive Health Behavior. In: Suls, J., Wallston, K. A. (Eds.): Social Psychological Foundations of Health and Illness. Blackwell, Malden, MA, 22–53

Weinstein, N. D., Sandman, P. M. (1992): A Model of the Precaution Adoption Process: Evidence from Home Radon Testing. Health Psychology 11, 170–180

Weinstein, N. D., Lyon, J. E., Sandman, P. M., Cuite, C. L. (1998a): Experimental Evidence for Stages of Health Behavior Change: The Precaution Adoption Process Model Applied to Home Radon Testing. Health Psychology 17, 445–453

Weinstein, N. D., Rothman, A. J., Sutton,

S. R. (1998b): Stage Theories of Health Behavior: Conceptual and Methodological Issues. Health Psychology 17, 290–299

Weiss, R. L. (1978): The Conceptualization of Marriage from a Behavioral Perspective. In: Paolino, T. J., McCrady, B. S. (Eds.): Marriage and Marital Therapy: Psychoanalytic, Behavioral and Systems Theory Perspectives. Brunner/Mazel, Oxford, UK, 165–239

Werner, E. E., Smith, R. S. (1982): Vulnerable but Invincible: A Study of Resilient Children. McGraw-Hill, New York

Wilbur, C. S. (1983): The Johnson & Johnson Program. Preventive Medicine 12, 672–681

Wilson, P. W., D'Agostino, R. B., Levy, D., Belanger, A. M., Silbershatz, H., Kannel, W. B. (1998): Prediction of Coronary Heart Disease Using Risk Factor Categories. Circulation 97, 1837–1847

Witkiewitz, K., Marlatt, G. A. (2004): Relapse Prevention for Alcohol and Drug Problems: That was Zen, this is Tao. American Psychologist 59, 224–235

Wong, J. M., Na, B., Regan, M. C., Whooley, M. A. (2013): Hostility, Health Behaviors, and Risk of Recurrent Events in Patients With Stable Coronary Heart Disease: Findings From the Heart and Soul Study. Journal of the American Heart Association e000052.

World Health Organization (1993): International Classification of Mental and Behavioral Disorders. WHO, Geneva

World Health Organization (1998): Preventing and Managing the Global Epidemic. Report of a WHO Consultation on Obesity. WHO, Geneva

Yzer, M. C., Fisher, J. D., Bakker, A. B., Siero, F. W., Misovich, S. J. (1998): The Effects of Information about AIDS Risk and Self-Efficacy on Women's Intentions to Engage in AIDS Preventive Behavior. Journal of Applied Social Psychology 28, 1837–1852

Ziegelmann, J. P. (2002): Gesundheits- und Risikoverhalten. In: Schwarzer/Jerusalem/Weber (2002), 152–155

Ziegelstein, R. C., Bush, D. E., Fauerbach, J. A. (1998): Depression, Adherence Behavior, and Coronary Disease Outcomes. Archives of Internal Medicine 158, 808–809ternal Medicine 158, 808–809

# Sachregister

Abstinenz 63 f.
Abstinenz-Verletzungs-Effekt 63 f., 66
Abwehrmechanismen 102–104
Adrenalin 86, 154, 176–178, 180, 194
Aggregation der Blutplättchen 194
AIDS 44, 78–80, 221
Allostasis 90
allostatische Belastung 90, 176
Alltagsschwierigkeiten/Daily hassles 92 f.
Angina Pectoris 120, 184
Apoptose 206
Arteriosklerose 183 f., 194
Attraktivitätsorientierung 81 f.
Aufrechterhaltung/Maintenance 51–56, 59 f.

Bedrohungseinschätzung 41 f.
Behandlung der koronaren Herzkrankheit 188–190
Belohnungen 41
benefit reminding 210
Bewältigung (s. a. Stressbewältigung)
Bewältigungseinschätzung 41–42
Bewältigungsreaktion 42 f., 112
Bewertung, kognitive/Cognitive appraisal 93, 95–97, 109, 114, 153, 224 f.
–, dyadische/gemeinsame 169
Biomedizinisches Modell 21
Biopsychosoziales Modell 21
Body Mass Index/BMI 74 f.

Coping (s. a. Stressbewältigung)
– congruence 165 f.
–, beziehungsbezogenes 166 f., 171
–, dyadisches 167–171

Depression 23, 67, 77, 124, 152, 164, 173, 175 f., 192–195, 206 f., 214–216
Depressivität 188, 190, 193 f., 197
Diagnostik der KHK 188
Differenzierung, Blockade der 200
Dynamische Stadienmodelle 26 f., 49 f., 52, 58, 60 f., 82

Einstellung 35–37, 81 f., 119
EISI 170 f.
Endorphine 153, 156 f.

Entscheidung/Deciding 58 f.
Entscheidungsbalance 52, 56
Entschieden zu handeln/Deciding to act 59 f.
Entschieden nicht zu handeln/Deciding not to act 59
Ernährung 48, 72–76, 190 f., 202 f., 216, 220–223
Ernährung, Empfehlungen der Deutschen Gesellschaft für 72–74

Feindseligkeit 119, 121–126, 187 f., 192 f., 197, 215
Framingham Risikoscore 186

Gemeindebasierte Intervention 81, 221
Generelles Adaptations-Syndrom/GAS 88 f.
Gesundheitsförderung 17, 22, 24, 44, 217–226
Gesundheitsmotivation 32
Gesundheitsprogramme 31, 217–226
Gesundheitspsychologie 17–25
–, angewandte 17, 183, 189 f.
–, Definition der 17 f.
–, Entstehung der 21 f.
–, Forschungsfelder der 17, 21–24
Gesundheitsverhalten 26–84

Handlung/Action 29, 46, 49 f., 53–59, 61, 78, 190, 223 f.
Handlungsergebniserwartung/Konsequenzerwartung 27–29, 32, 41, 50 f., 56, 65 f., 78
Handlungskontrolle 47, 51
Handlungswirksamkeit 41–43
Hardiness 129, 131–133
Haupteffektmodell 131 f., 136 f.
Health Belief Model/Modell gesundheitlicher Überzeugungen/HBM 26, 31–35
Herzinfarkt 120 f., 124, 167, 183–186, 191 f., 194–196
Herzkrankheit, koronare/KHK 120–122, 124, 183–198, 202, 222
HIV 78–80, 221, 225
Hochängstlichkeit 106
Hochrisikosituation 64–67
Hypothalamus-Hypophysen-Nebennierenrinden-Achse 86 f., 89, 174, 180

Hypothalamus-Nebennierenmark-Achse 86, 174, 176f., 180
Immunsystem 18, 20, 91, 125–127, 157f., 175, 177–180, 204f., 225
Infiltration 200
Intention 34–36, 39–53, 56, 59, 61, 71, 76, 78, 81–83
Intentions-Verhaltens-Lücke 45–46, 82f.

Jenkins Activity Survey/JAS 122–124

Katecholamine 86, 153f., 174, 176, 179, 180, 194, 205
Kenntnis ohne Bezug/Unengaged 59f.
Klinische Psychologie 23
Kohärenzsinn 129–131
Kondombenutzung 78–80
Kondombenutzung, Prädiktoren der 79f.
Konsultationspsychiatrie 23
Kontemplation/Contemplation 53–56, 58f.
Kontinuierliche Prädiktionsmodelle 26f., 43, 49, 61, 82
Körperliche Aktivität 40, 76–78, 159, 161, 190–192, 222
–, körperliche Effekte von 76
–, Prävalenz in Deutschland 77
–, psychische Effekte von 77
Kortisol 86, 89, 91, 154f., 174–176, 179f., 194
Kortison 179
Krankheitsmodell 62–64, 66, 82

Lebensereignisse, kritische 85, 91–93, 133, 163, 168, 207, 215
Lebensstiländerungen 183, 186, 188f.

Mediatormodell 152, 211
Medizinische Psychologie 24
metabolisches Syndrom 175, 186
Metastasierung 200
Mind-Body Interaktion 173–180
Modell der Handlungsphasen/Rubikonmodell 46f., 49
Modell des Rückfallprozesses 64–67, 83f.
Moderatormodell 152
Motivation 32, 46, 148, 192, 223
motivational 28, 46, 48f., 50f., 53, 61, 81, 94, 119, 148, 192, 224
motivationale Phase 50–51

Neubildungen 80, 200–202
Nichtdefensivität 106
Noradrenalin 86, 154, 174, 176, 180, 194

Optimistischer Fehlschluss/Optimistic bias 34
Oxytozin 153–156

Partielle Immunaktivierung 179
Planung 31, 47–52, 71, 78, 82, 191f., 204, 223f.
–, Bewältigungs- 49, 191f.
–, Handlungs-/Ausführungs-/Implementierungsintentionen 47–50, 71, 78, 191f., 204f., 223
posttraumatische Belastung 195f.
Präkontemplation/Precontemplation 53–56, 59
Prävention 17f., 22, 24f., 80–81, 137, 187–189, 197, 203, 218–223, 226
–, primäre 187, 219, 222
–, sekundäre 187, 203, 219
–, tertiäre 187, 219
PROCAM 186, 188
Protection Motivation Theory/Theorie der Schutzmotivation/PMT 27, 40–45, 48
Prozesse der Verhaltensänderung 52, 56f., 71, 78
Prozessmodell gesundheitlichen Handelns/ Health Action Process Approach /HAPA 27, 49–51, 78, 82, 191
Prozessmodell präventiven Handelns/Precaution Adoption Process Model/PAPM 27, 58–61
Psychiatrie 23
Psychoneuroimmunologie 157, 177
Psychosomatik 23, 117
Public Health 24
Puffermodell 136f.

Rauchen 30, 32–34, 41–43, 52–54, 64–66, 68–71, 184–187, 202
–, Passiv- 68f.
–, Langzeitfolgen des 69
–, Prävalenz des 68
–, Theorien zum 70f.
Rauchentwöhnung 30, 52, 57, 60, 71, 158–161
Rehabilitation der KHK 189f., 191f.
Repression 102–106, 126f.
Resilienz 117, 127–139
Rezidivbildung 200, 214
Risikofaktoren 118, 120f., 124, 129, 134, 137, 184–190, 192, 194f., 197, 202
Risikoverhalten 20f., 26, 43, 62, 64, 71, 80–83, 162, 183f.,189f., 193f., 201–204, 214–216
Risikowahrnehmung 33f., 50
Rückfall 62–67, 82f.

Salutogenetisches Modell 129 f., 137 f.
Schutzmotivation 40–45
Schweregrad 31, 41, 43, 50, 188, 201
Selbstwirksamkeitserwartung/Selbstwirksamkeit/Kompetenzerwartung/SWE 27–31, 39–45, 50–52, 56, 65 f.,71, 75 f., 78–80, 138, 162 f.
–, bereichsspezifische 30
–, generelle/allgemeine 30
–, phasenspezifische 51
–, Korrelate der 29
–, Quellen der 29 f.
Self-monitoring 220
Sense of Coherence 129 f.
Sensitization 102, 104–106
Sinnfindung 210–214
Sonnenschutz 80–83
soziale Integration [soziales Netzwerk] 140 f. 150 f., 154, 164, 189, 207, 215
soziale Isolation 140,193
soziale Unterstützung 57, 111, 129, 136 f., 140–171, 177, 215 f.
–, angebotene 145
–, Bewertungs- 143
–, emotionale 111, 143, 145–147, 169
–, erhaltene 136, 142–145, 153, 161 f.
–, informationelle 143, 146
–, instrumentelle 143, 145 f., 159, 162
–, wahrgenommene 136, 142, 145 f., 149, 160–163, 177
Sozial-kognitive Theorie 27–31, 82
Stadien/Stages of Change 52–56, 58–62, 78, 82, 160
–, – Pseudo 62
Stadienalgorithmus 54
Stress 77, 85–100, 115 f., 119, 128, 131–134, 143, 147 f., 153 f., 156 f., 159, 162–164, 167–171, 173–180, 185, 192, 195–197, 201, 204–207, 213–216
Stressbewältigung, Bewältigung/Coping 17, 25, 85, 91 , 96–98, 100–115, 125–127, 130–153, 138, 142, 146, 153, 162–172, 183, 195–198, 206 f., 209–217, 219
–, akkomodative 108 f.
–, antizipatorische 113 f.
–, assimiltive 107–109
–, emotionsorientierte 97, 102, 109 f., 112, 166, 169
–, präventive 113 f.
–, proaktive 113 f., 132
–, problemorientierte 97, 109 f., 112, 166, 196, 210

–, reaktive 113
–, repressive (s.a. Repression) 102–106, 126, 209 f., 196, 210
–, vigilante 106, 196 f., 210
Stressepisode 94–96, 113, 140, 155, 168 f.
Stressor 86, 88–91, 93, 97, 106, 112 f., 115, 129, 131
Stresspuffermodell 131 f.
Stressreaktion 20, 88–90, 112, 154–179, 225
Strukturiertes Interview/SI 122
subjektive Krankheitstheorien 17, 211 f.
Subjektive Norm 36, 40, 48, 75, 81

Termination 53–55
Theorie der Ressourcenerhaltung 98 f., 135
Theory of planned behaviour/Theorie des geplanten Verhaltens/TPB 27, 35–40, 45, 48, 71, 75 f., 81 f., 190, 203
Theory of reasoned action/Theorie der Handlungsveranlassung/TRA 27, 35–40, 45
TNM-Klassifikation 201
Todesursachen 13, 121, 183, 197, 199
transaktionales Stressmodell 86, 92–98, 100, 102, 109 f., 115 f., 163, 167, 169, 213, 224
Tumor 200 f., 204–209, 214
–, bösartig 80, 200–202, 206
–, gutartig 200
Typ A 118–126, 138, 192
Typ B 119–124
Typ C 118, 125–127, 138, 207, 215

Übergewicht 72, 74 f., 185–187, 222
Unkenntnis/Unaware of the issue 59 f.
unterdrückte Emotionen (fehlende emotionale Expressivität) 126 f.

Verhaltensmedizin 24
Versuchung 52, 54, 56
Volition 46
volitionale Variablen/Konstrukte/Strategien 46 f., 50, 61, 192
Volitionsphase/volitionale Phase 46, 48–51, 61, 223
Vorbereitung/Preparation 53–55
Vulnerabilität 31, 33, 41, 43 f.

Wahrgenommene Verhaltenskontrolle 36–40, 76, 81, 204
Wucherung 200

Zytokine 158, 174, 205